# Salate

## Vier Jahreszeiten

Johanna-Maria Franke

**Salate**
Vier Jahreszeiten

1. Auflage 2015


Layout & Design: Manuela Bähr-Janzen
Rezeptideen: Johanna-Maria Franke
Fotos/Bilder: Matthias Franke
Gesamtherstellung: Lichtzeichen Verlag GmbH

ISBN: 978-3-86954-234-8
BN: 548234

# Vorwort

**Liebe Köchinnen,**
**liebe Köche,**

das Kochbuch „Salate - Vier Jahreszeiten" ist etwas ganz Besonderes. Die Autorin, Johanna-Maria Franke, hat alle Rezepte selbst kreiert und die dafür verwendeten Pflanzen im eigenen Garten angebaut. Die in Dresden geborene Frau eines evangelischen Pfarrers und Mutter von fünf Söhnen beschäftigt seit vielen Jahren die Frage, was Gott den Menschen als Nahrung zugedacht hat. Dabei ist sie zu dem Ergebnis gelangt, dass bei der großen Fülle essbarer Pflanzen aus dem wunderbaren Garten des großen Schöpfers der Verzicht auf fleischliche Nahrung sehr leicht fällt. Jede Jahreszeit bringt bekömmliche Pflanzen hervor, die zu köstlichen Salaten verarbeitet werden können und als Vor- oder Hauptspeise dienen. So entstehen abwechslungsreiche Menüs auf rein pflanzlicher Basis, die der Gesundheit sehr dienlich sind.

Viel Freude beim Zubereiten und Genießen!

*Thomas Schneider*
*Chefredakteur*
*Lichtzeichen Verlag, Lage*

# Anmerkungen für die Zubereitung der Speisen

Alles Obst und Gemüse soll möglichst frisch, reif, vorzugsweise roh und gründlich gewaschen in den Salaten verarbeitet werden. Zitrusfrüchte vor und nach dem Schälen mit Wasser reinigen.

Aber auch aus gekochtem Gemüse lassen sich köstliche Salate bereiten. Bohnen dürfen ohnehin nicht roh verzehrt werden, da sie giftige Stoffe (Phasin und Blausäure) enthalten. Von gekochten Bohnen droht keine Gefahr.

Glücklich kann sich derjenige schätzen, der Gemüse zum großen Teil in seinem eigenen Garten ernten kann. Doch jeder hat in unserem Land die Möglichkeit, frisches Obst und Gemüse aus der Region und entsprechend der Jahreszeit käuflich zu erwerben.

Die Salatöle sollten aus kaltgepresster Herstellung und nicht überlagert sein.

Mit der Zugabe von Zucker sehr sparsam sein. Alternativen sind: geriebener Apfel, Agavendicksaft, Ahornsirup, Stevia, Honig, echter brauner Zucker (in dem noch alle Mineralien enthalten sind), sowie Apfel- oder Birnenkraut.

Auch mit Salz sparen. Durch das Aroma frischer Kräuter ist eine Fülle im Geschmack gegeben. Jedem nach seinem Geschmack.

Nüsse schmecken angeröstet besser. Mit dem Rösten von Nüssen und Samen etwas zurückhaltend sein, da durch die Hitze viele ihrer wertvollen Inhaltsstoffe zerstört werden.

Sonnenblumenkerne werden noch vollwertiger, wenn sie etwas keimen. Am besten über Nacht einweichen, anschließend in ein Sieb gießen und 12 bis 24 Stunden keimen lassen. Ihre Vitalstoffe vervielfachen sich bei diesem Vorgang. Ebenso kann mit Linsen, Mungbohnen, Rettich, Alfalfa, Kresse, Hafer, Kamut, Weizen oder anderen Getreidekörnern verfahren werden.

Wer seinem Darm etwas Gutes tun möchte, kann über die Salate Lein- oder Flohsamen streuen, die zu einer gesunden Verdauung beitragen.

Apfelessig ist eine besonders gesunde Essigsorte, die leicht hergestellt werden kann. Nähere Hinweise dazu auf Seite 7.

Veganer können die in den Rezepten angegebenen aus Milch gewonnenen Zutaten, wie z. B. Schlagsahne, Saure Sahne oder Joghurt durch ähnliche aus Soja gewonnene Produkte ersetzen.

Wer die in den Rezepten vorgeschlagenen Kräuter oder Gewürze nicht zur Hand hat, kann sie auch weglassen oder durch andere ersetzen. So entstehen neue Kreationen, die vielleicht noch besser schmecken.

Salate können eine vollwertige Mahlzeit darstellen. Wer zusätzlich noch andere Speisen zu sich nehmen möchte, sollte den Salat möglichst als Vorspeise verzehren. Er ist leichter verdaulich und will deshalb auch den Magen schneller passieren als andere Nahrung.

Wer sich dafür entscheidet, fast täglich Salate zu genießen, dem sei zur wesentlich leichteren Zubereitung eine Küchenmaschine empfohlen.

Nach dem Verzehr von Obst- und Gemüse-Salaten ist sehr empfehlenswert, den Mund mit lauwarmem Wasser gründlich auszuspülen. Grüner Tee hilft ebenso, die Zähne vor den Säuren zu schützen.

Alle in dem Buch angegebenen Rezepte sind für 4 Personen berechnet.

# Apfelessig – selbstgemacht

**Zutaten:**
Jede Menge Äpfel, eine Scheibe Sauerteigvollkornbrot oder eine kleine Tasse Apfelessig

**Hilfsmittel:**
Saftpresse oder -zentrifuge

**Zubereitung:**
Nach dem Waschen der Äpfel dieselben von Maden und schlechten Stellen (jedoch nicht vom Kerngehäuse!) befreien und in so große Stücke schneiden, dass sie gut in den Eingang der Zentrifuge passen, Saft daraus pressen und in einen großen Tontopf füllen, den Schaum etwas abschöpfen.
Zu dem gepressten Saft entweder eine Scheibe Sauerteigvollkornbrot oder eine kleine Tasse Apfelessig zugeben.
Alles gut mit einem Holzlöffel umrühren. Den Topf mit einem großen Leinentuch zubinden, um den Inhalt vor Obstfliegen und Schmutz zu schützen.
Den Saft im Topf ca. 6 Wochen an einem zimmerwarmen Ort stehen lassen und ab und an (etwa einmal pro Woche) mit einem Holzlöffel umrühren.
Nach dieser Zeit den entstandenen Essig durch ein Sieb gießen und in Glasflaschen füllen. Im Sieb wird Gallert, die sogenannte „Essigmutter", zurückbleiben. Diese kann man mit etwas Apfelessig in einem Glas bis zum nächsten Jahr aufheben und dann anstelle von Brot bzw. Essig in den Saft geben, um erneut Apfelessig herzustellen.

**Hinweise:**
Selbst hergestellter Apfelessig aus eigenen Äpfeln ist nicht nur rein Bio, sondern auch preiswert und köstlich. Eine gute Möglichkeit, überschüssige Falläpfel zu verwerten, anstatt sie in den Abfall zu geben. Und wer zu viel Apfelessig produziert hat, besitzt einen reichen Geschenkevorrat. Er eignet sich bestens für die verschiedensten Salate und kann mit viel Wasser und etwas Honig auch getrunken werden. Apfelessig hält sich, im Keller oder in einem kühlen Abstellraum, mehrere Jahre.

Die Heilkraft des Apfelessigs ist sehr breitenwirksam. Er kurbelt den Stoffwechsel an, stärkt die Widerstandskraft, bekämpft Infekte in Darm und Blase, senkt hohen Blutdruck, sorgt für guten Stuhlgang, lindert Beschwerden von rheumatischen Krankheiten, entgiftet den Körper, wirkt krebsvorbeugend, reinigt das Blut und die Haut und hilft bei Übelkeit in der Schwangerschaft. Auch äußerlich kann er vielseitige Anwendung finden: als Wadenwickel, bei juckender Haut und Pickeln, bei Verbrennungen, Halsschmerzen oder Fußpilz. Zu beachten ist, dass häufiger Konsum von Apfelessig, bei dem es Kontakt mit den Zähnen gibt, zu Zahnerosion führen kann.

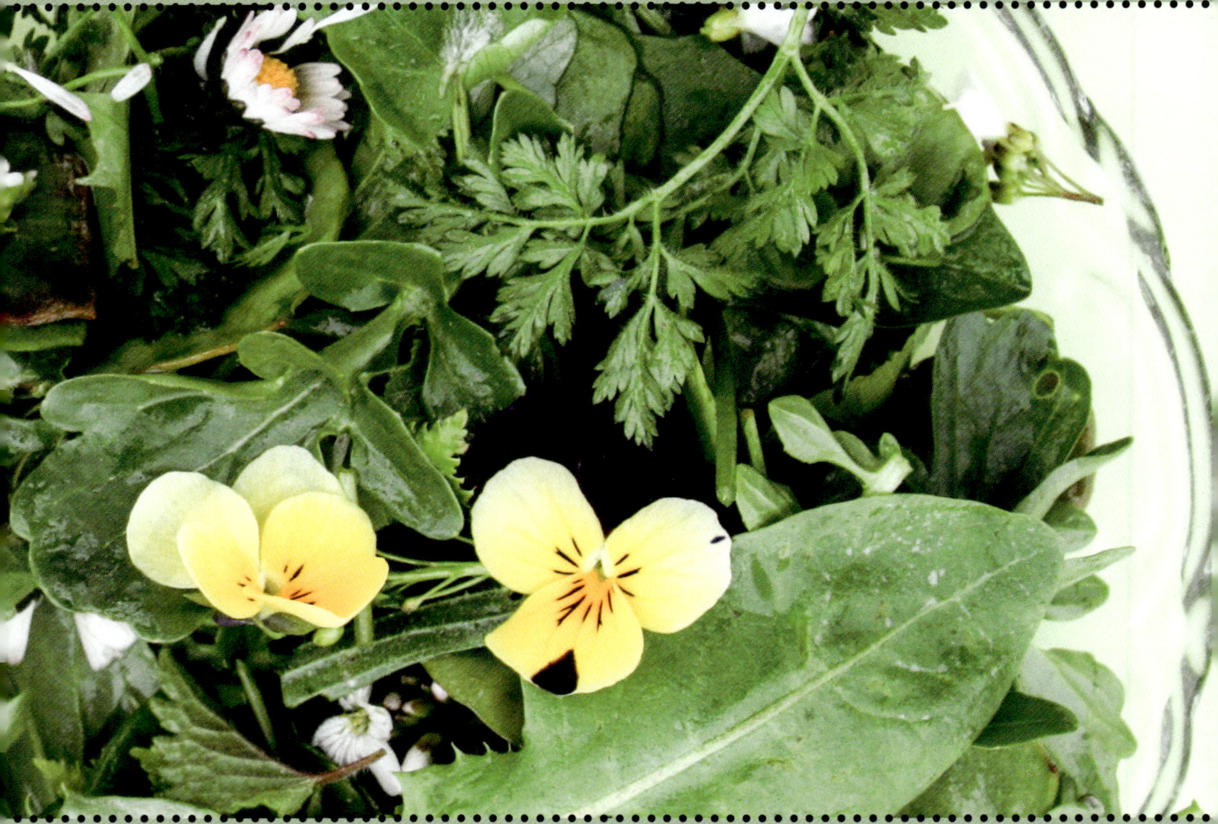

# Frühling

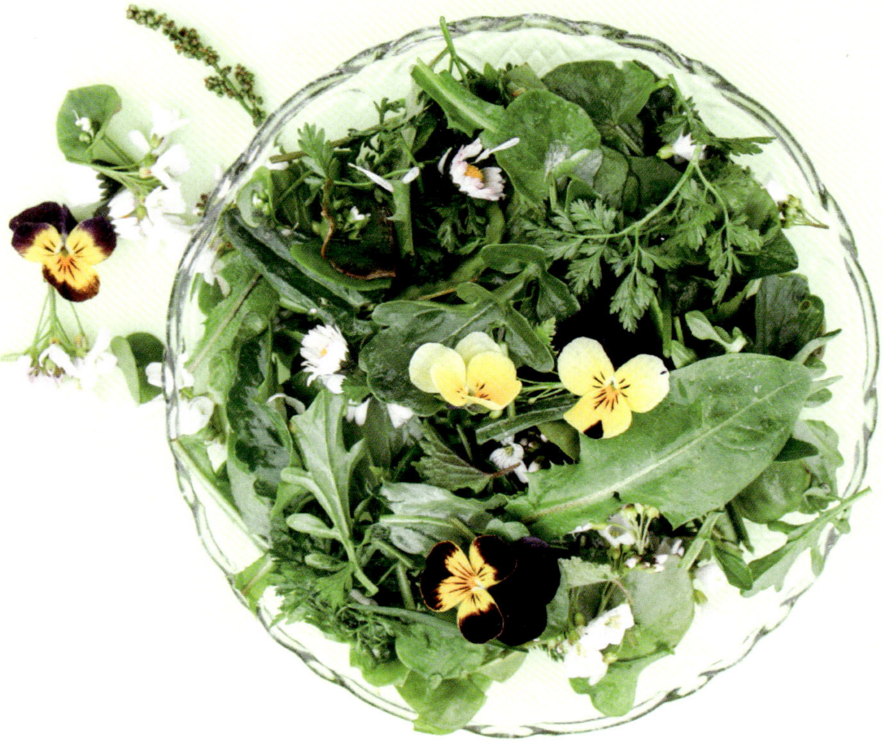

Schön sind die Wälder,
schöner sind die Felder
in der schönen Frühlingszeit.
Jesus ist schöner,
Jesus ist reiner,
der unser traurig Herz erfreut.

*Aus dem Frühlingslied „Schönster Herr Jesu" von Hoffmann von Fallersleben (1798-1874)*

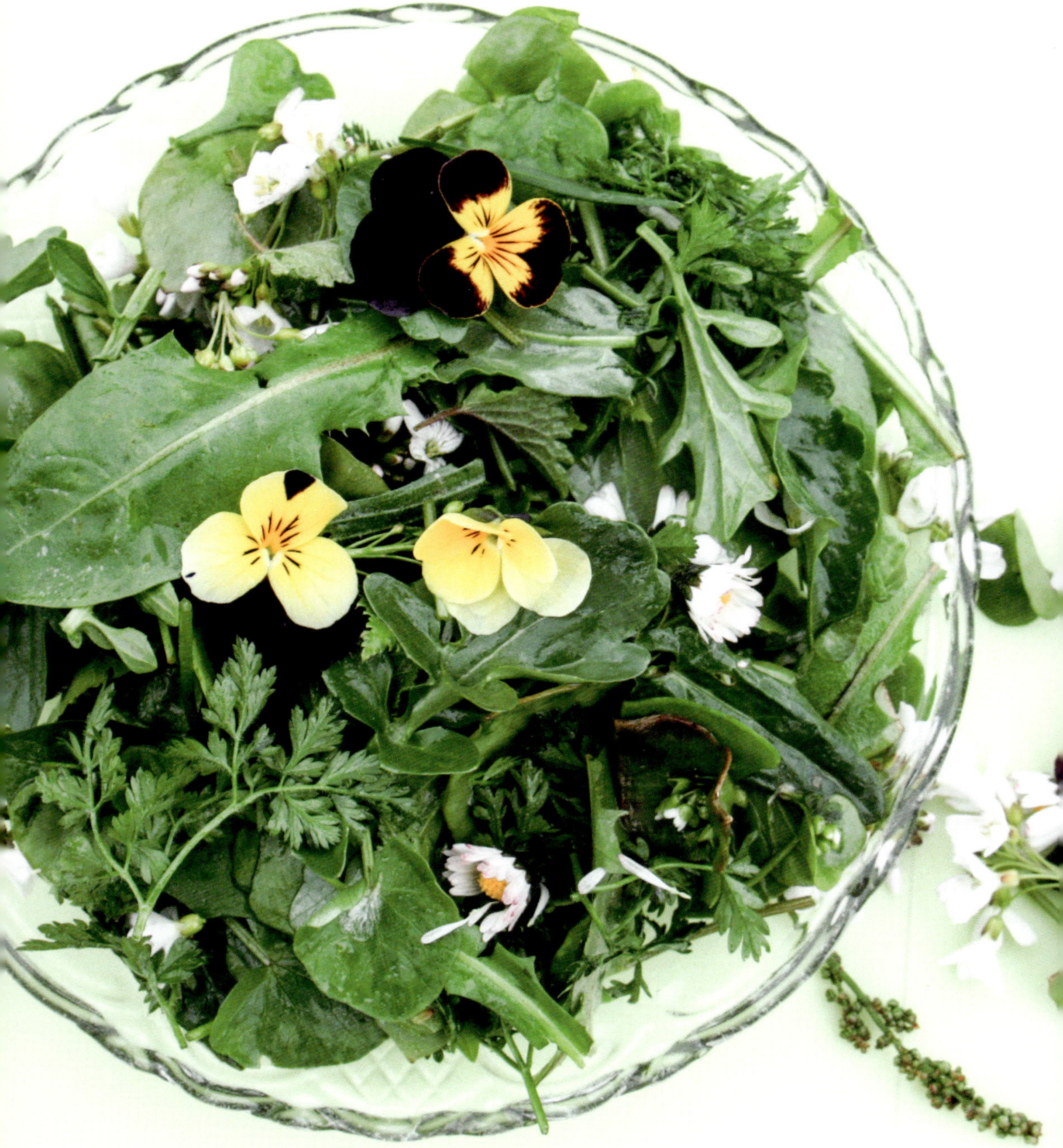

# Wilder Frühlings-Salat

*Wenn es im Garten noch nicht viel zu ernten gibt, lässt uns Gott schon einen Vorgeschmack all des Guten, was wir bald ernten dürfen, in den Wildpflanzen erleben. Auch wenn das Sammeln etwas mühevoll ist, lohnt es sich sehr, da diese Pflänzchen eine Ladung von Vitaminen und Vitalstoffen beinhalten und unseren Körper gründlich reinigen. Man kann aus dem Sammeln ja einen kleinen Familienausflug machen. Umso besser schmeckt dann allen das Ergebnis.*

**Zutaten:**
Essbare junge Wildkräuter wie Blätter von Löwenzahn
Spitzwegerich
Sauerampfer
Kerbel
Scharbockskraut
Franzosenkraut
Barbarakraut
Brunnenkresse u.a.
sowie Blüten von Gänseblümchen
Ackerstiefmütterchen
Veilchen und/oder Blütendolden des Wiesenschaumkrautes
Saft einer Zitrone
1 Esslöffel Ahornsirup
1 Esslöffel Nussöl

**Zubereitung:**
Die frisch gesammelten und gewaschenen Wildkräuter vermischen. Aus Zitronensaft, Ahornsirup und Öl eine Marinade herstellen und damit die Blättchen übergießen und zuletzt die Gänseblümchen darauf streuen. Falls man im Garten Winter-Portulak ernten kann, ist dieser natürlich ebenfalls bestens geeignet, die Salatschüssel noch mehr zu füllen. Wenn man möchte, kann man auch einen knackigen Kopfsalat mit den Wildpflanzen zusammen bereiten.

*Für 4 Personen*

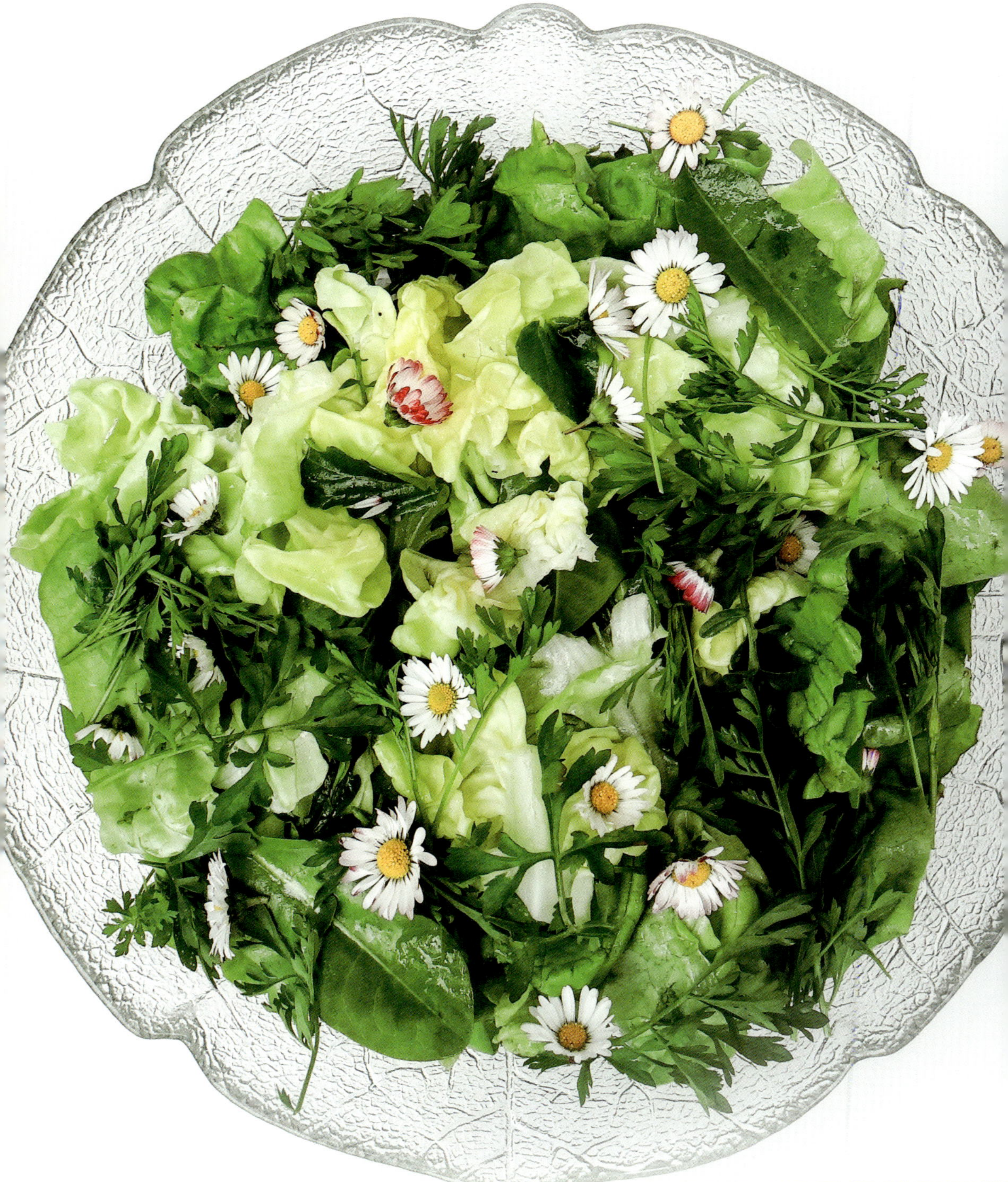

# Kopfsalat

*Jeder Gärtner freut sich, wenn er im Frühling seinen ersten Kopfsalat ernten kann. Am besten sind natürlich die dran, die ein Frühbeet oder Gewächshaus besitzen. Diesen ersten Salatköpfen kann man noch frischen Löwenzahn oder andere Wildkräuter zusetzen.*
*Ich selbst säe im November meist noch Winter-Portulak, der dann schon nach dem Schnee geerntet werden kann. Fernerhin habe ich in meinem Kräutergarten eine Pflanze namens Barbarakraut, die so ähnlich wie Kresse schmeckt und nach dem Winter frisches Vitamin C liefert. Im Nu wachsen im Garten auch die Blättchen von Babyleaf-Salat, die jedem Kopfsalat ein besonders würziges Aroma liefern. So kann man jeden Salat ein wenig anders zusammenstellen.*

**Zutaten:**
2 Salatköpfe
evtl. Portulakblättchen
Babyleaf
Barbarakrautblättchen
Kresse
junge Löwenzahnblättchen u.a.
Saft von 1 Zitrone
½ Esslöffel brauner Zucker oder Ahornsirup
1 Esslöffel Pflanzenöl

**Zubereitung:**
Die Salatblättchen etwas kleiner zupfen. Alle anderen kleinen Blättchen darunter mischen und die aus den übrigen Zutaten bereitete Salatsoße darüber gießen und alles vorsichtig vermischen. Evtl. mit frischer Kresse und/oder Gänseblümchen garnieren.

*Für 4 Personen*

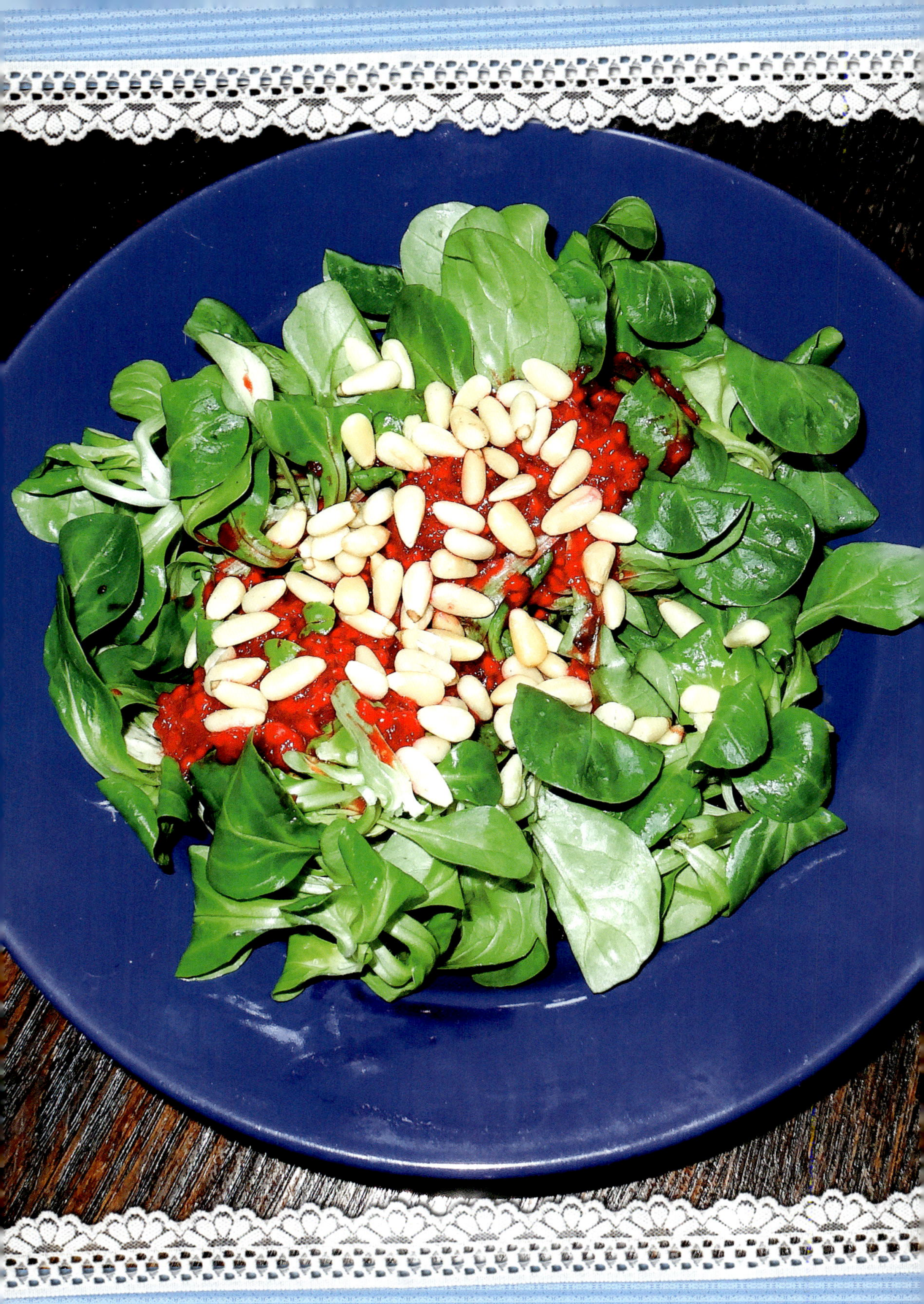

# Rapünzchen-Salat

*Wer im Herbst in seinem Garten Feldsalat gesät hat, darf sich im Frühling dieser Köstlichkeit erfreuen. Man kann die Rapünzchen natürlich in vielen Varianten verarbeiten, ganz einfach mit einer Soße aus Zitronensaft und Zucker oder aber auch mit einer Joghurtsoße mit Knoblauch und Salz.*

**Variante 1:**
**Zutaten:**
4 bis 5 Hände voll Feldsalat
1 Tasse tiefgekühlter Himbeeren
1 Teelöffel Agavendicksaft
1 Esslöffel Olivenöl
1 Prise Salz
Pinienkerne

**Variante 2:**
**Zutaten:**
4 bis 5 Hände voll Feldsalat
2 Mandarinen
Saft von 1 Zitrone
½ Teelöffel Ahornsirup
1 Esslöffel Pflanzenöl
1 Prise Salz
2 Esslöffel Cashewnüsse

**Zubereitung 1:**
Die Himbeeren auftauen und auf einem tiefen Teller zerdrücken. Öl, Agavendicksaft und Salz unterrühren. Die Rapünzchen auf den Salattellern verteilen. Darüber die Himbeersoße geben und jede Portion mit einigen Pinienkernen bestreuen.

**Zubereitung 2:**
Die Rapünzchen mit den klein geschnittenen Mandarinenstückchen mischen. Aus den restlichen Zutaten eine Soße bereiten und diese dazu geben. Zuletzt mit den Cashewnüssen bestreuen.

*Für 4 Personen*

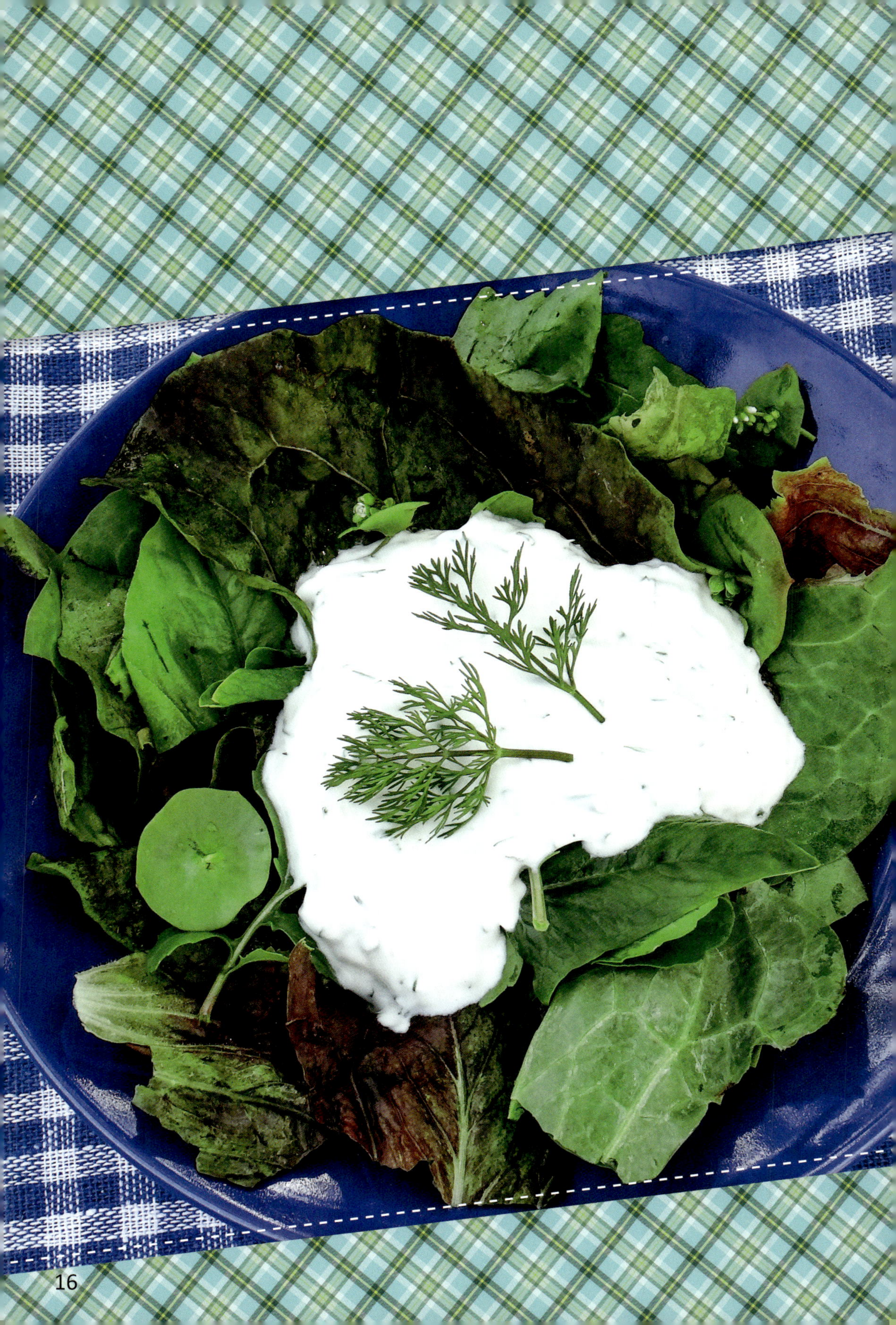

# Bunter Blattsalat

*Dieser Salat ist eine Volle Chlorophyll-Ladung. Man kann in ihn alles packen, was grün und essbar ist aus Garten und Wiese.*

**Zutaten:**
Blattgemüse wie Spinatblätter
Pflück-oder Kopfsalat
Babyleaf
Sauerampfer
Portulak
Giersch (der ja leider nur als Unkraut verunglimpft wird, obwohl er sehr gesund ist und als Heilpflanze bei Gicht und rheumatischen Krankheiten dient) etc.

**Für die Soße:**
Saft von ½ Zitrone
1 Becher Joghurt
1 Prise Salz
1Teelöffel Ahornsirup
1 Teelöffel Öl
evtl. klein gehackte frische Kräuter wie Dill, Schnittlauch oder andere

**Zubereitung:**
Salatblätter etwas zerreißen. Mit allen anderen kleinen Blättern mischen. Aus Joghurt und den restlichen Zutaten eine Soße zubereiten und diese erst kurz vor dem Verzehren über den Salat geben.

*Für 4 Personen*

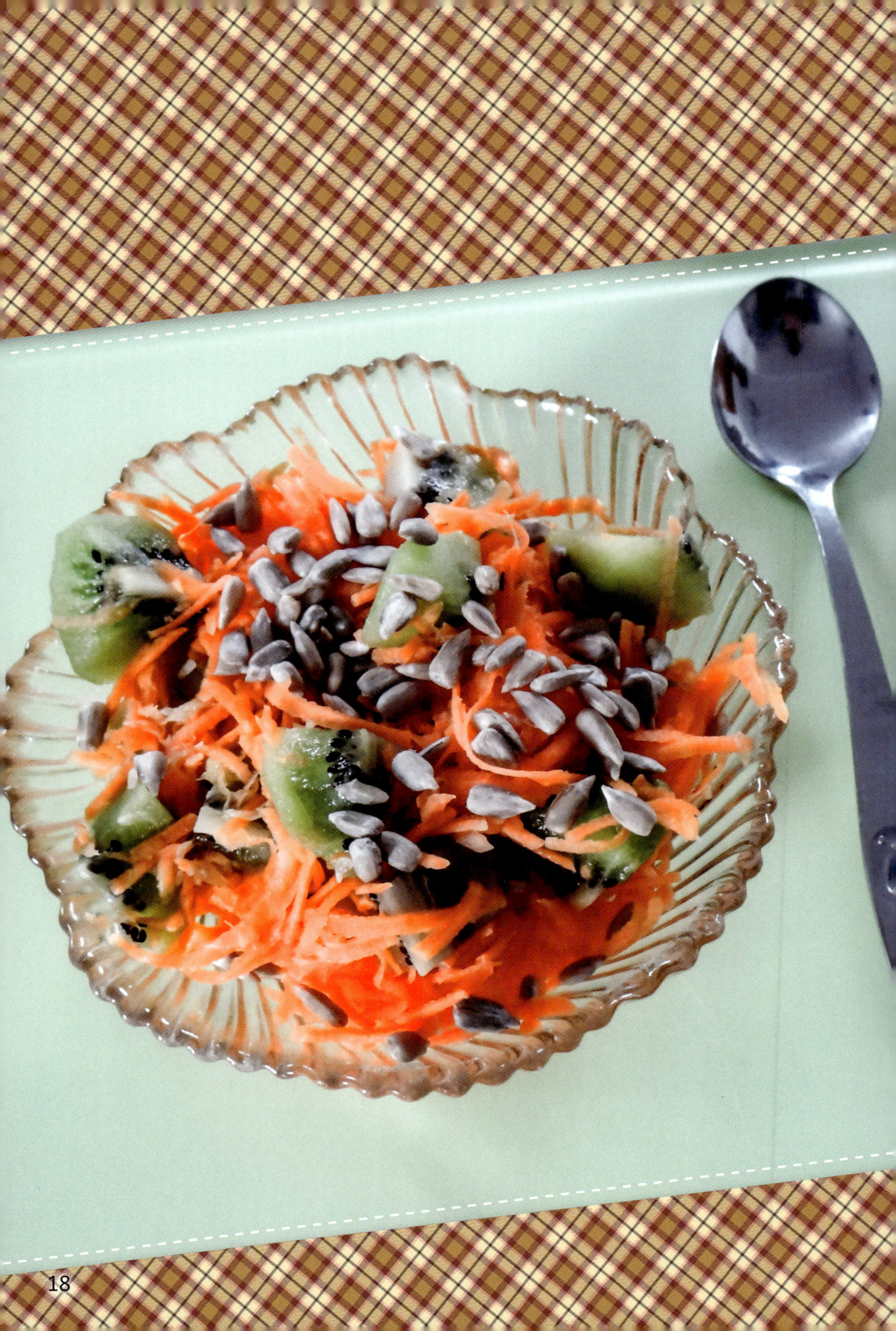

# *Süße Möhrenrohkost*

*Möhren gibt es in unseren Breiten zu allen Jahreszeiten. Und gerade wenn die Frühlingssonne mit ganzer Kraft auf uns hernieder strahlt, bietet das in den Möhren enthaltene Carotin einen natürlichen Sonnenschutz. Außerdem schenkt es eine gesunde Hautfarbe.*

*Wer im Herbst nochmals Möhren im Garten sät, kann das Glück haben, bereits im Frühjahr welche zu ernten.*

**Zutaten:**
4 Möhren
4 Kiwis
Saft einer großen Apfelsine
1 Esslöffel Nuss-Öl
1 Prise Salz
½ Tasse gekeimte Sonnenblumenkerne (-keimlinge)

**Zubereitung:**
Die Möhren fein raspeln. Die Kiwis schälen und in kleine Stücke schneiden. Den Saft der Apfelsine, das Salz und das Öl unter die Möhren geben und gut vermischen. Jede Portion mit den Sonnenblumenkeimlingen bestreuen.

*Für 4 Personen*

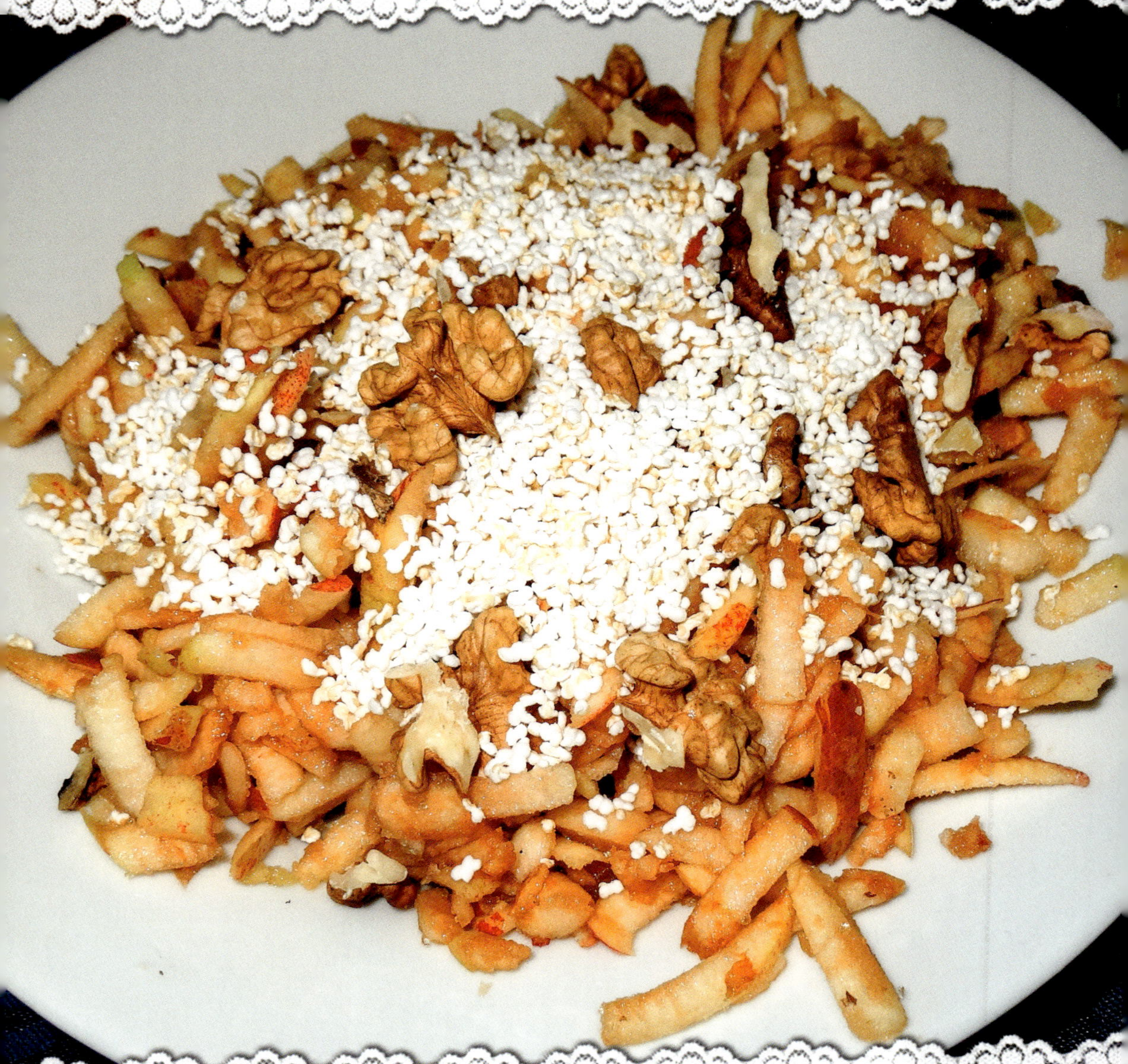

# Apfelrohkost

*Wer im zeitigen Frühjahr noch Äpfel vom vergangenen Herbst im Keller hat, kann diese verwenden. Auch dann, wenn sie schon etwas verschrumpelt sind, ihr Aroma lässt nichts zu wünschen übrig. Zu einer Rohkost verarbeitet, schmecken diese Äpfel köstlich.*

**Zutaten:**
4-5 Äpfel
1 Teelöffel Walnussöl
1 Tasse mit etwas zerkleinerten Walnüssen
½ Teelöffel Vanillepulver
Zitronensaft (bei Bedarf)
Einige Löffel Amaranth-Pops

**Zubereitung:**
Die Äpfel vom Kerngehäuse befreien und grob raspeln. Mit den Walnüssen, dem Walnussöl und dem Vanillepulver vermischen. Auf kleine tiefe Teller verteilen und mit Amaranth-Pops bestreuen. Man kann dem Ganzen auch noch ein wenig Zitronensaft hinzufügen, dann werden die geraspelten Äpfel nicht so schnell braun.

*Für 4 Personen*

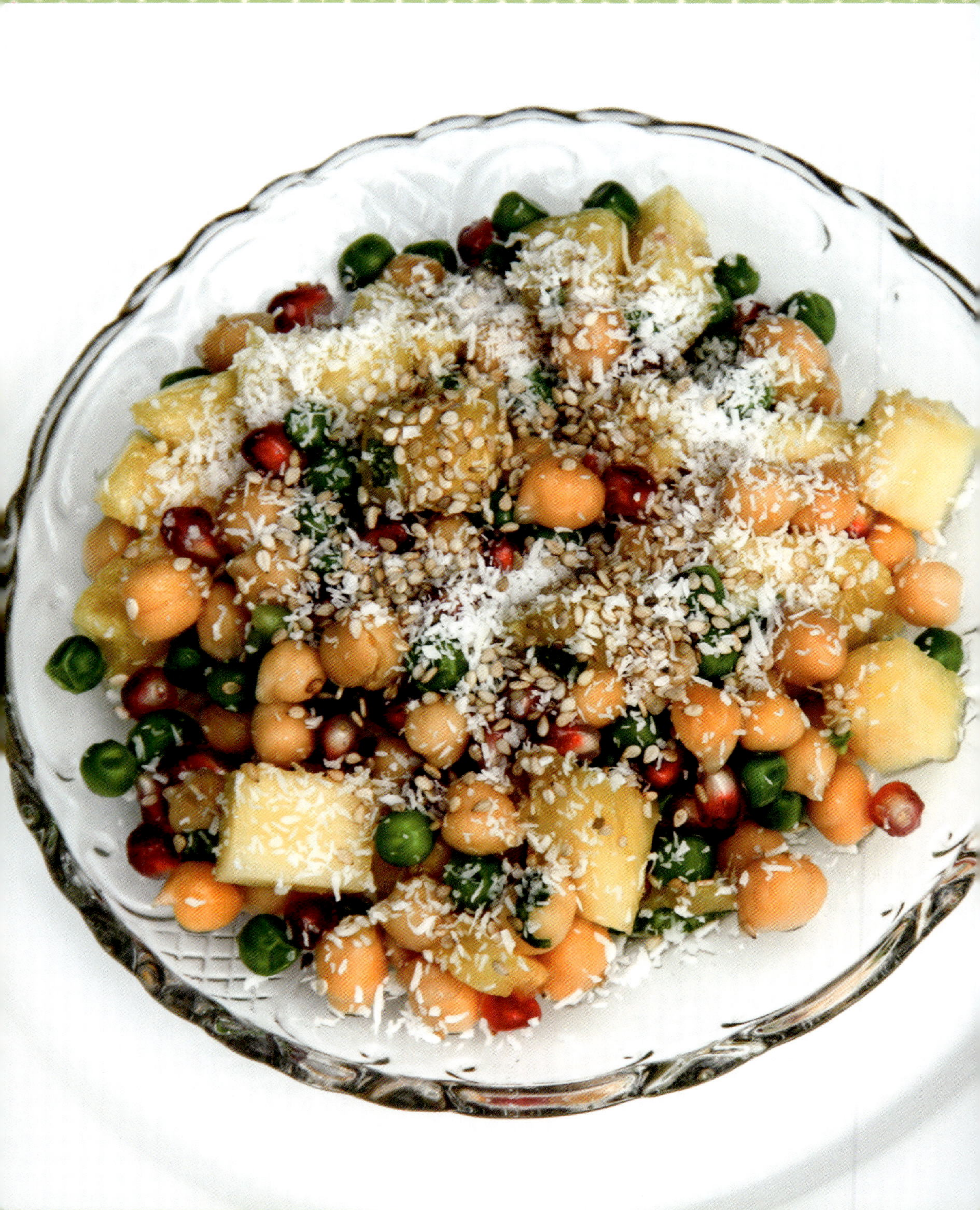

# Exotischer Kichererbsen-Salat

*Wenn im späten Frühling im Garten die ersten Zuckerschoten reif sind, wird dieser Salat eine köstliche Vitamin- und Eiweißbombe. Und derjenige freut sich, der auf dem Fensterbrett ein kleines Basilikum-Pflänzchen hat.*

**Zutaten:**
1 Tasse getrocknete Kichererbsen
½ Ananas
1 Granatapfel
ca. 200 Gramm Zuckerschoten (alternativ: ausgepuhlte Erbsen)
2 Esslöffel Sesamsaat
½ und ¼ Teelöffel Salz
1 Esslöffel Sesamöl
½ Esslöffel Mandelöl
1 Teelöffel Honig
Saft von 1 Zitrone
2 Esslöffel Kokosflocken
einige Blättchen (Zitronen-)Basilikum und Zitronen-Verbene (alternativ: Lemongras)
evtl. 1 kleine rote Chilischote

**Zubereitung:**
Die Kichererbsen über Nacht in einem Töpfchen mit reichlich Wasser einweichen. Am nächsten Morgen mit ½ Teelöffel Salz ca. 15 Minuten weich kochen. Nach dem Abkühlen abgießen (das Wasser kann man noch mit in eine Suppe geben). Die Zuckerschoten ca. 5 Minuten in dem Sesamöl andünsten. Die ½ Ananas schälen und in kleine Stücke schneiden. Inzwischen die fruchtigen Kerne aus dem Granatapfel pulen. Kichererbsen, Schoten, Ananas und Granatapfelkerne in einer Schüssel vermengen. Aus Mandelöl, Zitronensaft, ¼ Teelöffel Salz, Honig, Zitronen-Verbene, Basilikum und – wer es scharf liebt – klein gehackter Chilischote eine Salatsoße bereiten. Die Soße unter die anderen Zutaten mischen. Den Salat auf den Tellern verteilen. Jede Portion mit Kokosflocken und Sesamsaat bestreuen.

*Für 4 Personen*

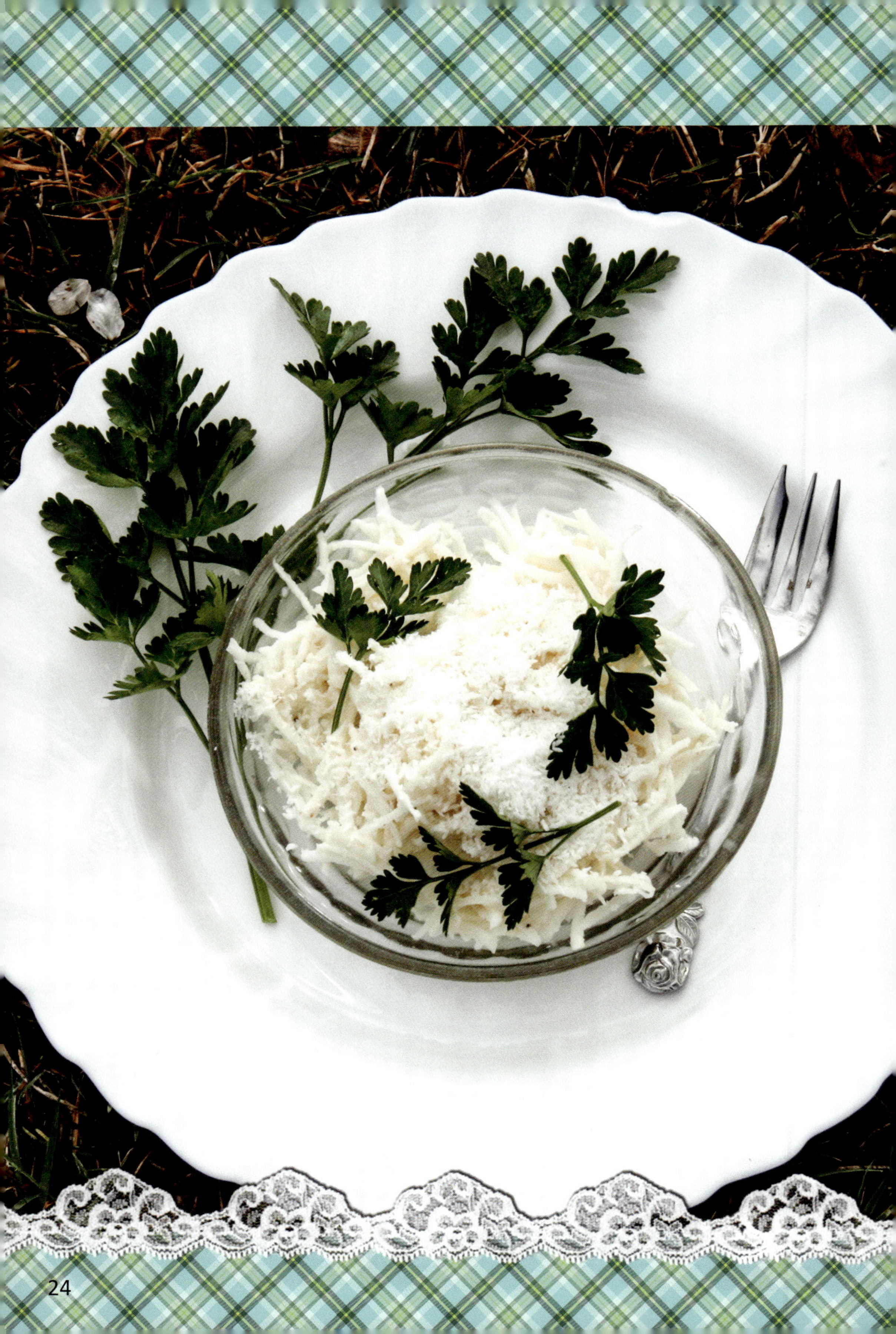

# Schwarzwurzel-Salat

*Schwarzwurzeln sind winterhart. Das hat den Vorteil, dass sie im Frühling nach dem Frost sofort zur Verfügung stehen (falls sie nicht schon von Wühlmäusen verspeist wurden).*

**Zutaten:**
ca. 1 Pfund Schwarzwurzeln
1 bis 2 Esslöffel Apfelessig
Saft von ½ Zitrone
1 Becher Schlagsahne
¼ Teelöffel Salz
1 Teelöffel Agavendicksaft
2 Esslöffel Kokosraspel
einige Blättchen Petersilie

**Zubereitung:**
Schüssel mit Wasser zurechtstellen. 1 bis 2 Esslöffel Apfelessig hineingeben. Schwarzwurzeln gründlich waschen und nach dem Schälen sofort in das Essigwasser legen. Zitrone auspressen und den Saft in die bereitgestellte Salat-Schüssel gießen. Die Schwarzwurzeln mit der Küchenmaschine fein reiben und sofort zusammen mit dem Zitronen- und Agavendicksaft in einer Schüssel verrühren. Schlagsahne und Salz hinzugeben. Den fertigen Salat mit Kokosraspeln bestreuen und mit Petersilien-Blättern verzieren.

**Hinweis:**
Anstelle von Schwarzwurzel können auch die alten Gemüsesorten Zuckerwurzel oder Haferwurzel verwendet werden.

*Für 4 Personen*

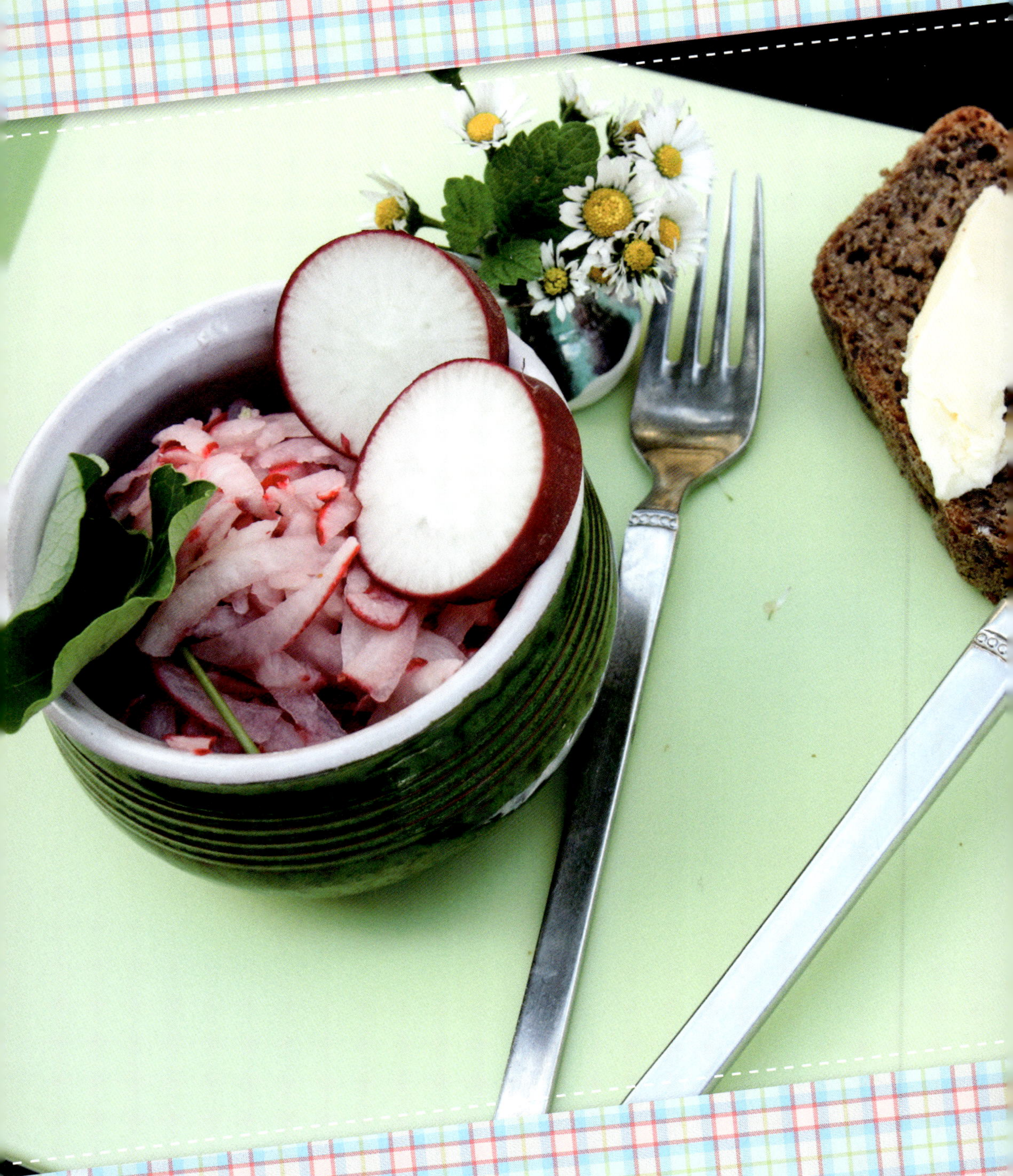

# Radieschen-Salat

*Wer einen eigenen Gemüsegarten hat, bekommt in manchen Jahren im Frühling eine regelrechte Radieschen-Schwemme. Dann ist dieser Salat eine ausgezeichnete Verwertungslösung.*

**Zutaten:**
ca. 20 Radieschen (ersatzweise: Eiszapfen oder Sommerrettiche)
1 Esslöffel Apfelessig
1 Esslöffel Rapsöl
1 Teelöffel Agavendicksaft
½ Teelöffel Salz

**Zubereitung:**
Die Radieschen nach dem Waschen grob raspeln und mit den übrigen Zutaten vermischen.

**Hinweis:**
Auf die gleiche Weise kann im Winter aus schwarzem Winterrettich ein sehr herzhafter Salat bereitet werden.

*Für 4 Personen*

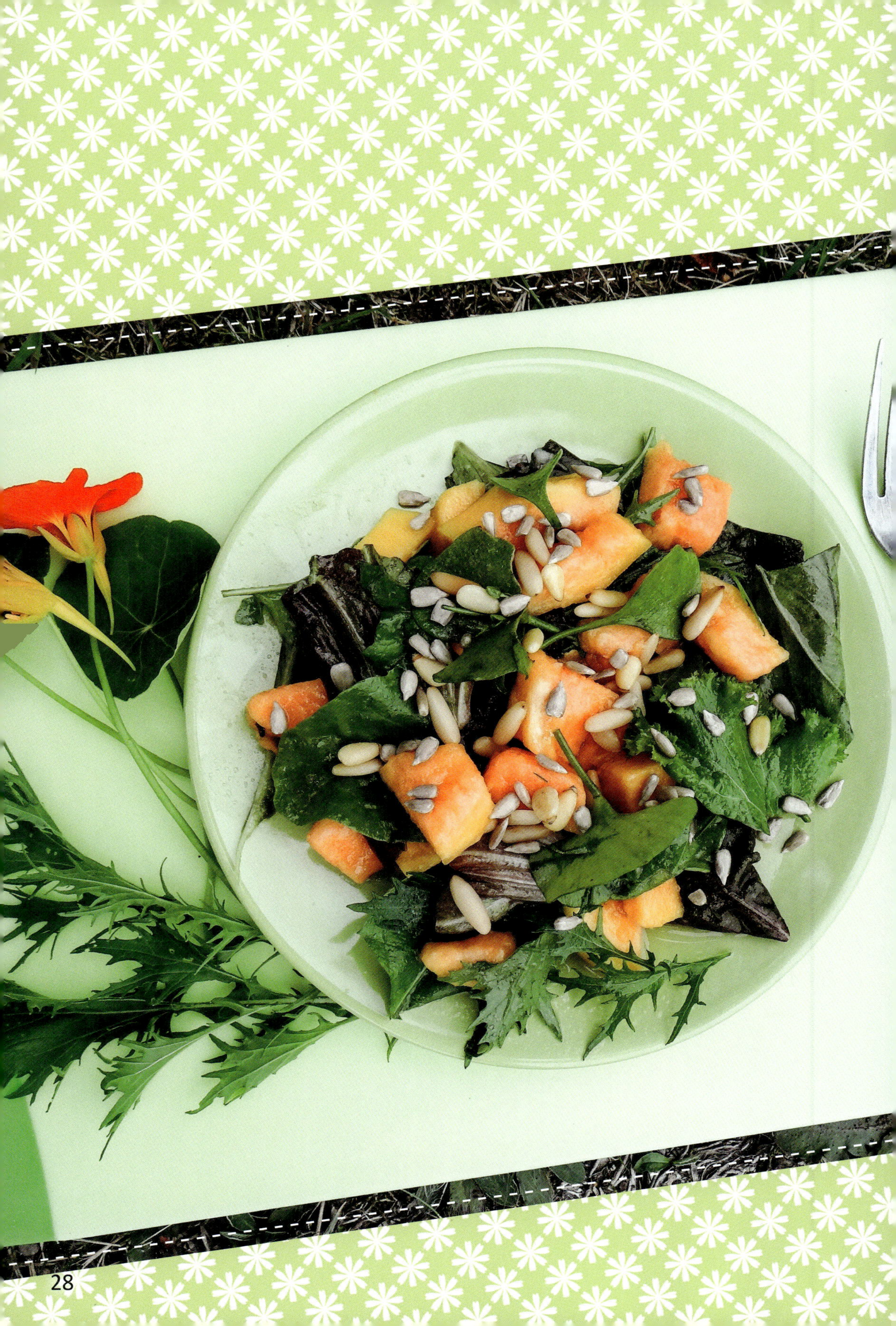

# Papaya-Spinat-Salat

**Zutaten:**
1 große Papaya
2 Hände voll junger frischer Blätter (Spinat, Winterportulak, Pflücksalat, Babyleaf, Löwenzahn)
2 Esslöffel Zitronensaft
1 Teelöffel Nussöl
1 Esslöffel Ahornsirup
2 Prisen Salz
1 kleine Tasse mit Sonnenblumenkeimen oder Piniensamen
Zitronenpfeffer nach Belieben

**Zubereitung:**
Die Blätter waschen und abtropfen lassen. Aus Zitronensaft, Nussöl, Salz und Ahornsirup eine Soße zubereiten. Die Papaya in Streifen schneiden, von den Kernen befreien und mit den Salatblättern auf großen Tellern anrichten. Auf jede Portion etwas von der Soße geben und die Sonnenblumenkeime oder Piniensamen verteilen. Nach Belieben noch etwas Zitronenpfeffer darüber streuen.

*Für 4 Personen*

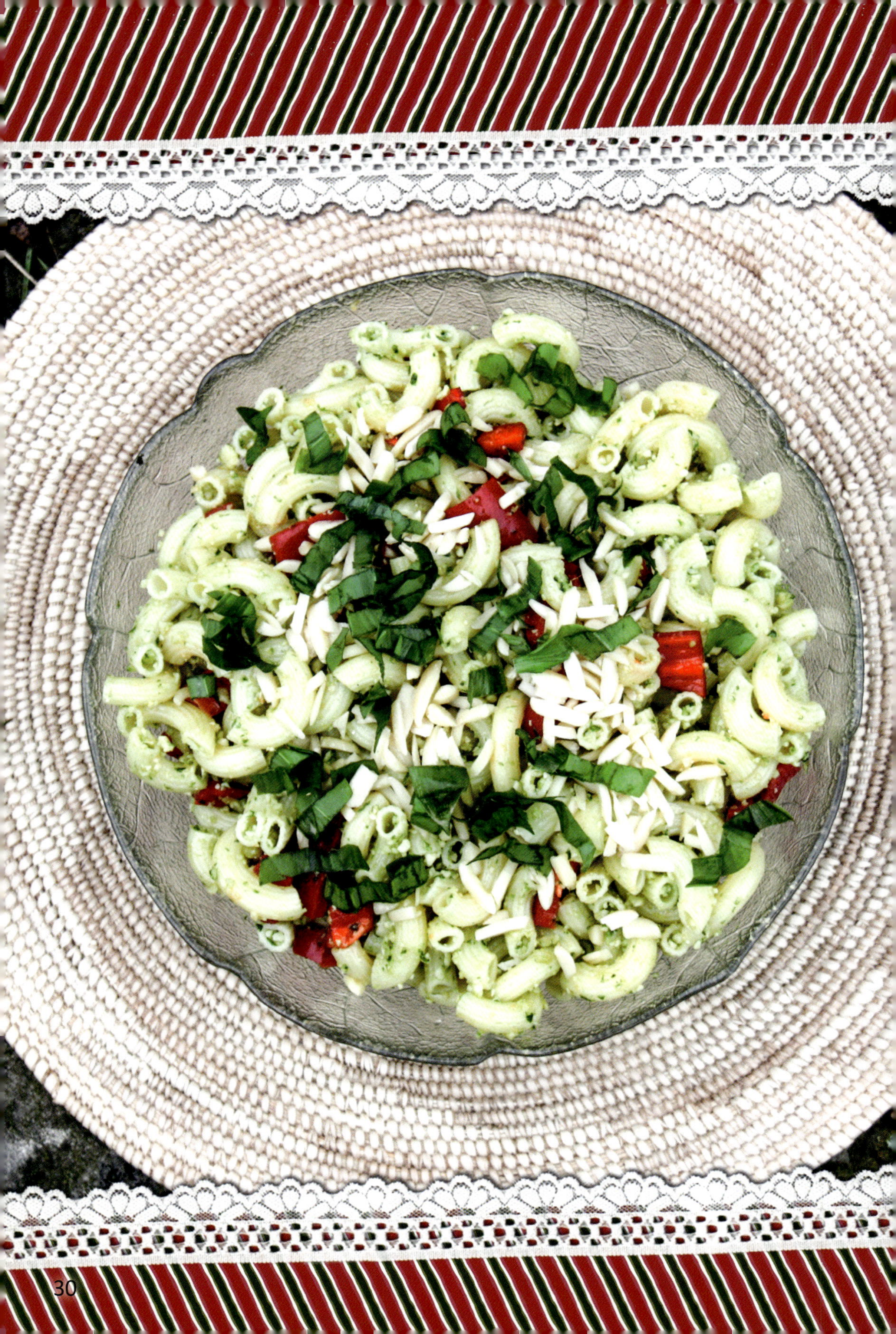

# Nudelsalat mit Bärlauch

**Zutaten:**
500 Gramm Hörnchen- oder Muschelnudeln
1 rote Paprikaschote
ca. 50 Gramm Pinienkerne oder geschälte Mandeln
1 Büschel Bärlauch (mindestens 15 Blätter)
1 Teelöffel Salz
70 Gramm Parmesan
3 Esslöffel Olivenöl

**Zubereitung:**
Die Nudeln al dente (nicht ganz weich) kochen, abgießen, abschrecken und abkühlen lassen. Den Parmesan fein reiben. Den Bärlauch (bis auf 3 Blätter) in der Küchenmaschine mit dem Messer zerkleinern. 2/3 der Pinienkerne bzw. Mandeln, den Parmesan und das Salz hinzufügen und miteinander zerkleinern. Zuletzt das Olivenöl dazugeben und nochmals miteinander mixen. Die Nudeln in eine große Schüssel geben. Das Bärlauchpesto unterrühren. Die Paprikaschote vom Kerngehäuse befreien, in kleine Würfel schneiden und zu den Nudeln geben. Den verbliebenen Bärlauch in kleine Streifen schneiden und zusammen mit den restlichen Pinienkernen bzw. Mandeln hinzufügen. Abschließend alles gründlich vermengen.

**Hinweis:**
Dieser Salat ergibt eine Hauptmahlzeit.

*Für 4 Personen*

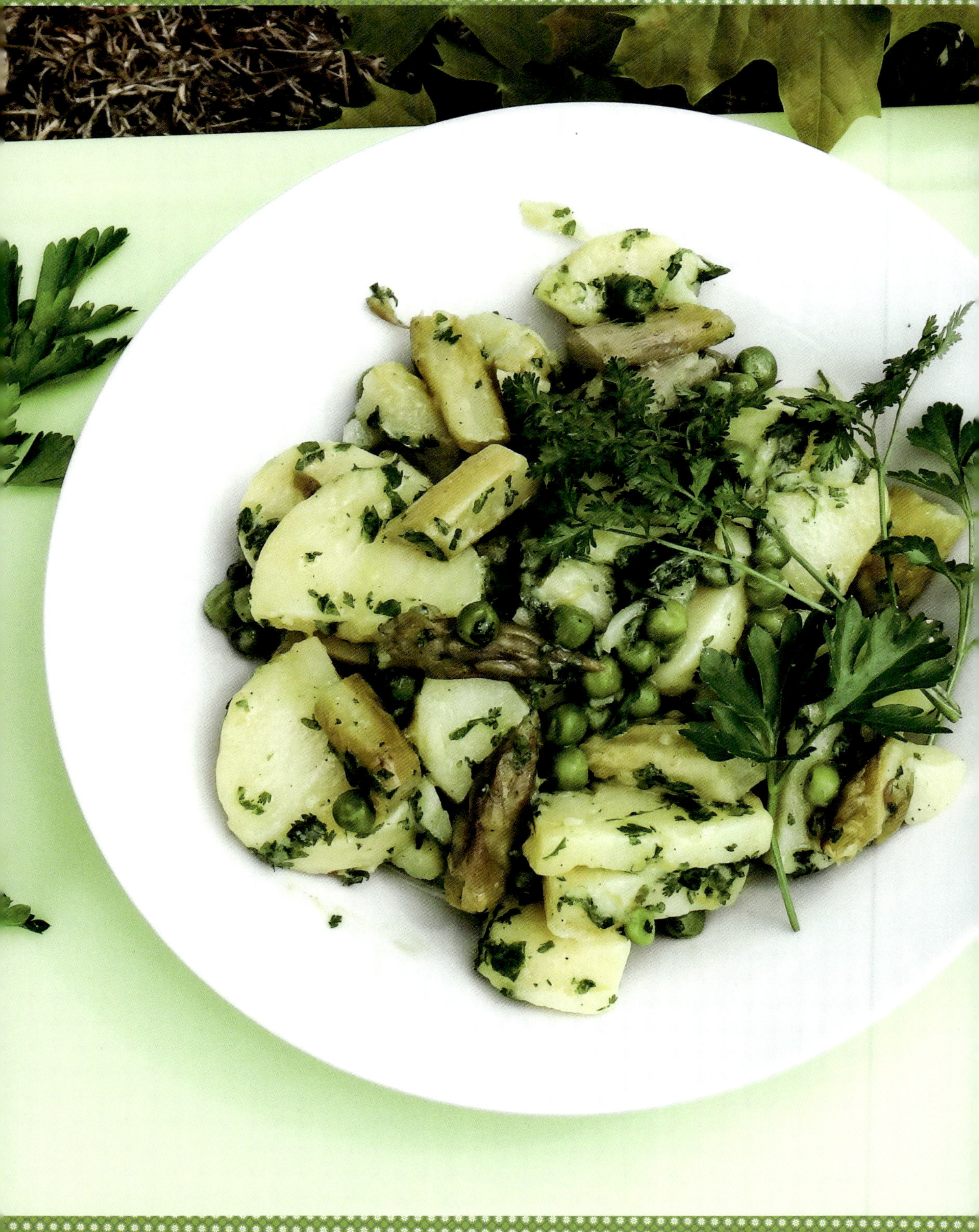

# Grüner Kartoffelsalat

**Zutaten:**
8 gekochte Kartoffeln vom Vortag
ca. 500 Gramm grüner Spargel
ca. 200 Gramm Zuckerschoten (alternativ: ausgepuhlte Erbsen)
1 Handvoll Kerbel und/oder 1 Handvoll Petersilie
1 Teelöffel Senf
1 Esslöffel Rapsöl
1 Teelöffel Agavendicksaft
2 Esslöffel Zitronensaft
1 Teelöffel Salz
2 Prisen Pfeffer

**Zubereitung:**
Pellkartoffeln schälen, in Scheiben schneiden und in eine Schüssel legen. Aus Senf, Rapsöl, Zitronensaft, Agavendicksaft, Salz und Pfeffer eine Soße bereiten. Diese unter die Kartoffeln mischen. Den Spargel etwas putzen, waschen und bissfest in etwas gesalzenem Wasser kochen. Die Zuckerschoten ebenfalls kurz kochen. Gemüse abgießen. (Empfehlung: Das Kochwasser mit einer guten Gemüsesuppe verwenden.) Nach dem Abkühlen zu den Kartoffeln geben und untermischen. Petersilien- und Kerbelblättchen von den Stängeln befreien, klein hacken und unter den Salat mengen. Einige Blättchen zum Verzieren verwenden.

**Hinweis:**
Dieser Salat ergibt eine Hauptmahlzeit.

*Für 4 Personen*

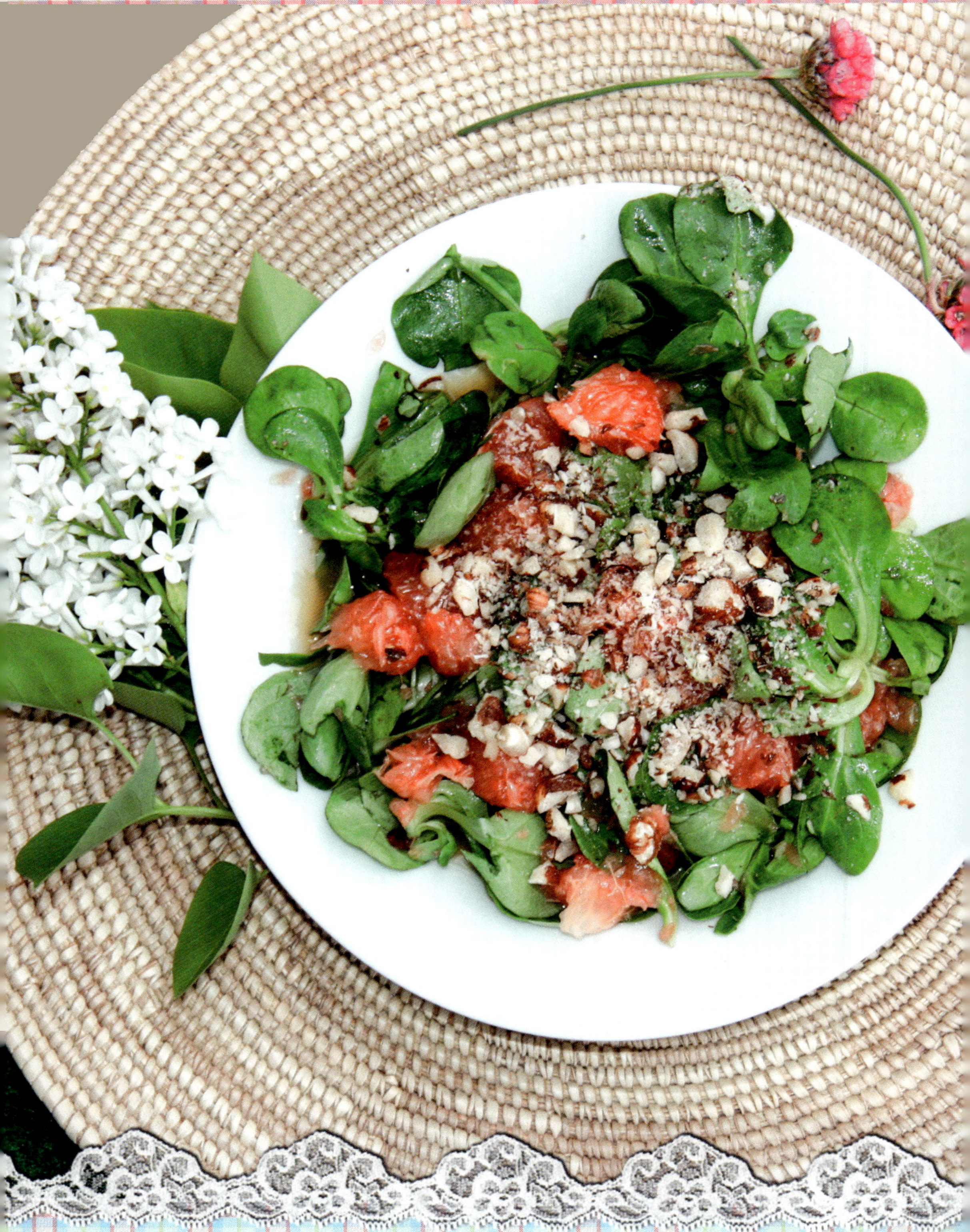

# Rapünzchen-Salat mit Pampelmusen

**Zutaten:**
500 Gramm Rapünzchen (Feldsalat)
2 Pampelmusen oder Sweeties (oder 1 Pomelo)
1 Handvoll grob gehackter Walnüsse oder Haselnüsse
2 Esslöffel frischer Apfelsinensaft
1 Teelöffel Zitronensaft
1 Esslöffel Nussöl
3 Prisen Salz

**Zubereitung:**
Rapünzchen säubern und waschen. Nach dem Abtropfen in eine große Schüssel geben. Die Pampelmusen nach dem Schälen auch von den inneren Schalen befreien und in kleinen Stückchen zum Feldsalat geben. Aus Zitronen- und Apfelsinensaft, Nussöl und Salz eine Soße bereiten und unter den Salat mischen. Jede Portion mit einigen Nüssen verfeinern.

*Für 4 Personen*

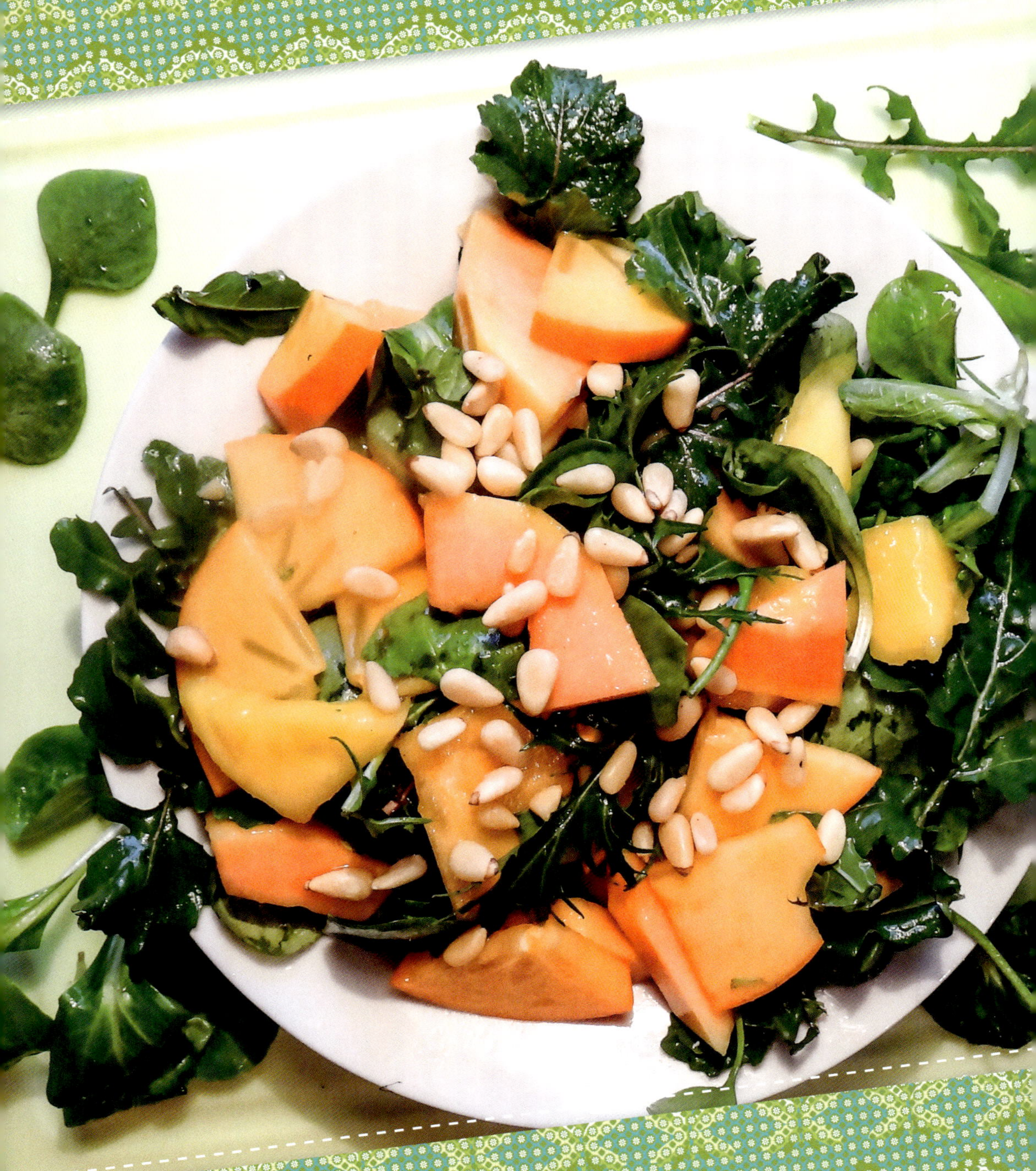

# Grüner Obst-Salat

*Ein Salat mit Blattgrün und frischem Obst, das im Haushalt gerade vorhanden ist. So können verschiedene Varianten  entstehen.*

**Zutaten:**
Ca. 1 Pfund grüner Frühlingsblätter (wie z.B. Rucola, Baby-Leaf, Rapünzchen, Portulak)
Einige Früchte (wie z.B. ein Stück Mango oder Papaya, 1 Sharon, 1 Kiwi, 1 Birne oder andere)
2 Esslöffel Zitronen- oder Limettensaft
1 Esslöffel Mandelöl
1 Esslöffel Ahornsirup oder Agavendicksaft
2 Prisen Salz
1 Handvoll Pinienkerne

**Zubereitung:**
Blätter waschen und abtropfen lassen, wenn nötig, etwas zerkleinern. In eine große Schüssel legen. Früchte gründlich waschen, schälen, entkernen, in Stücke schneiden und zu den Salatblättchen geben.  Aus Zitronensaft, Ahornsirup, Mandelöl und Salz eine Soße bereiten und unter das Blätter-Obstgemisch heben. Den fertigen Salat auf Portionsteller verteilen und mit einigen Pinienkernen bestreuen.

*Für 4 Personen*

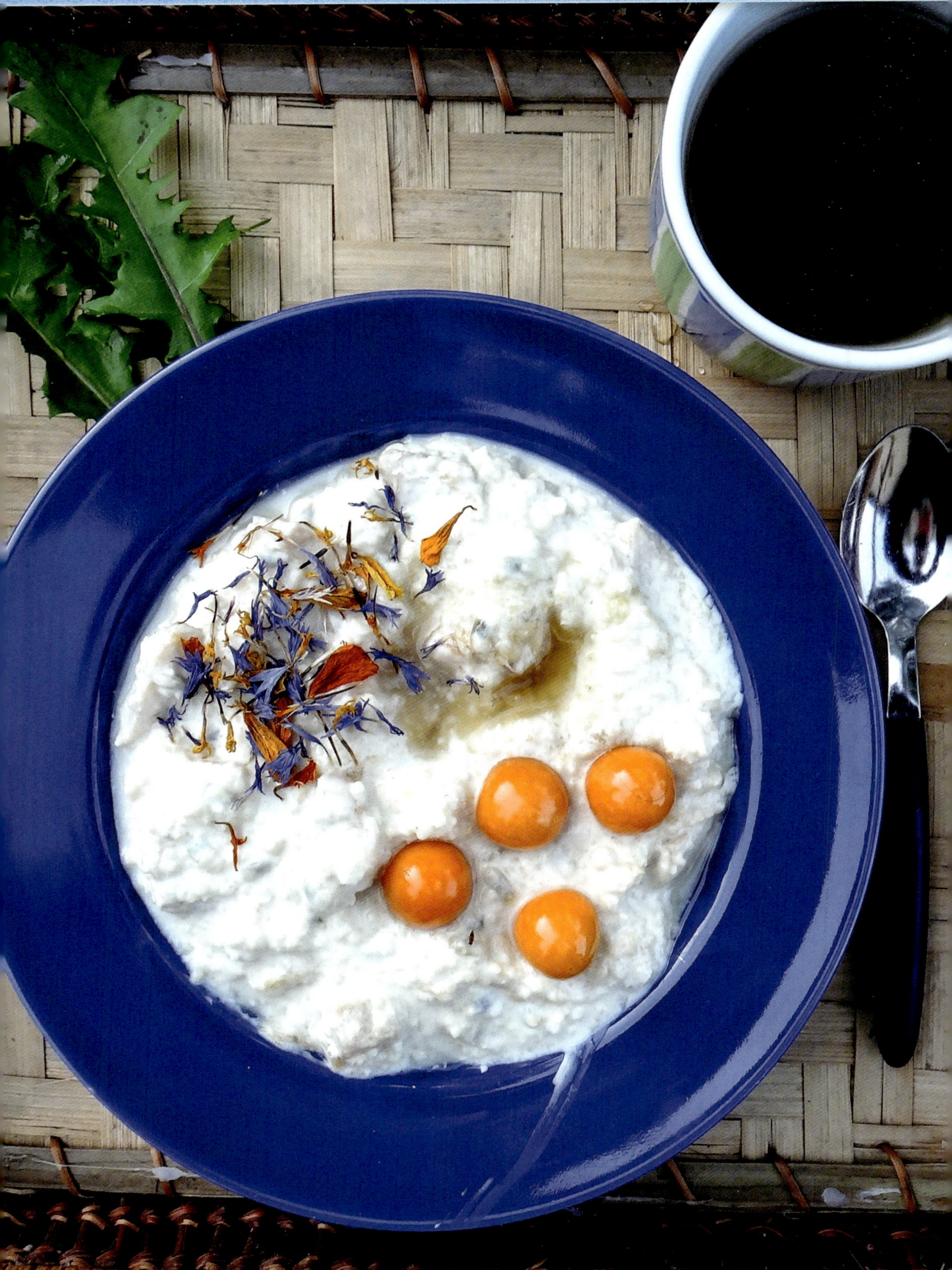

# Hirse-Joghurt-Salat mit Früchten

**Variante 1:**
**Zutaten:**
2 Tassen Hirse
¼ Teelöffel Salz
2 Mangos
2 Maracujas
2 Becher Joghurt (300 Gramm)
1 Esslöffel Honig
1 Teelöffelspitze Vanillepulver
Evtl. Physalis (Blasenkirschen) zum Verzieren
Getrocknete Blüten (Ringelrosen, Kornblumen, o.ä.) wenn vorrätig

**Variante 2:**
**Zutaten:**
1 große Papaya und 2 saftige Birnen
*Im Übrigen wie Variante 1*
*Anstelle von Vanille auch Zimt möglich*

**Zubereitung:**
Hirse mit Salz in der doppelten Menge Wasser ca. 6 Minuten kochen und nachquellen lassen. Nach dem Abkühlen in eine Schüssel geben und Joghurt, Honig und Vanillepulver hinzufügen. Die Mangos waschen, schälen und in Stücke schneiden. Die Maracujas in der Mitte aufschneiden und das Fruchtfleisch mit einem kleinen Löffel herausnehmen. Beides zu Hirse und Joghurt geben und vermischen. Nach Belieben mit einigen Physalis verzieren. Falls vorhanden, getrocknete Blüten (Ringelrosen, Kornblumen, o.ä.) zur Dekoration verwenden.

**Variante 3:**
**Zutaten:**
2 Tassen Hirse
3 Bananen
1 Limette
2 Becher Joghurt
1 Esslöffel Honig
1 Esslöffel Kakao
2 Esslöffel Kokosraspel (alternativ: Kakao)

**Zubereitung:**
Die Hirse – wie in Variante 1 beschrieben – zubereiten. Den Joghurt hinzufügen. Die Limette gründlich waschen, die Schale abreiben und zu der Hirse geben. Den Saft aus der Limette auspressen und zusammen mit den geschälten und in Scheiben geschnittenen Bananen hinzufügen. In Portionsschüsseln verteilen. Jede Portion mit etwas Kokosraspeln bestreuen.

**Hinweis:** Dieser Joghurt-Salat ist auch ein empfehlenswertes Frühstück.

*Für 4 Personen*

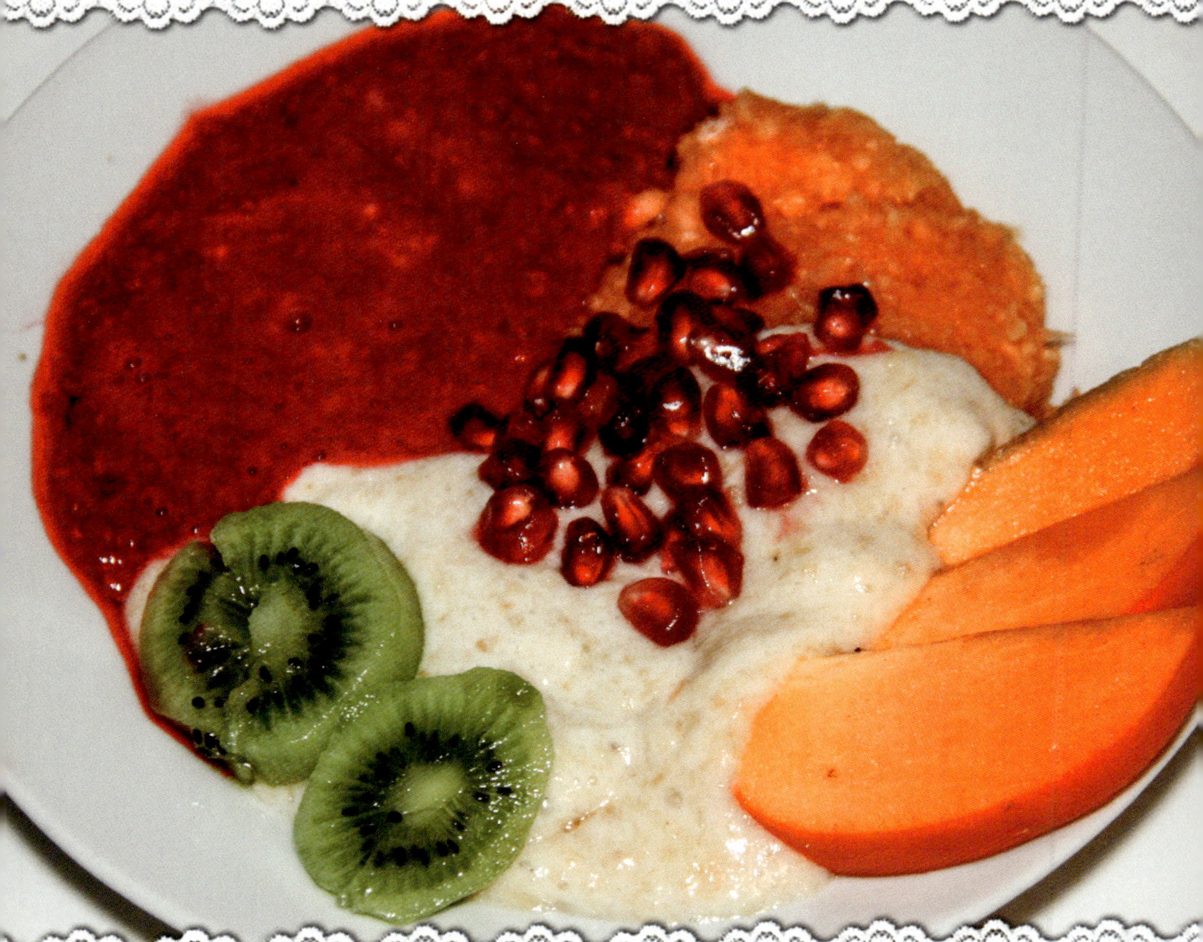

**Variante 2:**
**Zutaten:**
½ Ananas
3 Bananen
4 Kiwis

**Variante 3:**
**Zutaten:**
1 große Mango
3 Birnen
ca. 150 Gramm Himbeeren

**Variante 4:**
**Zutaten:**
1 Mango
1 Papaya
200 Gramm Erdbeeren

**Variante 5:**
**Zutaten:**
3 Bananen
½ Ananas
ca. 150g Schwarze Johannisbeeren

# Obstbrei-Dreiklänge

*Aus Früchten lassen sich köstliche „Smoothies" (Ganzfruchtgetränke), herstellen. Bis auf Schale und Kerne wird die ganze Frucht verarbeitet. Den Variationen sind keine Grenzen gesetzt – auch insbesondere für ein leckeres Frühstück.*

**Variante 1:**
**Zutaten:**
3 Bananen
ca. 150 Gramm Brombeeren aus der Tiefkühltruhe
1 Papaya
evtl. einige Physalis (alternativ: 1 Sharon oder Fruchtkerne eines Granatapfels)
Amaranth-Pops (alternativ: Kokosraspel)

**Zubereitung:**
4 kleine tiefe Teller bereitstellen. Die Brombeeren am Vorabend aus der Tiefkühltruhe nehmen und über Nacht auftauen lassen. Die Papaya in der Mitte aufschneiden und in etwa 6 große Stücke zerteilen. Die Kerne entfernen und schälen. In der Küchenmaschine pürieren und den Brei auf die Portionsteller verteilen. (Die Küchenmaschine gleich weiter verwenden.) Die Bananen schälen und ebenfalls pürieren und auf den Tellern verteilen. Zuletzt die Brombeeren pürieren und ebenfalls zu dem Brei geben. Das sieht nicht nur farblich sehr schön aus, sondern ergibt einen wunderbaren Geschmacksdreiklang. Bei Bedarf mit einigen Physalis, Fruchtkernen eines Granatapfels oder den Scheiben der Sharon verzieren und alles mit Amaranth-Pops oder Kokosraspeln bestreuen.

*Für 4 Personen*

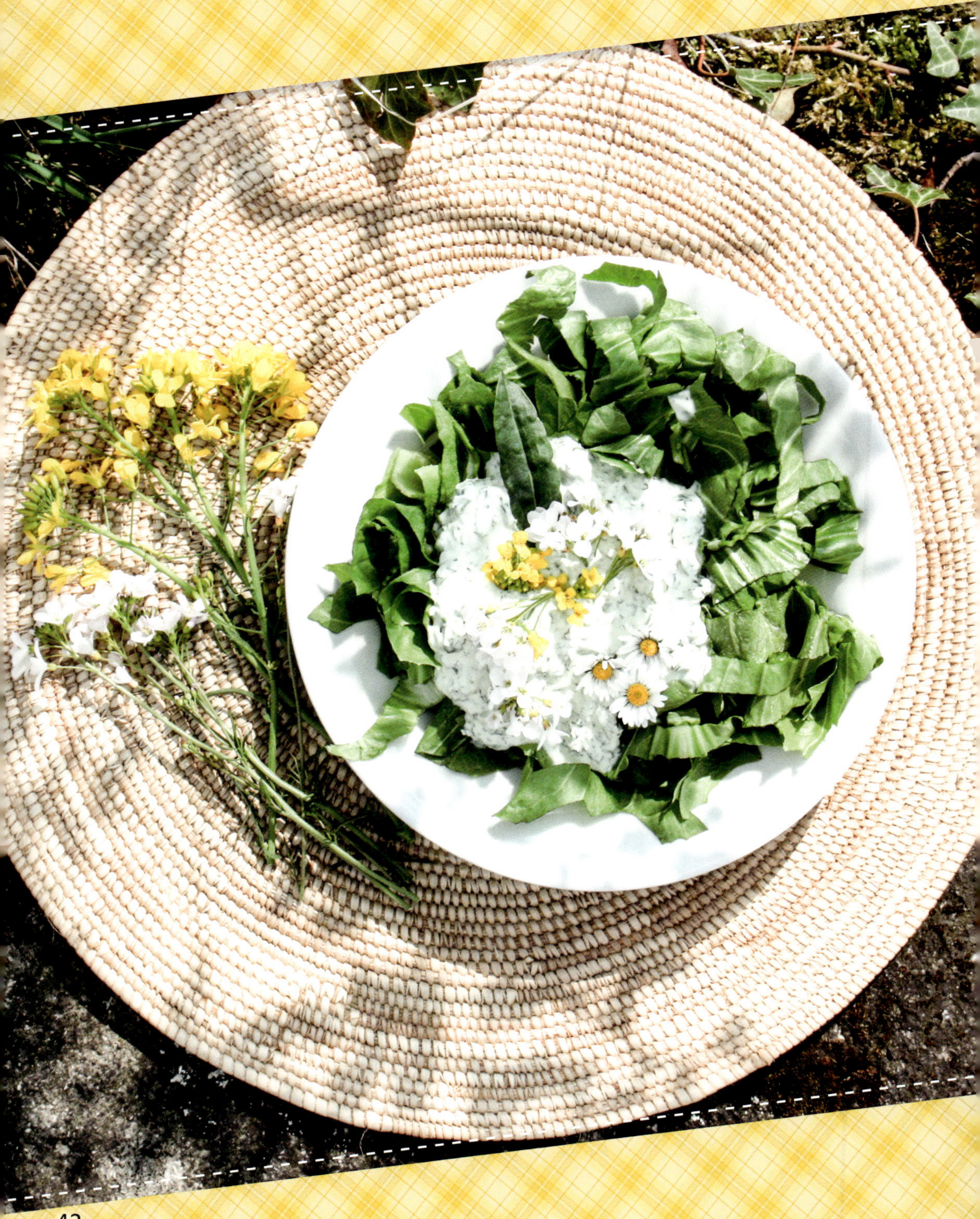

# Kopfsalat mit Wildkräutersoße

*Wenn im Frühling die Zeit kommt, in der viele Kopfsalate auf einmal reif sind und der Appetit darauf stark nachlässt, dann ist „Kopfsalat mit Wildkräutersoße" eine willkommene Abwechslung.*

**Zutaten:**
2 Kopfsalate oder anderer Blattsalat
750 Gramm Naturjoghurt
¼ Teelöffel Salz
2 Hände voll frischer Wildkräuter wie Sauerampfer, junger Löwenzahn, Scharbockskraut, Pimpinelle, Kerbel, Brunnenkresse oder Barbarakraut.
Zum Verzieren: Gänseblümchen oder Blüten und Blätter der Kapuzinerkresse, Vogelmiere oder Blütendolden des Wiesenschaumkrautes, Veilchen oder wilde Stiefmütterchen.

**Zubereitung:**
Den Salat waschen, abtropfen lassen und etwas klein zupfen, auf den Salattellern verteilen, den Rest in eine große Schüssel legen. Die Wildkräuter fein hacken und in einer Schüssel mit dem Joghurt und dem Salz vermischen. Auf jede Portion einen großen Klecks Soße geben. Obenauf einige Gänseblümchen, Kapuzinerkresse und Blütchen der Vogelmiere o.a. legen. Den Rest der Soße bereitstellen zum Nachschlagen.

**Hinweis:**
Dazu passen auch wunderbar Pellkartoffeln. Und fertig ist das Hauptgericht.

*Für 4 Personen*

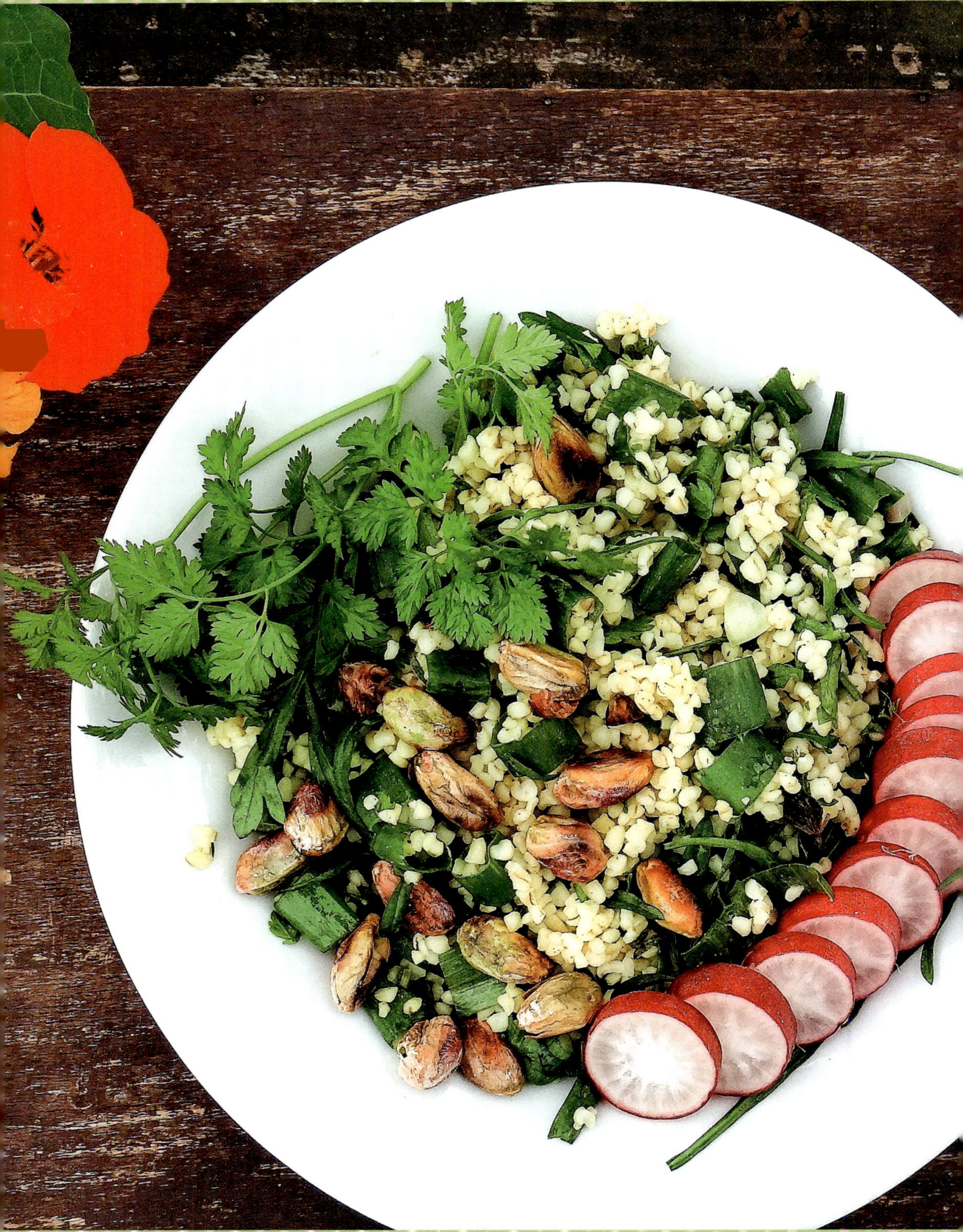

# Kräuter-Couscous-Salat

**Zutaten:**
150 Gramm Couscous (alternativ: Bulgur)
150 Milliliter Gemüsebrühe
1 Esslöffel Rapsöl
1 Esslöffel Zitronensaft
1 Teelöffel Agavendicksaft
3 Frühlingszwiebeln
½ Teelöffel Salz
1 Löffelspitze Kreuzkümmel
1 Löffelspitze Kurkuma
2 Prisen Cayennepfeffer oder etwas Chilischote
1 Handvoll junge Kresse
1 Handvoll frische Kräuter (Petersilie, Estragon, Dill, Minze, Melisse oder Kerbel)
2 Esslöffel Pistazien oder gehackte Mandeln
Kerbel, Kresse oder Radieschen zum Garnieren

**Zubereitung:**
Die Gemüsebrühe kochen und über den Couscous gießen, den Couscous 3 bis 5 Minuten quellen lassen, das Ganze abkühlen lassen. (Bulgur muss etwas köcheln, er braucht etwas länger, bis er weich ist). Aus Öl, Zitronensaft, Agavendicksaft und Salz eine Soße zubereiten. Die Frühlingszwiebeln säubern und in kleine Ringe schneiden. Die Kräuter – außer der Kresse – klein hacken und mit dem Kreuzkümmel, dem Kurkuma, dem Cayennepfeffer und den Zwiebelringen zu dem Couscous geben. Die Soße hinzufügen und alles gut verrühren. Zuletzt die Kresse etwas zerkleinert hinzufügen und die Pistazien bzw. gehackten Mandeln darüber streuen. Mit Kerbel oder Kresse und Radieschen garnieren.

**Hinweis:**
Dazu passen gedünstete mediterrane Gemüsesorten oder einfach einige frische Tomaten und Paprikaschoten.

*Für 4 Personen*

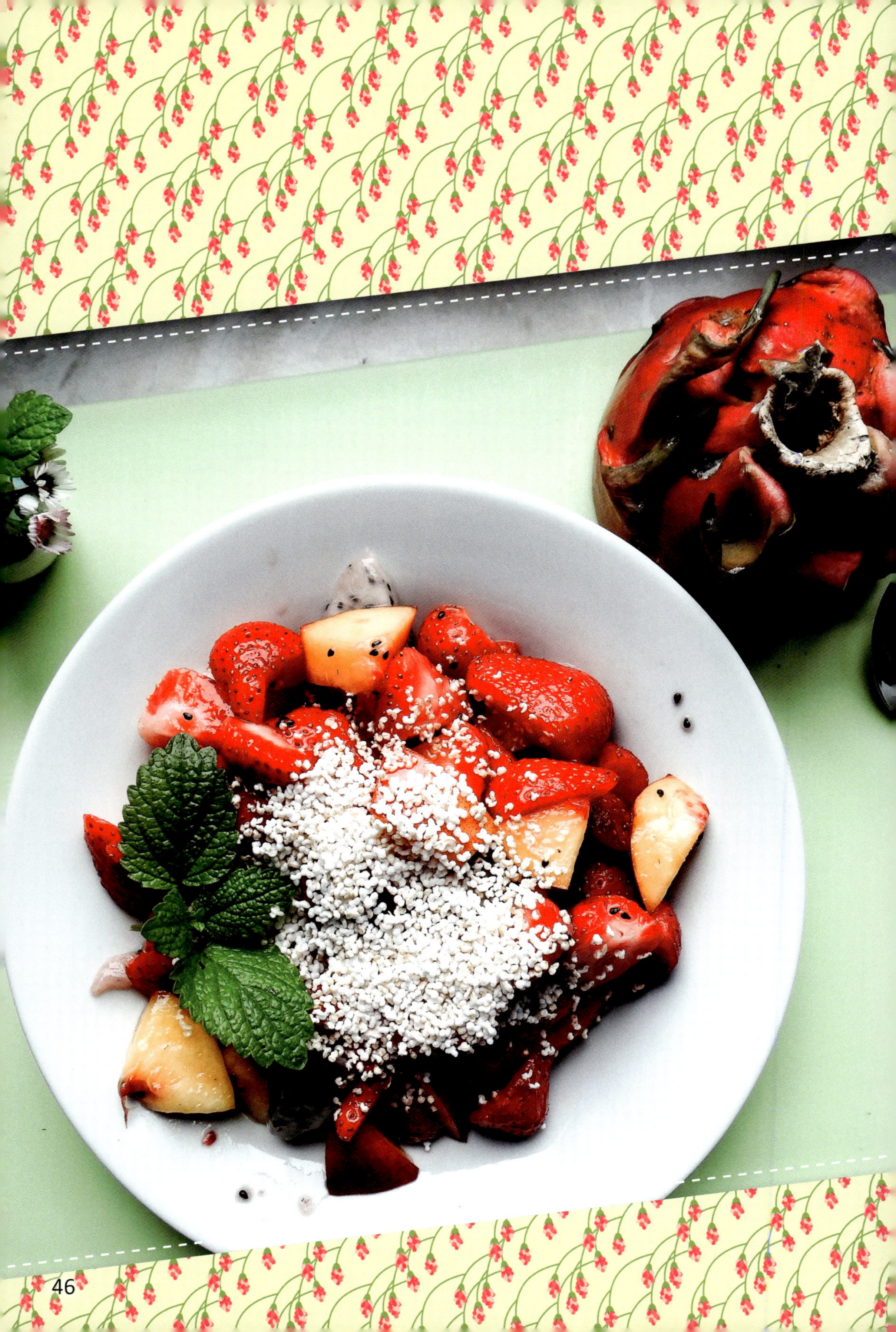

# Drachenfrucht-Salat

**Zutaten:**
1 Pitahaya (Drachenfrucht)
1 Pfund Erdbeeren
1 bis 2 Nektarinen
4 Esslöffel Amaranth-Pops
1 Stängel Zitronenmelisse
Bei Bedarf 1 Teelöffel brauner Zucker

**Zubereitung:**
Die Drachenfrucht schälen und in Würfel schneiden, in eine große Schüssel geben. Die Erdbeeren waschen, von den grünen Blättchen befreien, halbieren und zu der Drachenfrucht geben. Die Nektarine waschen, vom Kern befreien, ebenfalls mundgerecht zerschneiden und hinzufügen. Alles verrühren und kosten, ob es zu sauer ist. Bei Bedarf noch den braunen Zucker hinzufügen. Den Obstsalat auf Salatteller verteilen. Auf jede Portion einige Amaranthpops streuen und mit einigen Melisseblättern schmücken.

*Für 4 Personen*

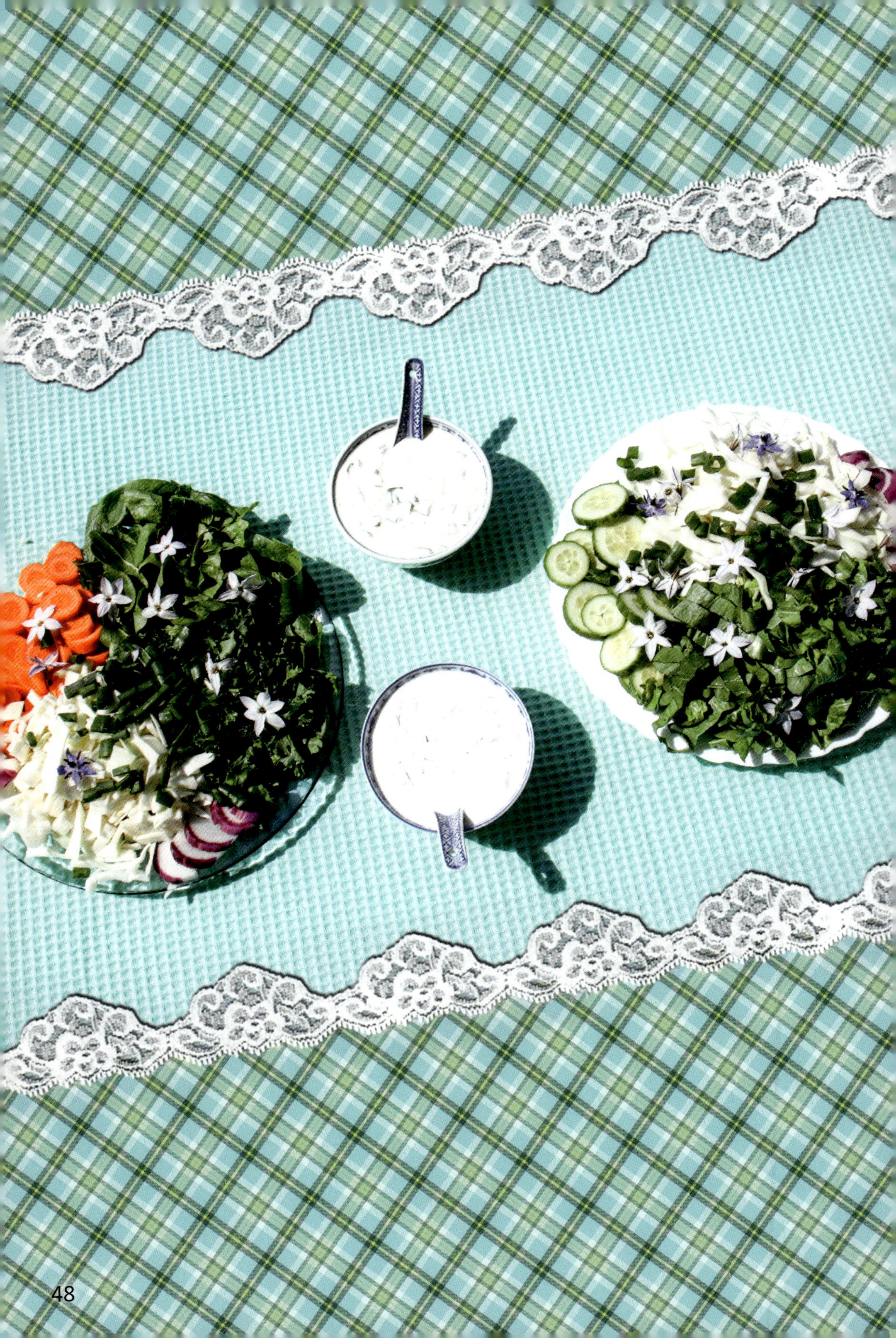

# Gemischte Salat-Platte mit zwei Soßen

**Zutaten:**
verschiedene Sorten Gemüse (z. B. ein Stück Rot-, Weiß- oder Spitzkohl)
1 Gurke
2 Möhren
Radieschen
einige Blätter festen Salates
2 Hände Rucola oder Rapünzchen (wahlweise auch frischer Spinat oder Portulak)
einige Blätter Grünkohl

**Soße 1:**
1 Esslöffel (körniger) Senf
Saft von ½ Zitrone
1 Esslöffel Apfeldicksaft (bzw. Apfelkraut)
1 Esslöffel Walnussöl
¼ Teelöffel Salz
2 Becher griechischer Joghurt
½ Teelöffel gemahlener Senf
2-3 Esslöffel frische oder gefrostete Kräuter (z. B. Schnittlauch oder Knolau, Majoran, Thymian, Basilikum)
nach Belieben einige sehr klein geschnittene Stückchen Chili

Das Apfelkraut mit Senf, Öl, Zitronensaft und Salz mit einem Mixstab zu einer glatten Soße verarbeiten. Die Kräuter untermischen.

**Soße 2:**
2 Becher griechischer Naturjoghurt
¼ Teelöffel Salz
1 Esslöffel gehackter Dill

**Zubereitung:**
Das verschiedene Gemüse in mundgerechte Stücke schneiden und auf eine oder zwei große Salatplatten bzw. Teller verteilen. Mit essbaren Blüten verzieren (z.B. Borretsch und Andenknoblauch). Soße 1 und Soße 2 getrennt jeweils in eine kleine Schüssel geben und zur gemischten Salat-Platte stellen. Nach Geschmack Gemüse und Soße selbst wählen.

**Hinweis:**
Eine ergänzende Soße-Variante: Avocado-Soße mit Zitronensaft, Salz und Kräutern.

*Für 4 Personen*

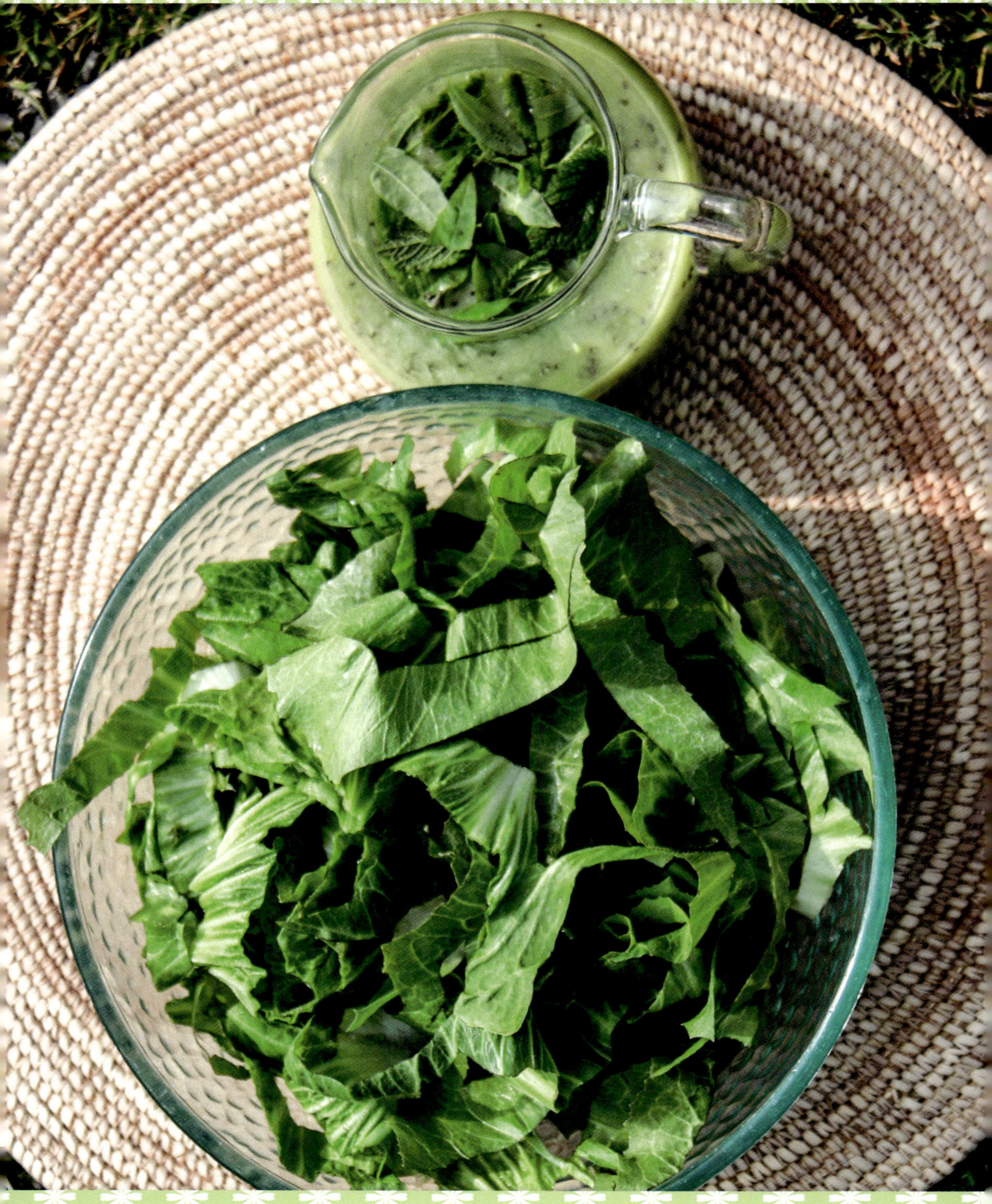

# Blatt- Salat mit Kiwi-Soße

**Zutaten:**
2 Kopfsalate (alternativ: entsprechende Menge Pflücksalat oder anderer Blattsalat)
4 Kiwis
2 grüne Chili-Schoten
Saft von ½ Limette
1 Esslöffel Mandelöl
1 Esslöffel Agavendicksaft
3 Prisen Salz
einige Blättchen Zitronenmelisse oder -verbene

**Zubereitung:**
Die Salatblätter waschen und abtropfen lassen. Die Kiwis schälen und mit dem Limettensaft, dem Agavendicksaft, dem Mandelöl und dem Salz pürieren. Die Chili-Schoten entkernen, ganz dünne Ringe schneiden und unter die fertige Kiwi-Soße rühren. Die Soße in ein Kännchen füllen und mit den Zitronenmelisse-Blättchen garnieren. Die Salatblätter in Stücke zupfen und in eine große Schüssel geben. Jeder kann sich nun auf seinen Teller selbst Salat nehmen und die Soße darüber gießen.

*Für 4 Personen*

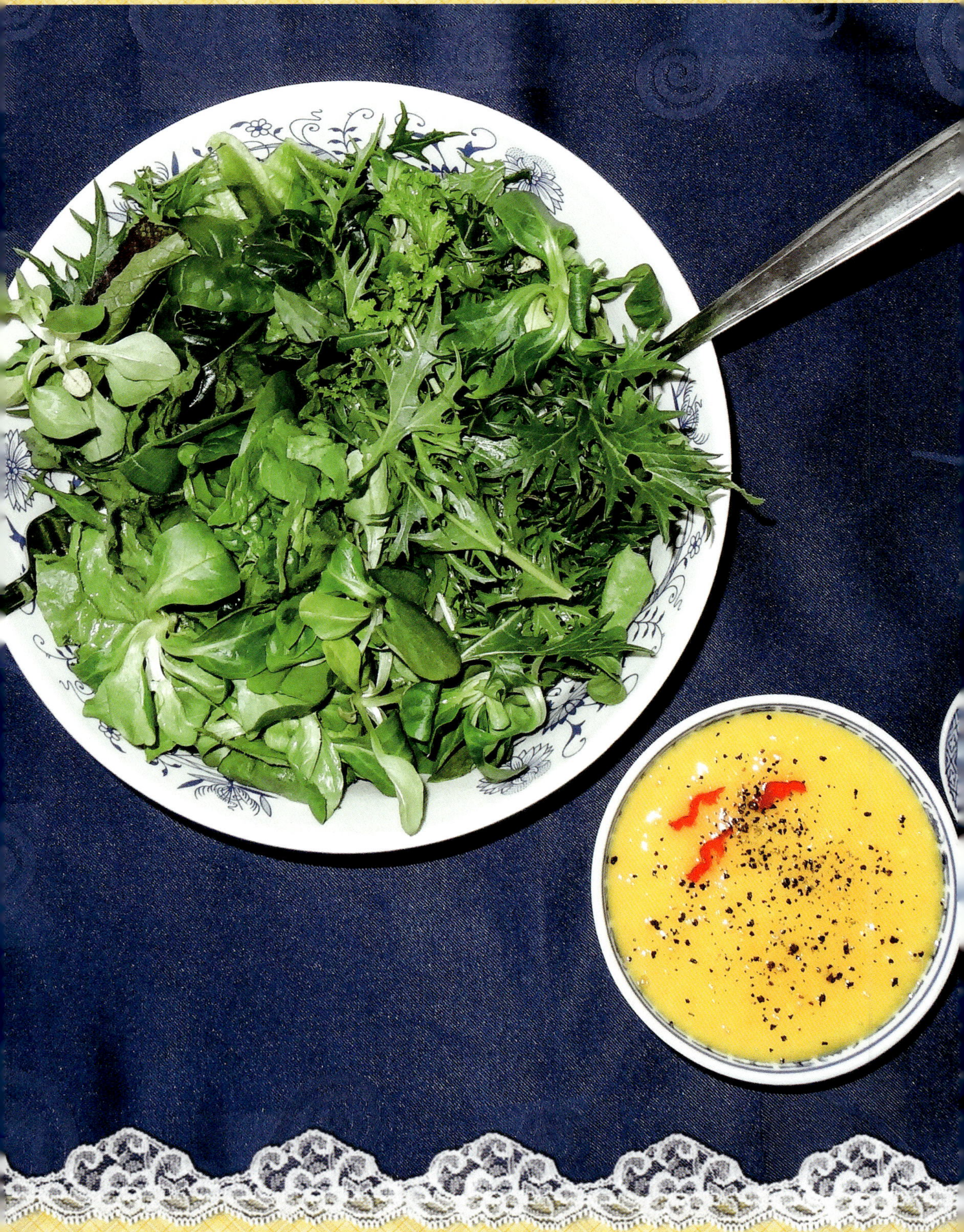

# Blatt-Salat mit Mango-Soße

**Zutaten:**
1 Kopfsalat (alternativ: anderer Blattsalat)
1 Handvoll Spinat (alternativ: Löwenzahn)
1 Handvoll Feld- oder Pflücksalat
Einige Salatblättchen vom Babyleaf- oder anderem Salat
1 große reife Mango (alternativ: Papaya)
1 Limette
1 Teelöffel Ahornsirup
1 Esslöffel Mandelöl
3 Prisen Salz
3 Prisen Zitronenpfeffer
1 kleine Chili-Schote (Wer es nicht gern scharf will, sollte sie weglassen.)

**Zubereitung:**
Alle Salatblätter gründlich waschen und abtropfen lassen, dann in eine große Schüssel geben und vorsichtig vermischen. Die Limette gründlich waschen und ein wenig von der Schale abreiben und aufheben, die Limette auspressen. Die Mango schälen, das Fruchtfleisch vom Kern lösen und pürieren. Den Limettensaft, die abgeriebene Schale, den Ahornsirup, das Mandelöl und das Salz unterrühren. Diese Soße in ein Kännchen oder in eine kleine Schüssel geben. Die Chili-Schote entkernen und in dünne Streifen schneiden und auf der Soße verteilen, Zitronenpfeffer darüber streuen. Jeder kann sich nun Salat nehmen und Soße darüber geben.

**Hinweise:**
Der Soße kann auch noch Passionsfrucht (Maracuja) hinzugefügt und anstelle von Mango oder Papaya verwendet werden. Die Soßen sind auch im Spätherbst und im Winter für Radicchio oder Winter-Endiviensalat verwendbar.

*Für 4 Personen*

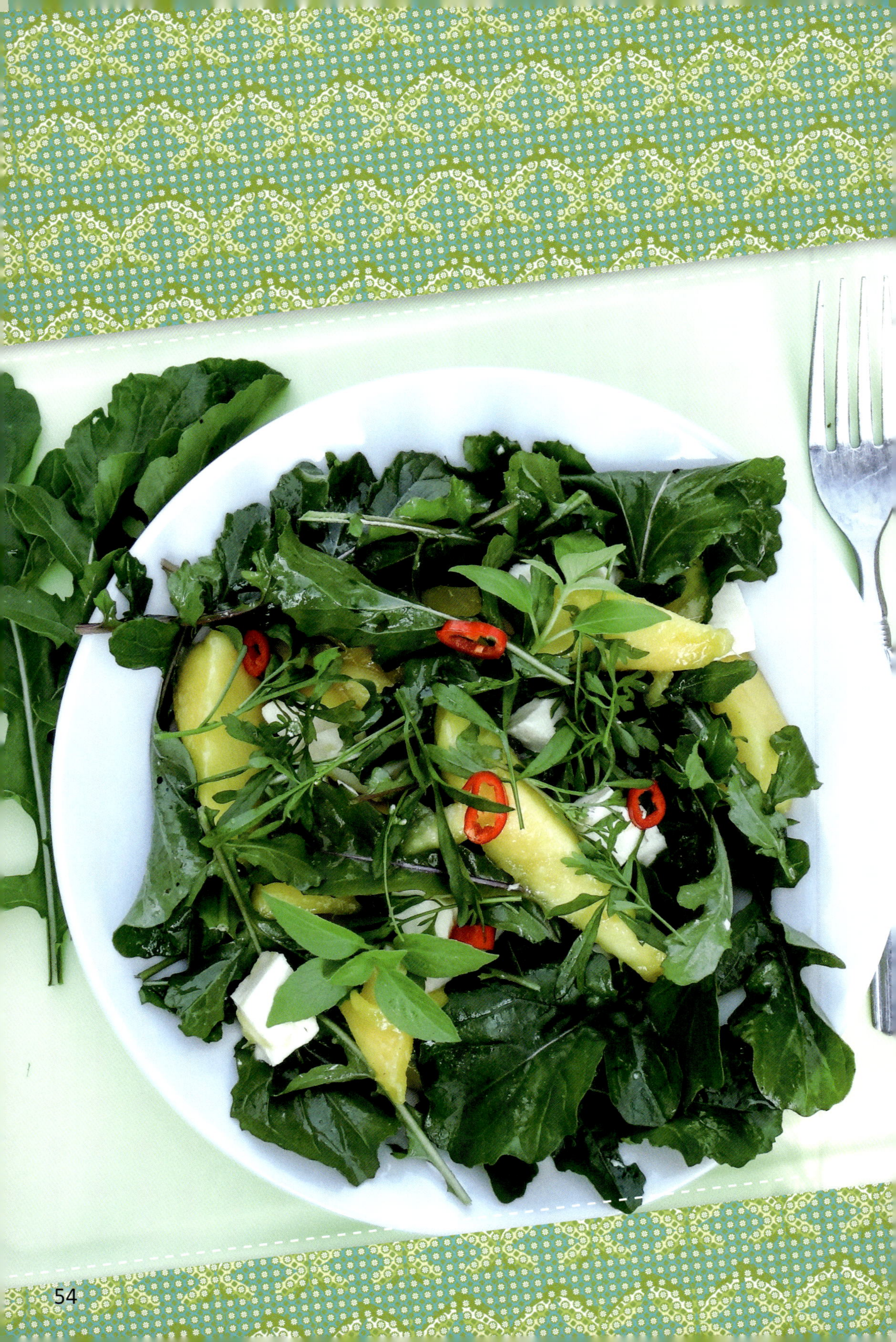

# Rucola-Mango-Salat

**Zutaten:**
etwa 500 Gramm Rucola
1 große reife Mango
Saft von 1 Limette
1 Mozzarella
1 Teelöffel Ahornsirup
1 Teelöffel Mandelöl
2 Prisen Salz
1 Handvoll Kresse
1 bis 2 Stängel Zitronenbasilikum
evtl. eine rote Peperoni-Schote

**Zubereitung:**
Die Rucola-Blätter waschen und abtropfen lassen. Die Mango nach dem Waschen schälen, vom Kern weg in dünne längliche Stücke schneiden und in eine große Schüssel geben. Aus dem Limettensaft, dem Ahornsirup, dem Mandelöl und dem Salz eine Soße bereiten. Den Rucola zu den Mango-Scheiben geben. Den Mozzarella in kleine Würfel schneiden und ebenfalls hinzufügen. Die Soße unterrühren. Den Salat auf Portionstellern verteilen. Auf jede Portion einige Blättchen Kresse und Zitronenbasilikum legen. Wer es scharf liebt, kann die Peperoni in ganz dünne Streifen schneiden und wenige davon ohne die Kerne ebenfalls auf den Salat legen.

*Für 4 Personen*

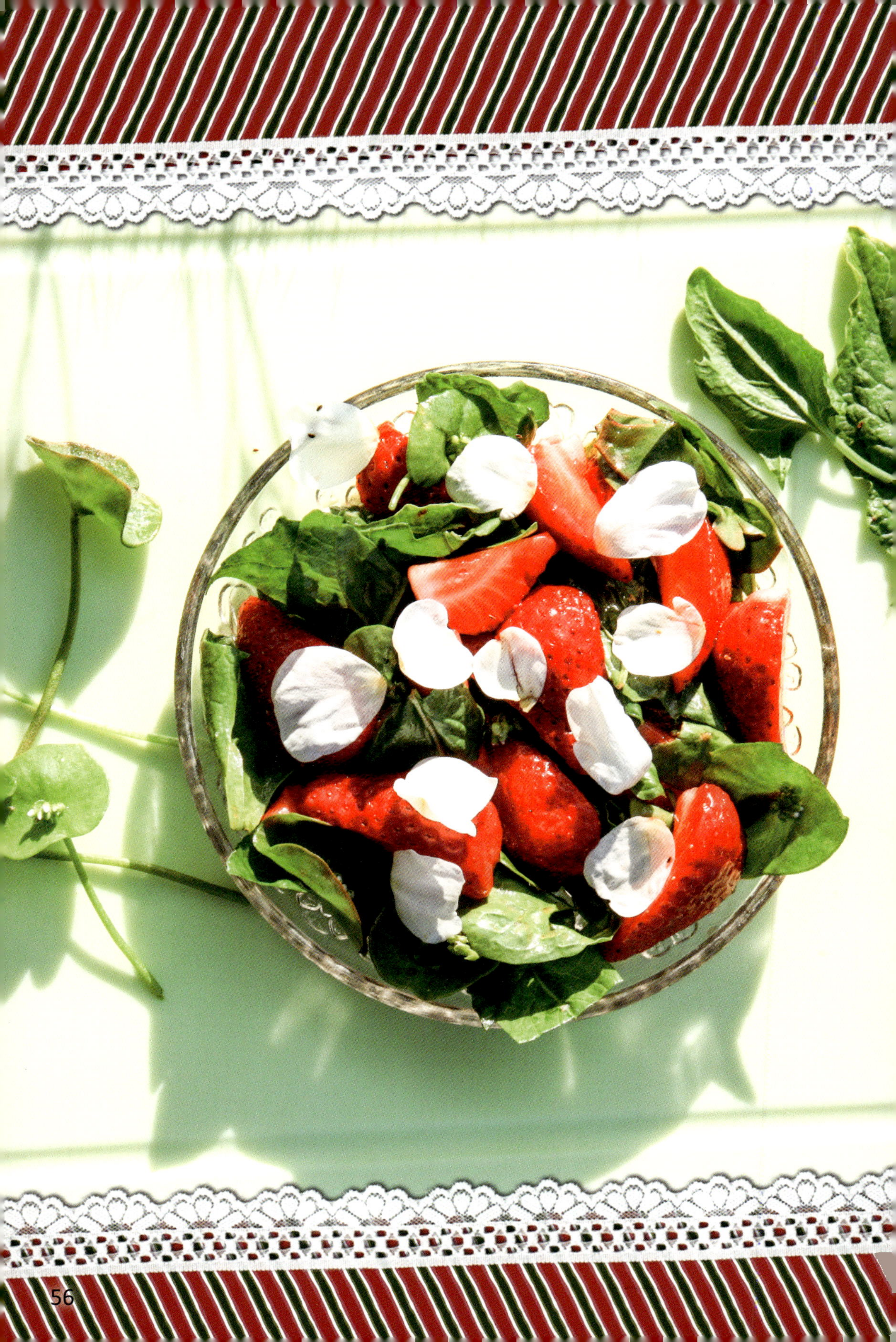

# Spinat-Salat mit Erdbeeren

*Wenn im späten Frühling die ersten Erdbeeren oder Walderdbeeren gereift sind und im Garten der Spinat kräftig wächst, ist dieser Salat eine köstliche Abwechslung.*

**Zutaten:**
Ca. 250 Gramm frischer Spinat (alternativ: Winterportulak)
2 Hände voll Erdbeeren oder Walderdbeeren
Saft von ½ Zitrone
1 Esslöffel Mandelöl
1 Esslöffel Agavendicksaft
2 Prisen Salz
1 Handvoll Blütenblätter der Heckenrose (wenn vorhanden)

**Zubereitung:**
Den Spinat von harten Stängeln befreien, gründlich waschen, abtropfen lassen und in eine große Schüssel geben. Die Erdbeeren waschen, die grünen Fruchtblätter entfernen, große Beeren in der Mitte zerschneiden, zu den Spinatblättern geben. Aus Zitronensaft, Agavendicksaft, Mandelöl und dem Salz eine Soße zubereiten und vorsichtig unter Blätter und Beeren rühren. Den fertigen Salat auf Portionsteller verteilen und jede Portion mit gründlich gewaschenen Rosenblütenblättern garnieren, die mit verspeist werden können.

*Für 4 Personen*

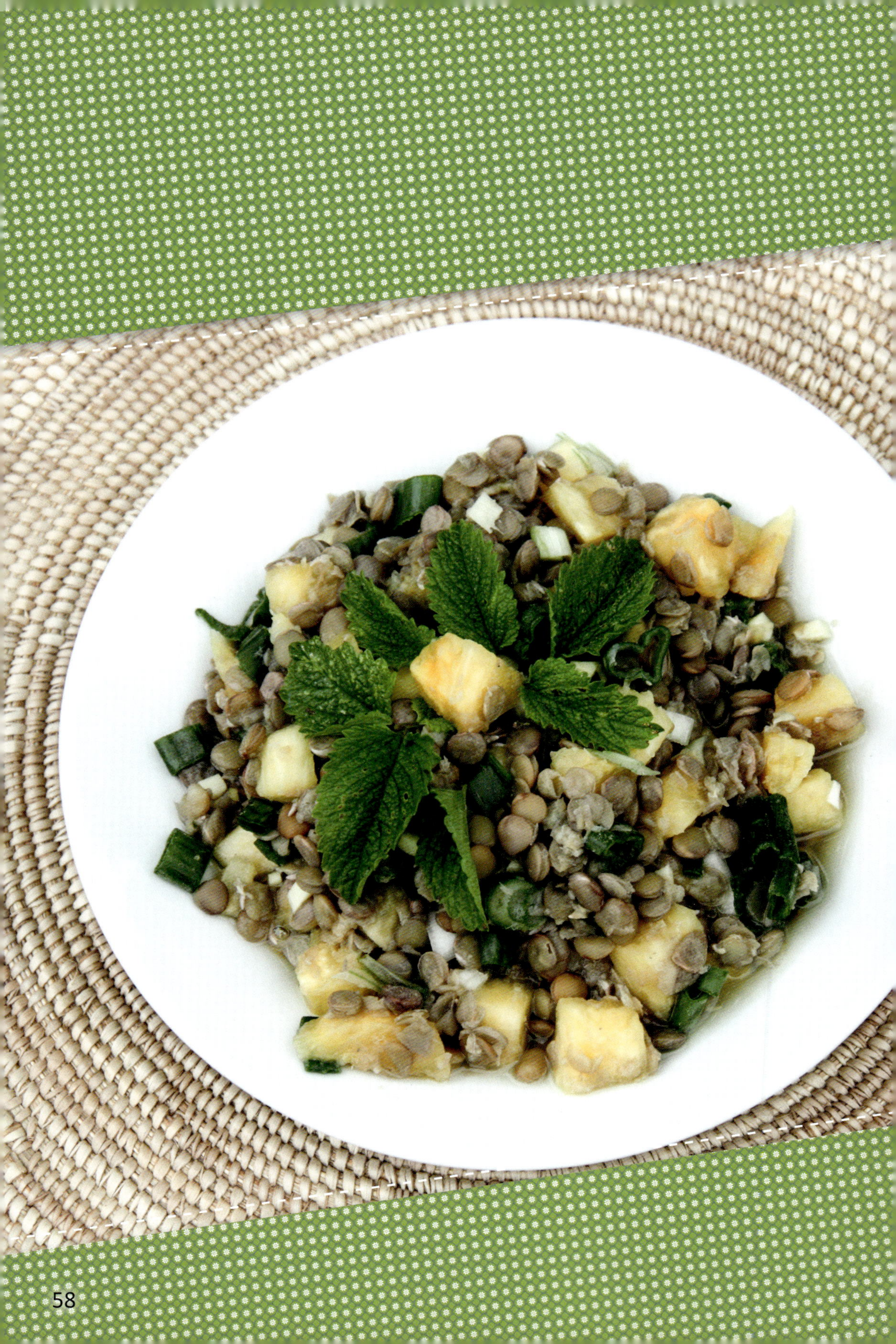

# Linsen-Salat mit Frühlingszwiebeln

**Zutaten:**
3 große Tassen mit bissfest gekochten Linsen
½ Ananas
2 Frühlingszwiebeln
ein kleines Stück frischer Ingwer
einige Blättchen Zitronenmelisse
ein ganz kleines Stück Chili (alternativ: 1 Prise Cayennepfeffer)
1 Esslöffel Nussöl
2 Teelöffel Limettensaft
3 Prisen Salz

**Zubereitung:**
Die abgekühlten Linsen in eine große Schüssel geben. Den geschälten und klein geschnittenen Ingwer sowie die sehr klein geschnittene Chili und das Salz darunter rühren. Die Frühlingszwiebeln reinigen, in kleine Ringe schneiden und hinzufügen. Die halbe Ananasfrucht zerteilen, schälen und in Würfel schneiden, zu den Linsen geben und mit dem Nussöl daruntermischen. Mit den Blättchen der Zitronenmelisse verzieren.

*Für 4 Personen*

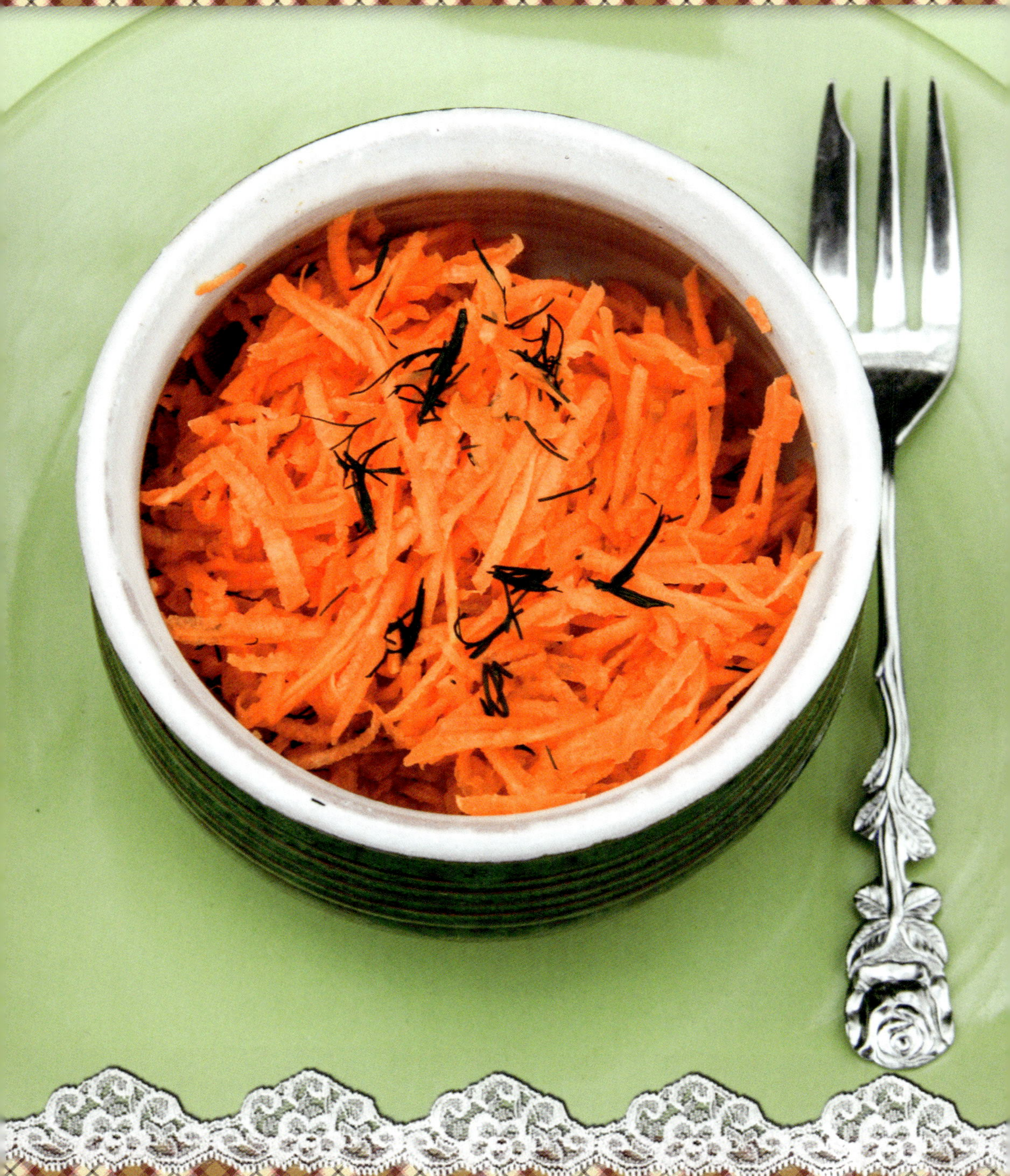

# Herzhafte Möhrenrohkost

**Zutaten:**
ca. 4 große Möhren
1 ½ Esslöffel Apfelessig
1 Esslöffel Rapsöl
½ Teelöffel Salz
1 Esslöffel frischer oder eingefrosteter gehackter Dill

**Zubereitung:**
Die Möhren waschen, putzen und fein raspeln. Essig, Rapsöl und Salz unterrühren. Zuletzt den Dill dazugeben.

**Hinweis:**
Statt Dill kann auch frischer oder eingefrosteter Rosmarin verwendet werden.

*Für 4 Personen*

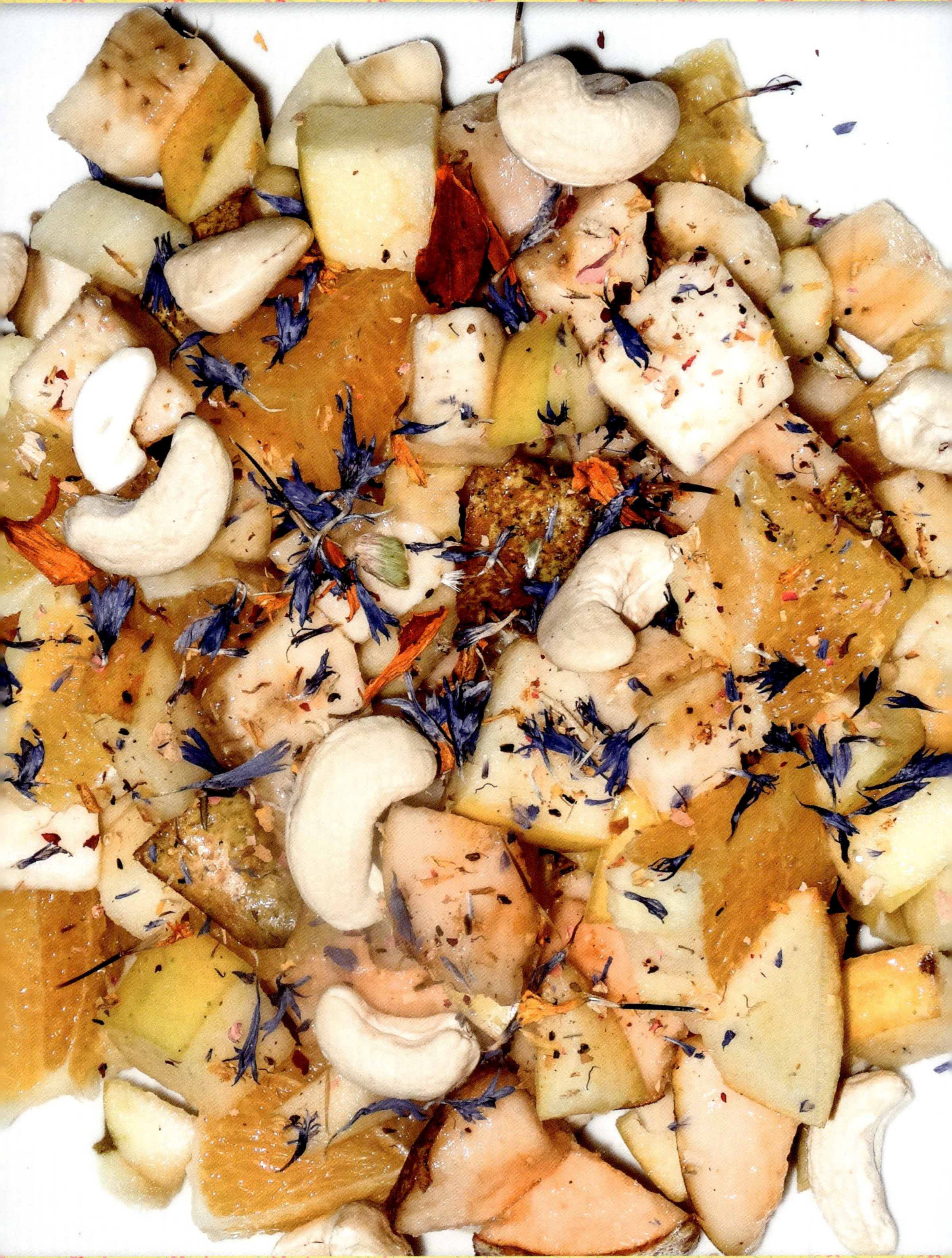

# Blumiger Obst-Salat

**Variante 1:**

**Zutaten:**

1 Banane
3 weiche Kiwis
1 Apfelsine
¼ Ananas
1 Granatapfel
Getrocknete Blüten von Kornblume oder Ringelrose (alternativ: Gewürz „Flower Power", in Reformhäusern und Bio-Läden erhältlich)

**Zubereitung:**

Die Apfelsine vor und nach dem Schälen waschen, in kleine Stücke schneiden und in eine große Schüssel geben. Ebenso mit der Ananas, den Kiwis und den Bananen verfahren und alles vorsichtig vermischen. Den Granatapfel aufschneiden, die kleinen Beeren herausnehmen und über den Salat streuen. Zuletzt einige getrocknete Blüten von Kornblumen oder Ringelrosen oder alternativ das blumig schmeckende Gewürz „Flower Power" darüber streuen.

**Variante 2:**

**Zutaten:**

1 Mango
1 Papaya
2 Maracuja (Passionsfrüchte)
getrocknete Blüten (siehe Variante 1)

**Variante 3:**

**Zutaten:**

1 großer reifer Apfel
2 Birnen
1 Banane
2 Kiwis
1 große saftige Apfelsine

**Zubereitung 2:**

Mango und Papaya nach gründlichem Waschen schälen und in Stücke schneiden, alles in eine große Schüssel geben. Die Passionsfrüchte aufschneiden und das Fruchtfleisch mit einem kleinen Löffel ausheben und untermischen. Zuletzt mit den Blüten bestreuen.

**Zubereitung 3:**

Alle Früchte gründlich waschen, schälen und entkernen, in kleine Stücke schneiden und in einer großen Schüssel vermischen. Nach Belieben ebenso mit Blüten bestreuen.

**Hinweis:**

Manche lieben es, ein wenig kalte Vanillesoße über den Obst-Salat zu gießen. Auch klein gehackte Nüsse oder Ölsamen bereichern den Obst-Salat. Die Zutaten sind nach Geschmack variierbar.

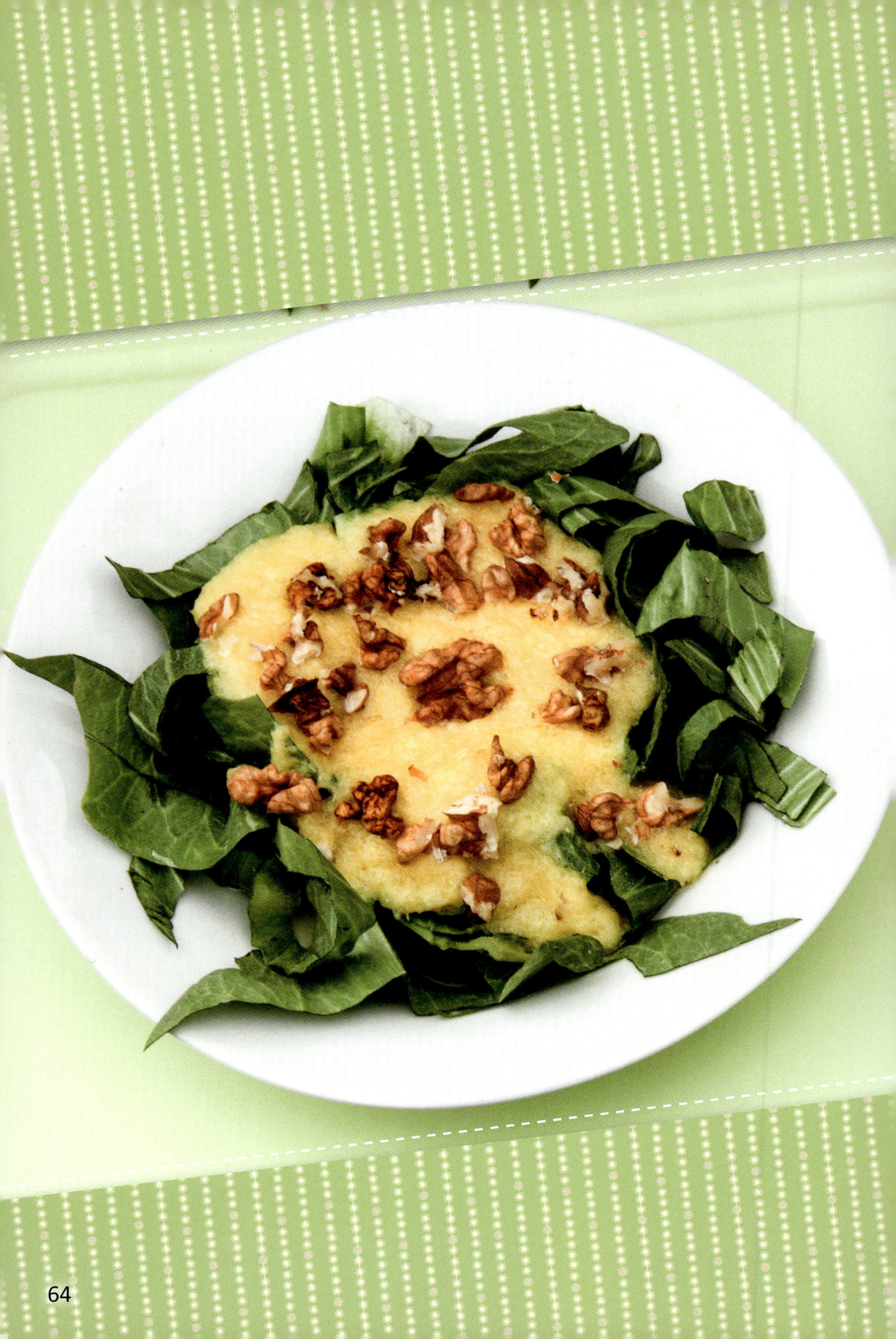

# Blatt-Salat mit Ananas-Soße

**Zutaten:**
2 Kopfsalate (alternativ: Pflücksalat oder anderer Blattsalat in gleicher Menge)
1 Ananas
1 Esslöffel Zitronensaft
1 Esslöffel Walnussöl
1 Handvoll etwas zerkleinerte Walnüsse

**Zubereitung:**
Den Salat gründlich waschen, die Blätter etwas zerkleinern und in eine große Schüssel legen. Die Ananas schälen und mit dem Messer der Küchenmaschine pürieren, das Walnussöl und den Zitronensaft hinzufügen und noch einmal kräftig verrühren. Die Salatblätter auf Teller verteilen, auf jede Portion etwas von der Ananas-Soße darüber gießen und mit einigen Walnüssen bestreuen.

**Hinweis:**
Eine Alternative zum Blattsalat bieten Chicorée oder Chinakohl.

*Für 4 Personen*

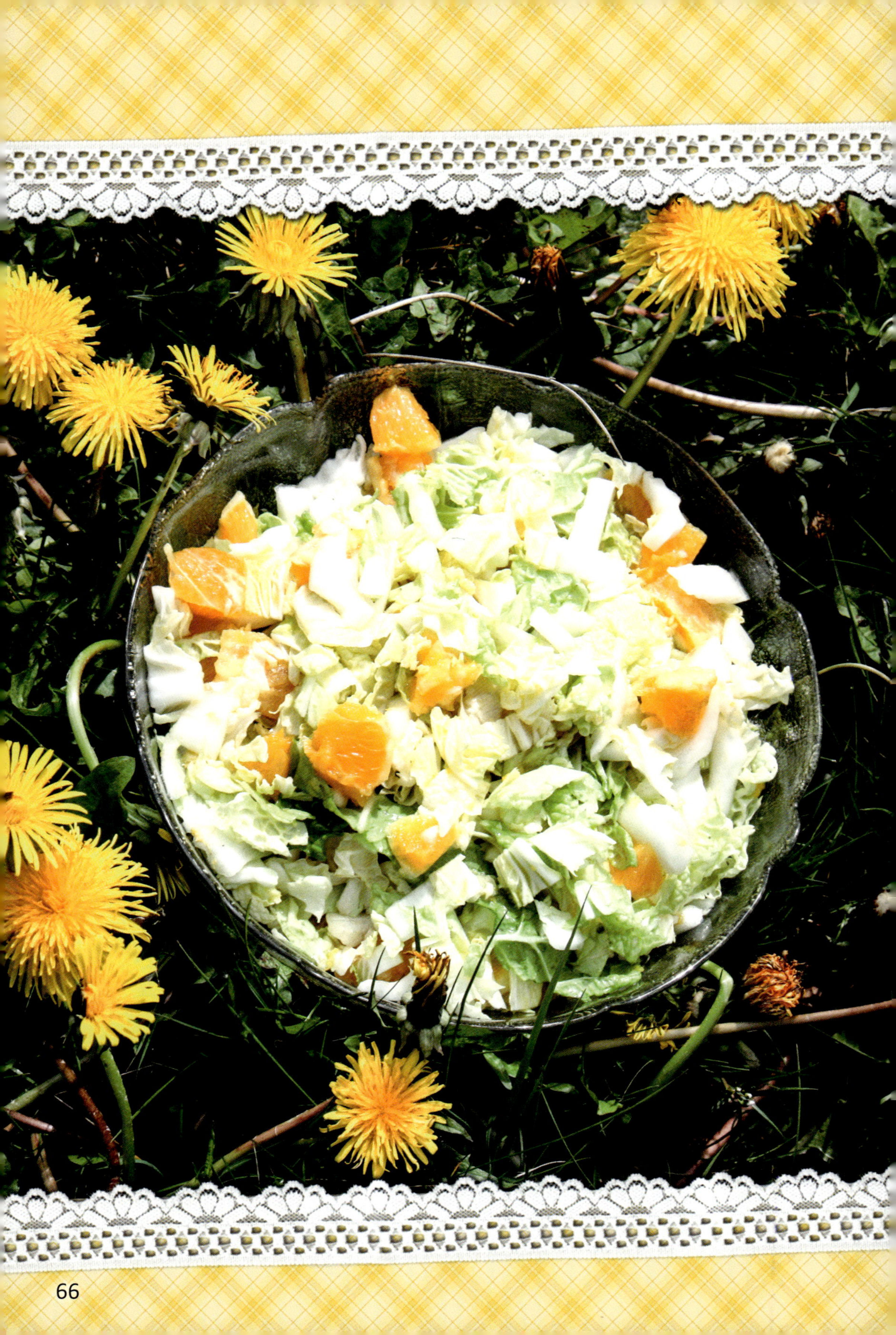

# Fruchtiger Chinakohl-Salat

*Im zeitigen Frühjahr gibt es sehr leckeren Chinakohl. Wer einen eigenen Garten hat: Unter dem Schnee hält sich Chinakohl wunderbar und kann den ganzen Winter über bis in den zeitigen Frühling geerntet werden.*

**Zutaten:**
1 kleiner oder ½ großer Chinakohl
2 weiche Apfelsinen
Saft von 1 Zitrone
1 Esslöffel Mandelöl
1 Esslöffel Agavendicksaft (alternativ: Ahornsirup)
3 Prisen Salz
2 Hände voll etwas zerkleinerter Haselnüsse oder Cashewnüsse

**Zubereitung:**
Den Chinakohl waschen, in Streifen schneiden und in eine große Schüssel geben. Die Apfelsinen vor und nach dem Schälen waschen, in kleine Stücke schneiden und zu dem Chinakohl geben. Aus Zitronensaft, Agavendicksaft bzw. Ahornsirup, Mandelöl und Salz eine Soße zubereiten und unter den Salat geben. Jede Portion mit etwas zerkleinerten Nüssen bestreuen.

*Für 4 Personen*

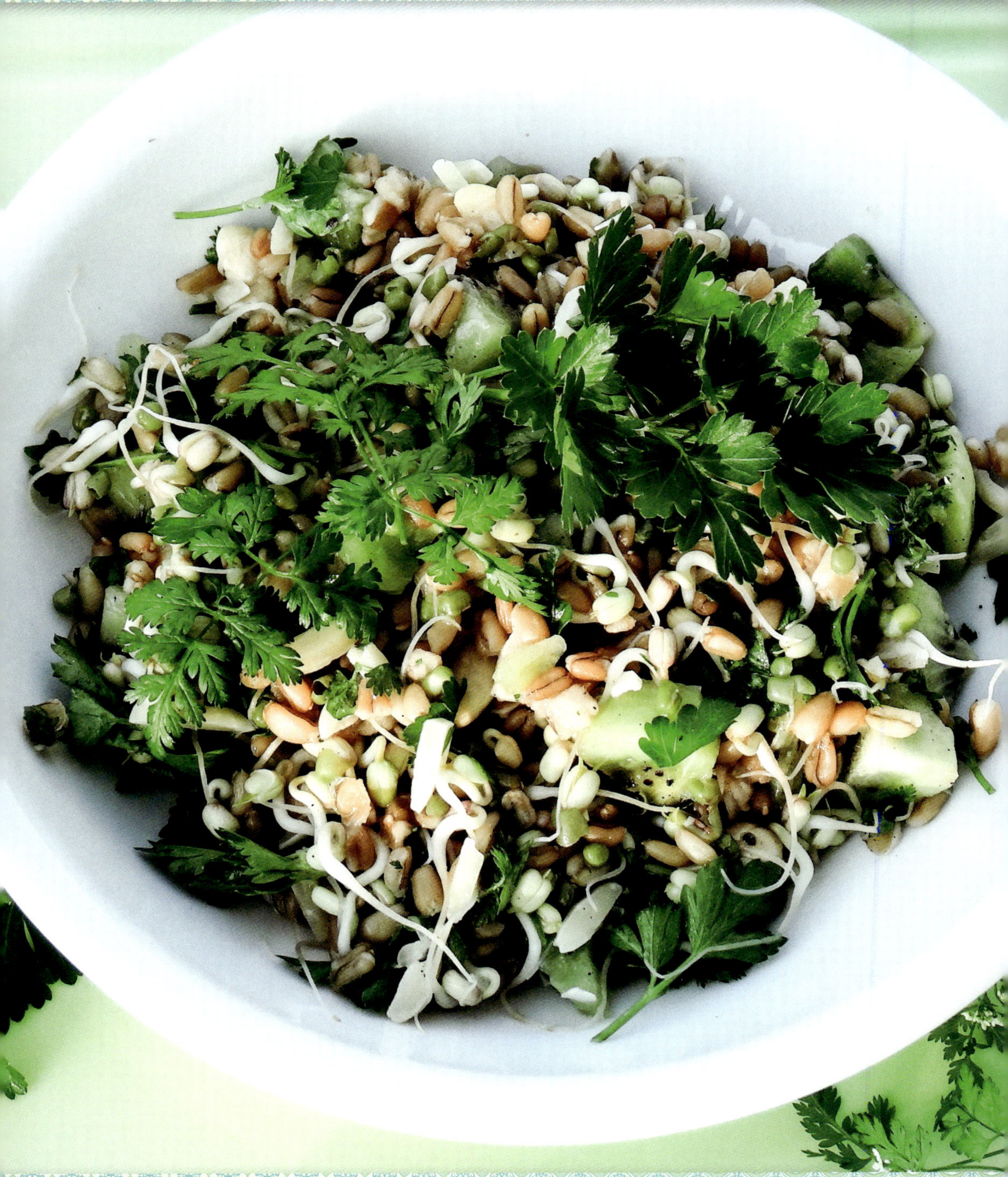

# Getreide-Salat

**Zutaten:**
4 Tassen Getreidekörner (Gerste, Kamut, Grünkern oder Dinkel)
4 Tassen gekeimte Mungbohnen
1 Handvoll etwas zerkleinerter Nüsse (Cashew oder Erdnüsse) und/oder Mandelstücke
4 Esslöffel frische gehackte Kräuter (Petersilie, Kerbel, o.ä.)
4 Kiwis
2 Esslöffel Zitronensaft
1 Esslöffel Nussöl (alternativ: Mandelöl)
¼ Teelöffel Salz
2 Prisen Pfeffer
Petersilien- und Kerbelblättchen (wenn vorhanden)

**Zubereitung:**
Getreidekörner in Salzwasser kochen und abkühlen lassen, dann in eine Schüssel geben. Zitronensaft, Salz und Öl hineinrühren. Nüsse und Kräuter hinzufügen und vermischen. Die Kiwis waschen, schälen, in kleine Stückchen schneiden und ebenfalls untermischen. Zuletzt vorsichtig die Mungbohnen hinzufügen. Mit Petersilien- und Kerbelblättchen verzieren. Die Zugabe der Kräuter kann nach Herzenslust variieren.

**Hinweis:**
Als Beilage kann man gebratenen Tofu (Bohnenquark) und frisches Gemüse oder einen frischen Blatt-Salat reichen. Eine Alternative zu den gekeimten Mungbohnen bieten Sojasprossen.

*Für 4 Personen*

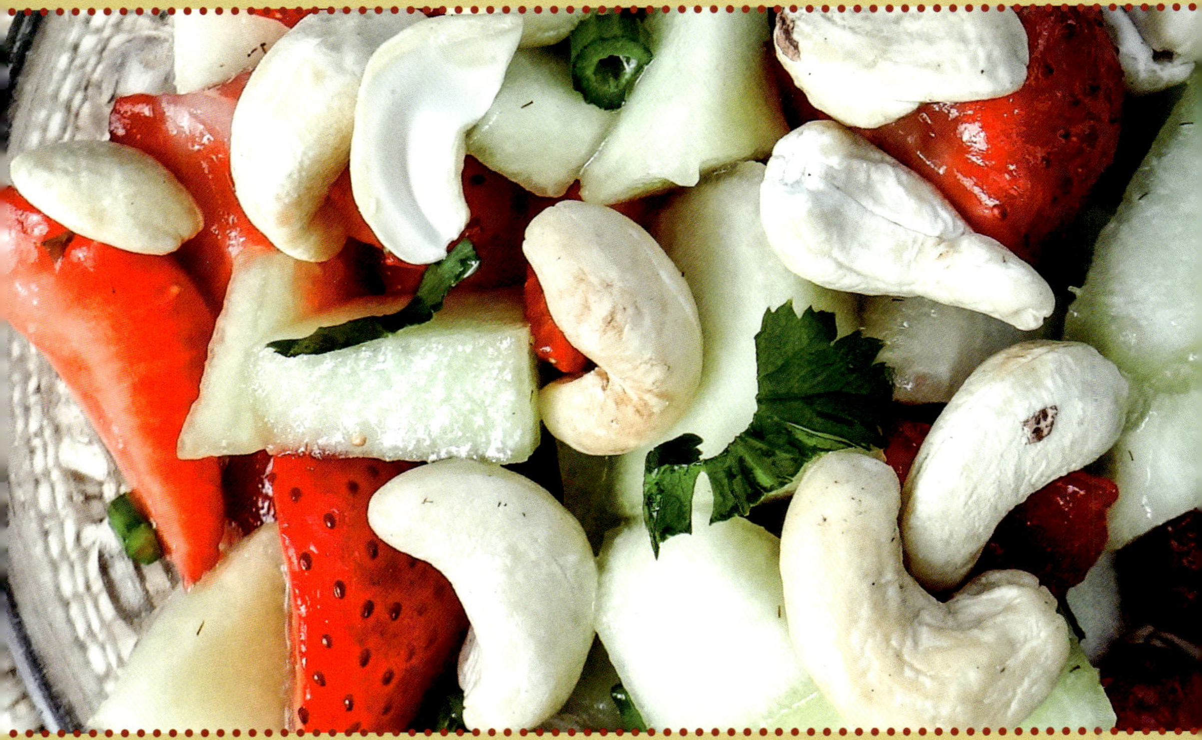

# Sommer

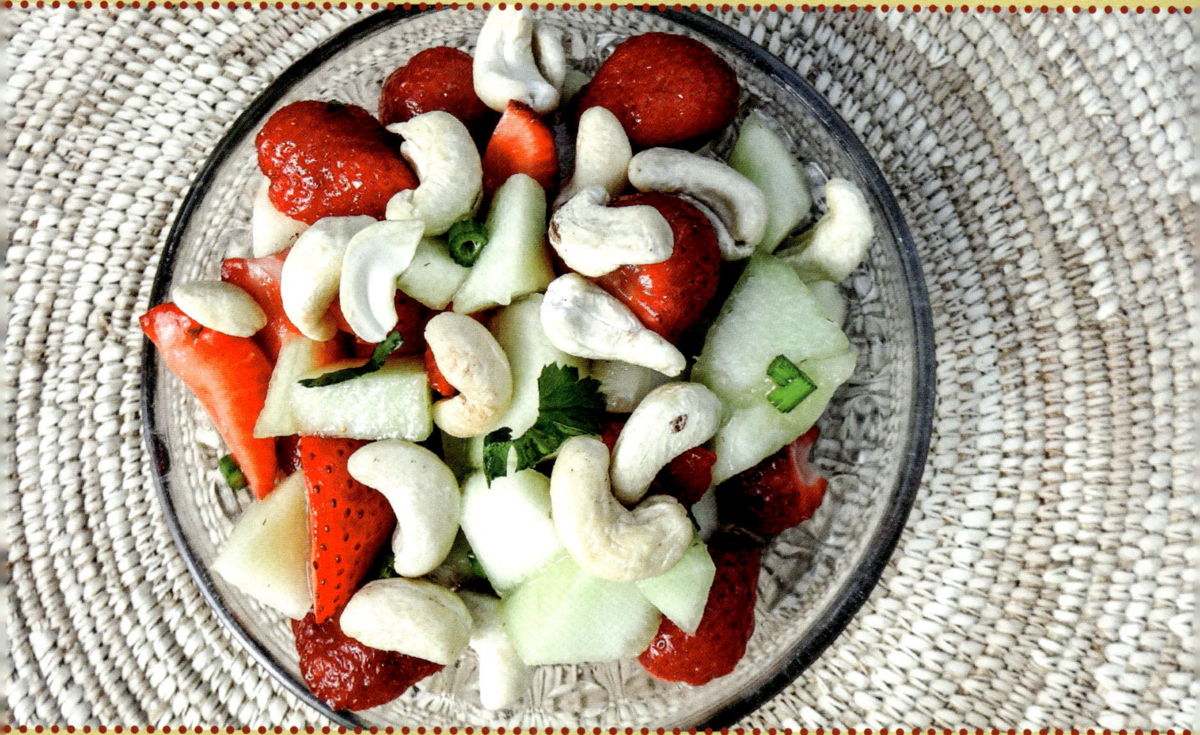

Der Weizen wächset mit Gewalt,
darüber jauchzet jung und alt
und rühmt die große Güte
des, der so überfließend labt
und mit so manchem Gut begabt
das menschliche Gemüte,
das menschliche Gemüte.

*Aus dem Lied „Geh aus, mein Herz und suche Freud" von Paul Gerhard (1607-1676)*

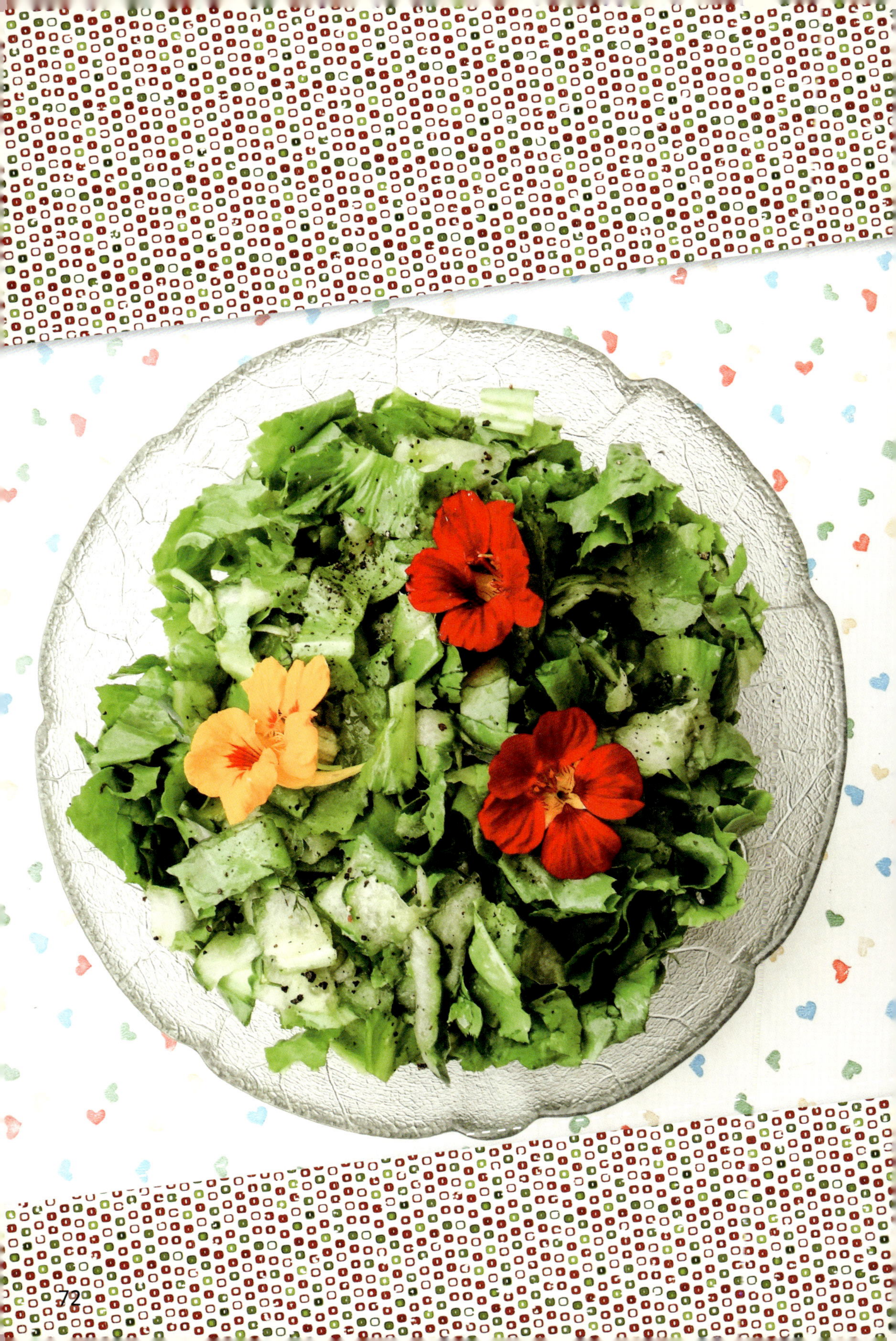

# Endivien-Gurken-Salat

**Zutaten:**
1 Salatgurke
ca. 10 große Endivienblätter oder Blätter eines anderen festen Salates (z. B. Batavia)
etwas Dill
1 Esslöffel Kräuter- oder Apfelessig
1 Esslöffel Rapsöl
Zitronenpfeffer
1 Teelöffel Ahornsirup (alternativ: Agavendicksaft)
½ Teelöffel Salz

**Zubereitung:**
Die Gurke in dünne Scheiben und die Salatblätter in Streifen schneiden. Beides miteinander vermengen. Salatsoße aus dem Dill und den restlichen Zutaten herstellen und mit dem Salat vermengen.

**Hinweis:**
Angerichteten Salat möglichst schnell verzehren.

*Für 4 Personen*

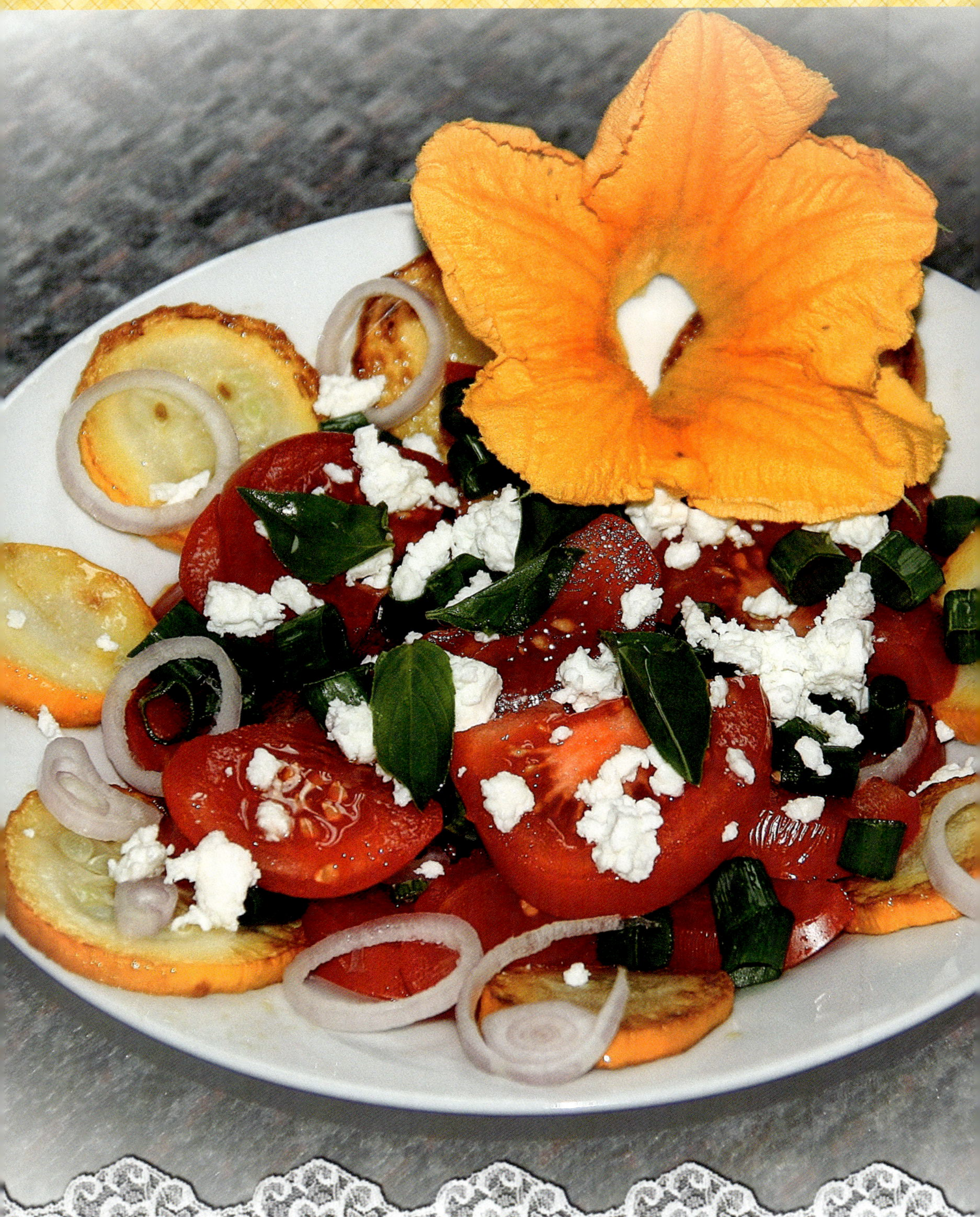

# Zucchini-Tomaten-Salat

**Zutaten:**
1 junge grüne oder gelbe Zucchini
6 Tomaten
2 Lauchzwiebeln
Basilikum
Olivenöl
Balsamico-Schaum
ein kleines Stück Schafskäse
Salz
evtl. 1 Zucchiniblüte
Basilikumblättchen

**Zubereitung:**
Die Zucchini in dünne Scheiben schneiden und in einer Pfanne in wenig Olivenöl kurz anbraten, so dass sie noch bissfest ist, danach abkühlen lassen. Die Tomaten und die Lauchzwiebeln schneiden. Auf Salattellern die Zucchini-Scheiben, die Tomaten und Lauchzwiebeln anrichten, mit etwas Salz bestreuen und ein wenig Schafskäse auf jeder Portion zerkrümeln. Zuletzt ein wenig Olivenöl und Balsamico-Schaum darüber geben und mit den Basilikumblättchen garnieren. Die Kreation mit einer Zucchiniblüte schmücken.

*Für 4 Personen*

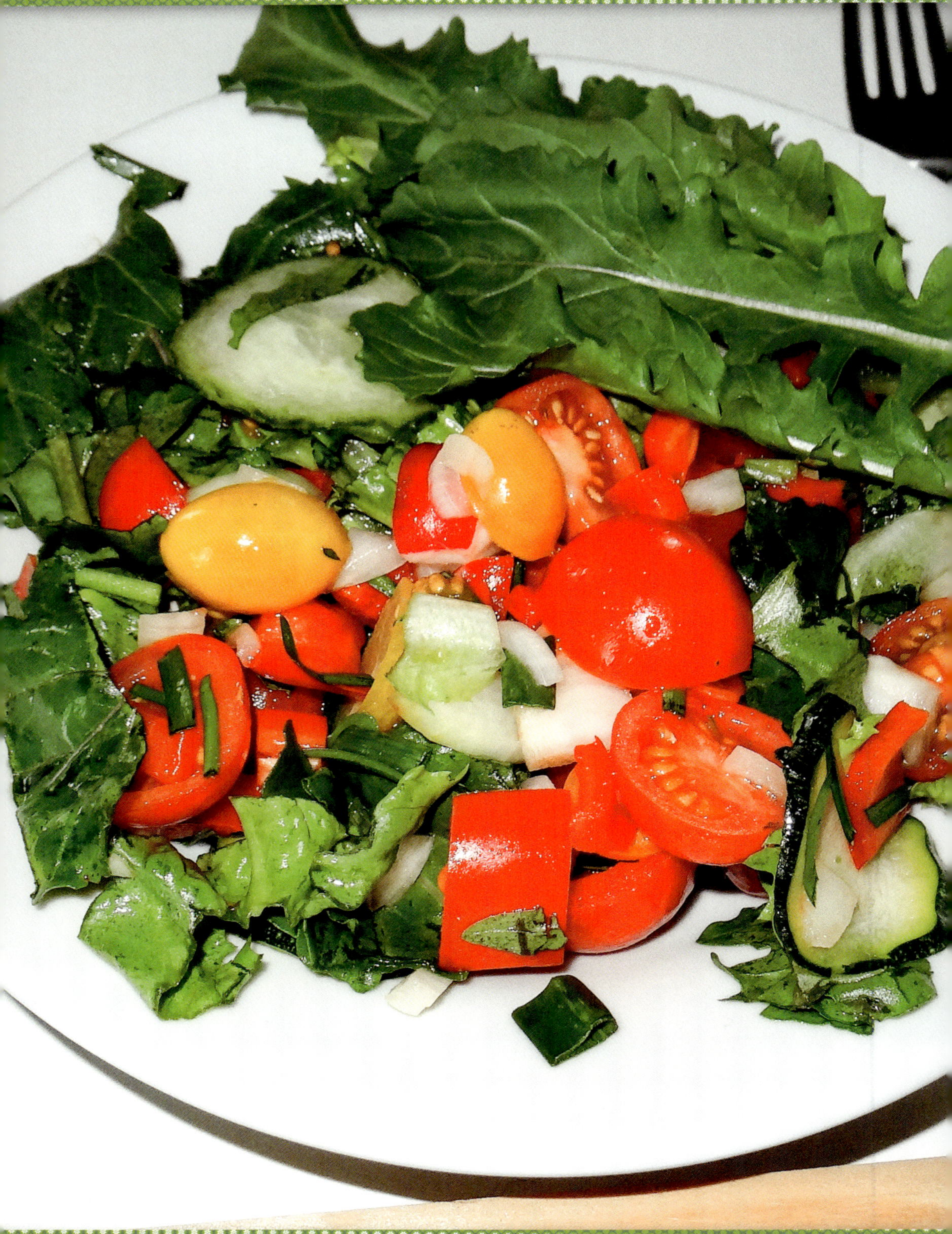

# Bunter Sommer-Salat

**Zutaten:**
1 kleine Gurke
2 Paprikaschoten
1 junge Zucchini
2 Lauchzwiebeln
4 Tomaten
3 Radieschen
einige Blätter festen Blattsalates (z. B. Endivie)
Dill
Basilikum
Knolau (Lauchgewächs, ähnlich dem Schnittlauch)
1 Handvoll Rucola-Blätter
Pflanzenöl
2 Esslöffel Balsamico
½ Teelöffel Salz
2 Prisen Pfeffer
evtl. etwas Schafskäse

**Zubereitung:**
Zucchini in ganz dünne Scheiben raspeln. Gurke, Lauchzwiebeln, Radieschen, Paprika und Blattsalat klein schneiden und gemeinsam mit der geraspelten Zucchini in einer Schüssel vermischen. Erst danach die Tomaten in Scheiben schneiden und untermischen. Dill, Basilikum und Knolau ganz klein schneiden und mit Öl, Essig, Salz und Pfeffer vermengen. Diese Salatsoße vorsichtig unter den Salat heben, die Rucola-Blätter darauf verteilen und zuletzt evtl. alles mit etwas Schafskäse bestreuen.

**Hinweis:**
Junge Spinat- oder Babyleaf-Blättchen ergänzen bei Bedarf diese Sommer-Salat-Kreation. Etwas Mais darüber gestreut, macht den Salat noch etwas kalorienreicher und somit zu einer leichten Hauptmahlzeit.

*Für 4 Personen*

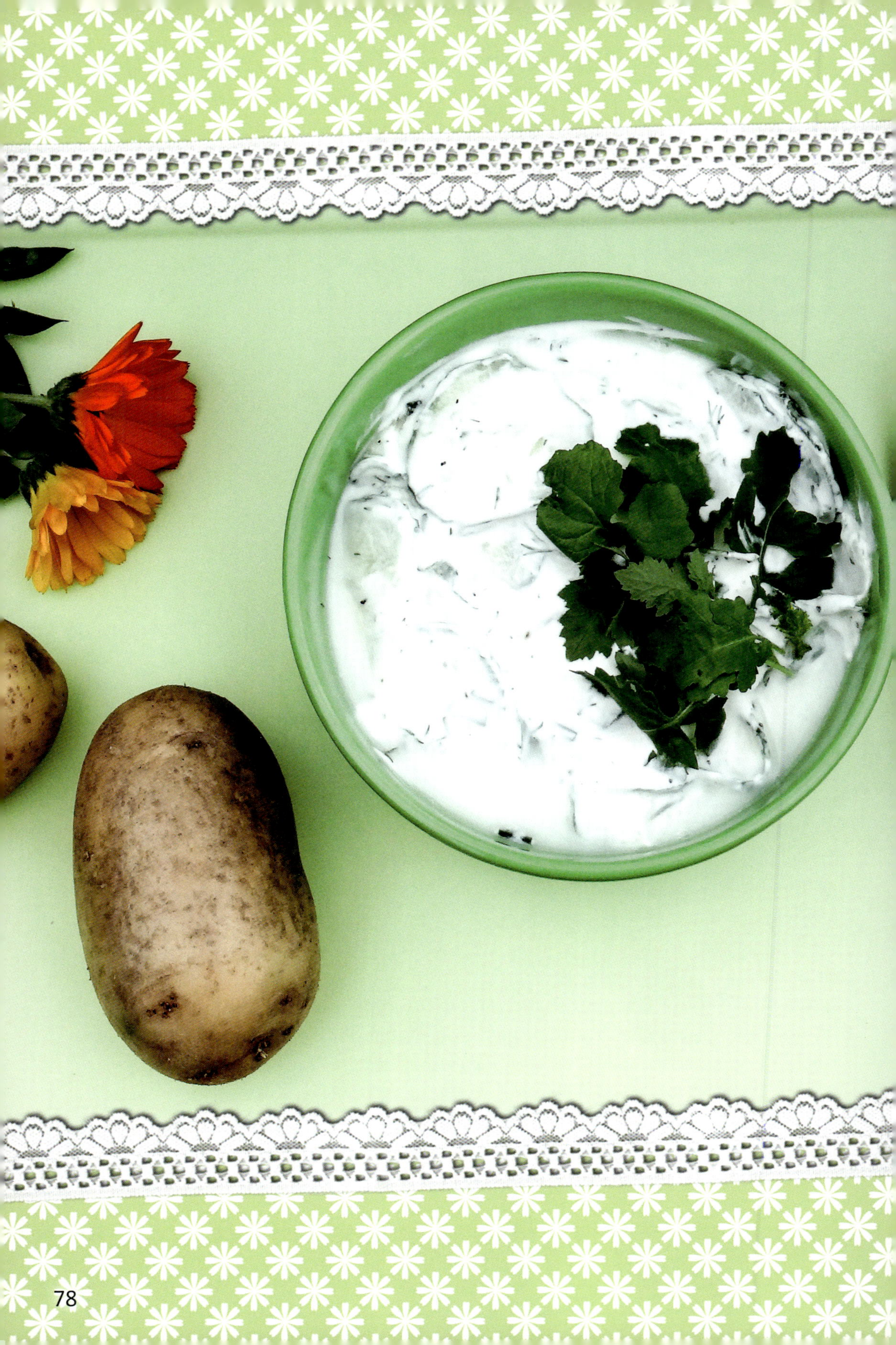

# Gurken-Joghurt-Salat

**Zutaten:**
2 Gurken
2 kleine Becher Joghurt (alternativ: ½ l Buttermilch)
Dill
Schnittlauch
½ Teelöffel Salz
Pfeffer oder Zitronenpfeffer
evtl. einige Blättchen Senf

**Zubereitung:**
Die Gurken in dünne Scheiben hobeln oder grob raspeln. Die Kräuter und Gewürze mit dem Joghurt bzw. der Buttermilch verrühren und unter die Gurken mischen. Nach Belieben mit einigen Senfblättchen garnieren.

**Hinweis:**
Werden dazu Pellkartoffeln serviert, ist dieser Salat besonders schmackhaft und wird zum Hauptgericht.

*Für 4 Personen*

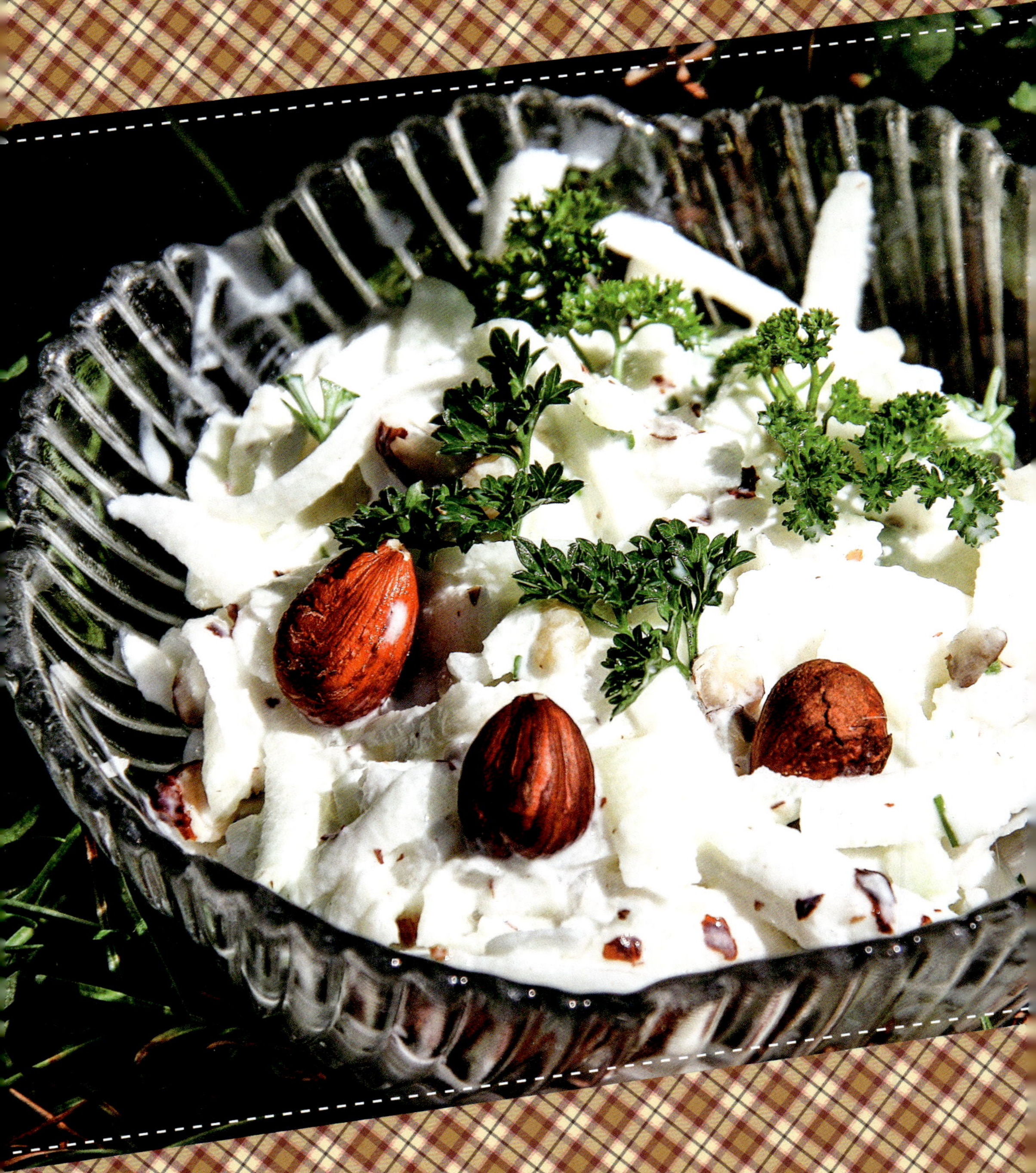

# Kohlrabi-Haselnuss-Salat

**Zutaten:**
2 Kohlrabis
2 Esslöffel gehackte Haselnüsse
2 Esslöffel klein geschnittene Petersilie
1 kleiner Becher Saure Sahne (alternativ: fettiger Joghurt)
½ Teelöffel Salz

**Zubereitung:**
Kohlrabi schälen und grob raspeln. Mit Salz, Saurer Sahne bzw. Joghurt, Petersilie und Haselnüssen vermischen. Nach Belieben mit Petersilie garnieren.

*Für 4 Personen*

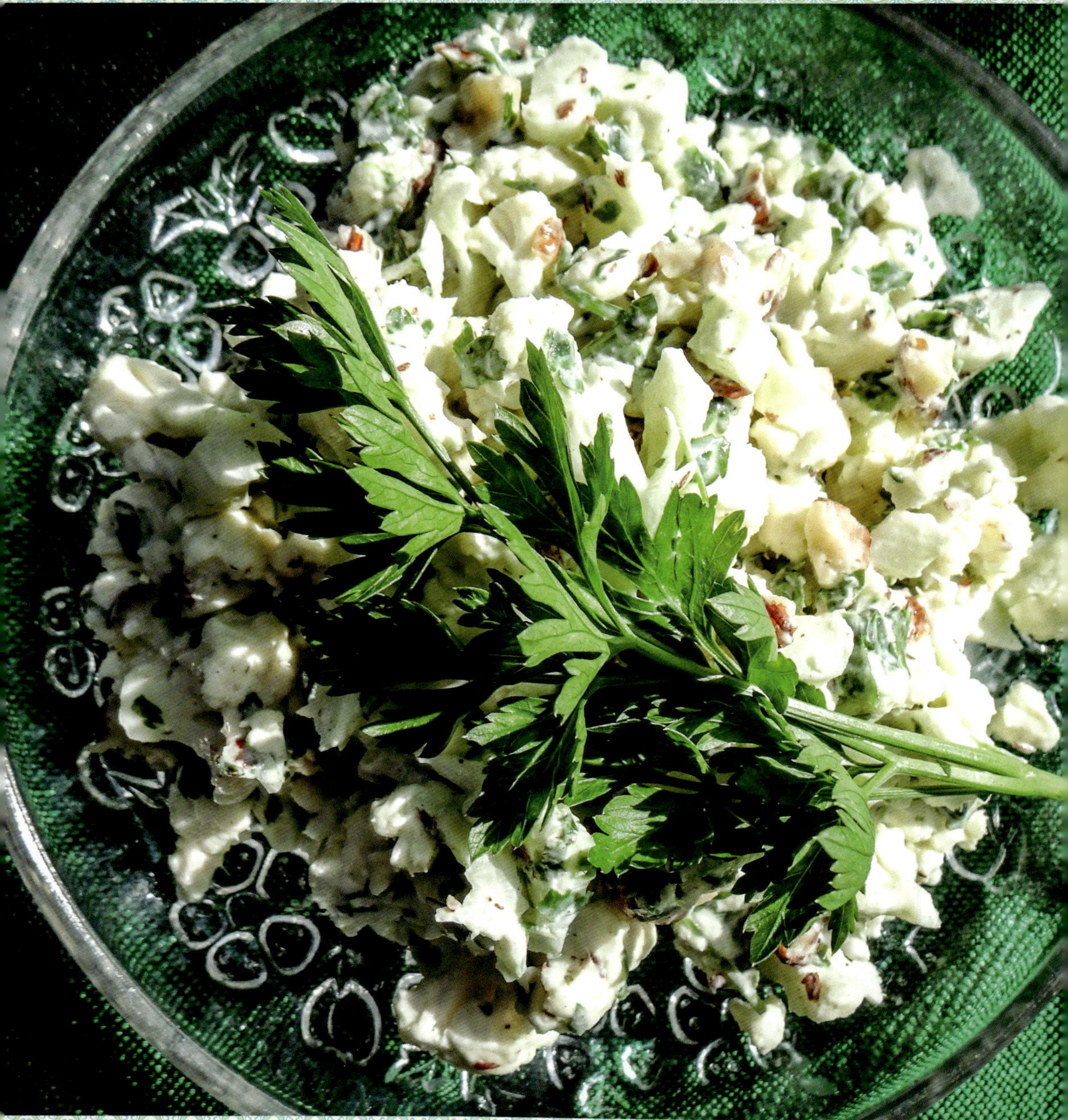

# Roher Blumenkohl-Salat

**Zutaten:**
1 kleiner Blumenkohl
1 Bund Petersilie
Saft einer kleinen Zitrone
1 Becher Schlagsahne
½ Teelöffel Salz
4 Prisen geriebene Muskatnuss
½ Tasse gehackter Haselnüsse

**Zubereitung:**
Den Blumenkohl in möglichst kleine Stücke schneiden, den Strunk raspeln. Die Petersilie hacken. Zitronensaft, Muskatnuss, Salz und die ungeschlagene Schlagsahne dazugeben. Zuletzt die Haselnüsse unterrühren. Mit Petersilie garnieren.

**Hinweis:**
Anstelle von Blumenkohl kann auch Brokkoli verwendet werden. Statt Sahne kann auch Saure Sahne Verwendung finden, dementsprechend weniger Zitronensaft.

*Für 4 Personen*

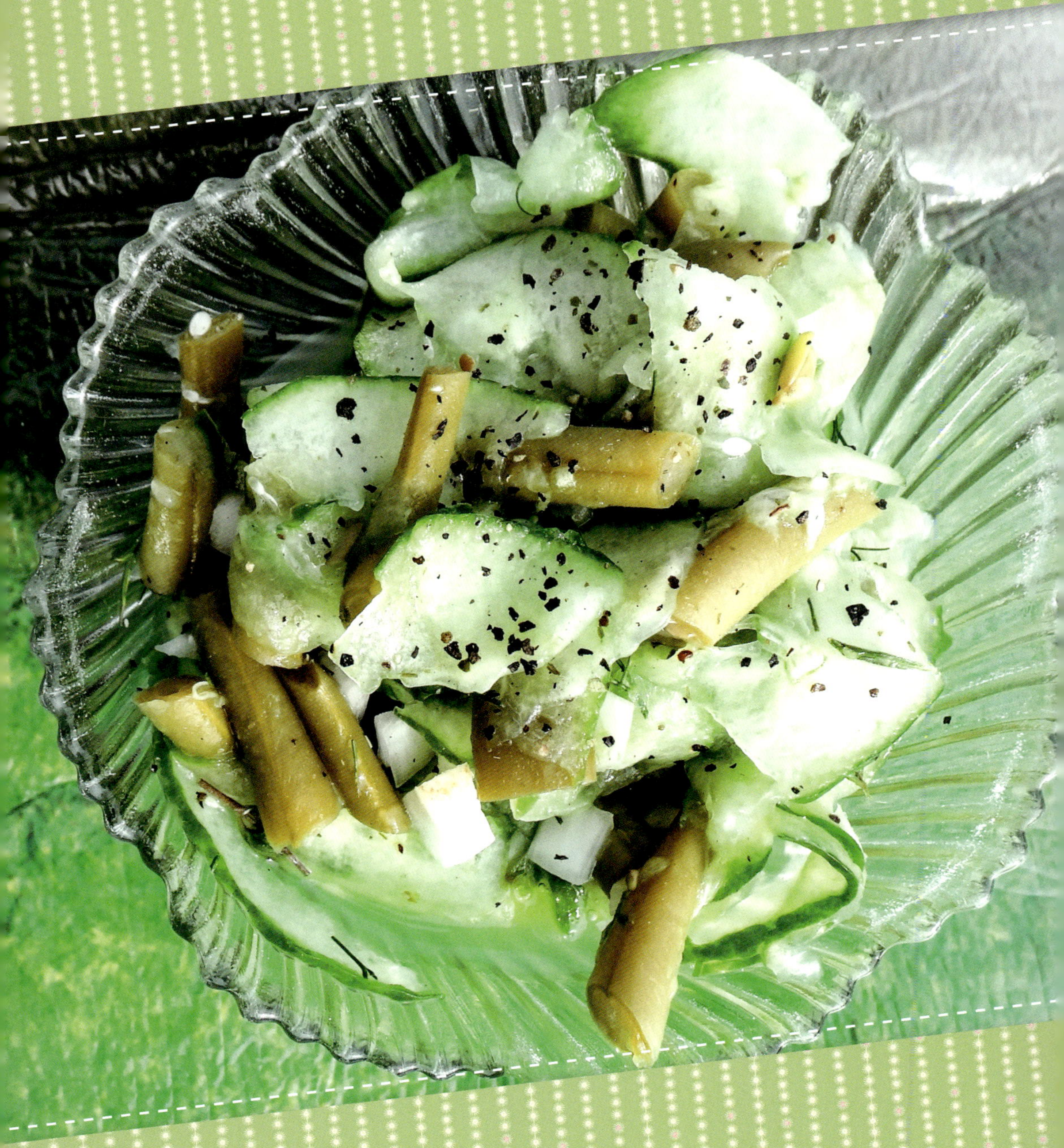

# Bohnen-Gurken-Salat

**Zutaten:**
1 Pfund grüne Bohnen
1 große Gurke
1 kleine Zwiebel
3 Stängel Bohnenkraut
3 kleine Zweige Dill
1 Esslöffel Kräuter- oder Apfelessig
1 Esslöffel Rapsöl
2 Teelöffel Salz
2 Messerspitzen Pfeffer
½ Teelöffel brauner Zucker

**Zubereitung:**
Bohnen waschen und in kleine Stücke schneiden. Mit Wasser bedeckt, zusammen mit 1 Teelöffel Salz und 2 Stängel Bohnenkraut weich kochen. Nach dem Erkalten das Wasser abgießen. Gurke in dünne Scheiben hobeln. Zwiebel klein schneiden. Die Bohnen, die Blättchen vom letzten Stängel Bohnenkraut, den klein geschnittenen Dill, 1 Teelöffel Salz, den Zucker, das Öl und den Essig dazu geben. Alles gründlich vermischen und vor dem Verzehr noch wenigstens 1 Stunde durchziehen lassen.

*Für 4 Personen*

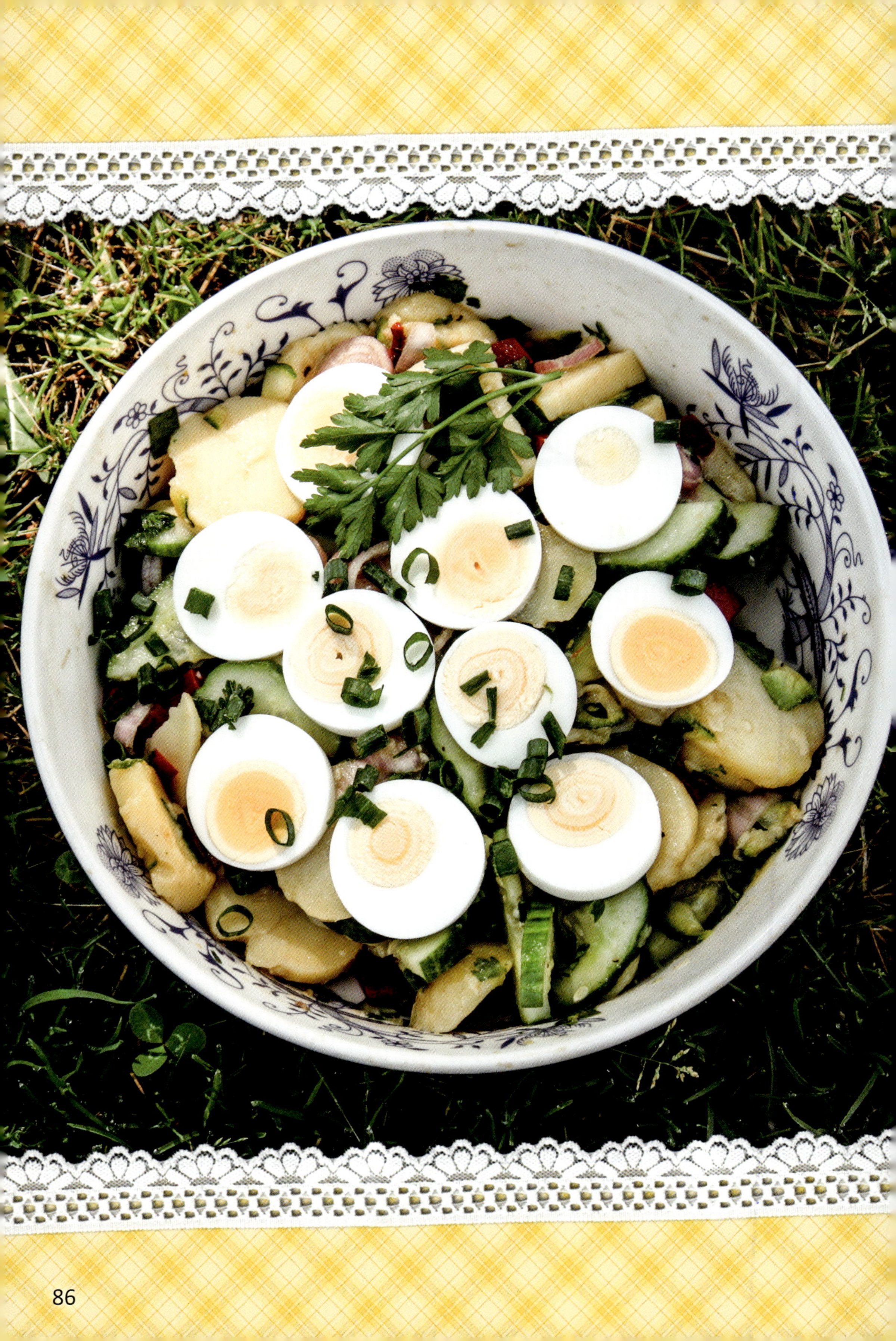

# Sommerlicher Kartoffel-Salat

*Dieser Salat ist eine Hauptmahlzeit.*

**Zutaten:**
5 bis 6 Pellkartoffeln vom Vortag
1 Gurke
1 rote Paprikaschote
2 Lauchzwiebeln
klein gehackte Petersilie
ein wenig Peperoni-Schote (ganz klein geschnitten)
1 Teelöffel Salz
1 Esslöffel Kräuter- oder Apfelessig
1 Esslöffel Rapsöl
1 Teelöffel Agavendicksaft
2 hartgekochte Eier

**Zubereitung:**
Die Kartoffeln schälen und in Scheiben schneiden. Die Gurke in dünne Scheiben und die Paprikaschote in Stücke schneiden. Die Lauchzwiebeln nach dem Waschen ebenfalls in kleine Scheibchen bzw. Röhren schneiden. Alles gut mischen. Aus Öl, Essig, Salz, Agavendicksaft, Peperoni und Petersilie eine Marinade herstellen und unter den Salat mischen. Zuletzt mit den in Scheiben geschnittenen Eiern und etwas Petersilie garnieren. Mindestens 1 Stunde durchziehen lassen.

*Für 4 Personen*

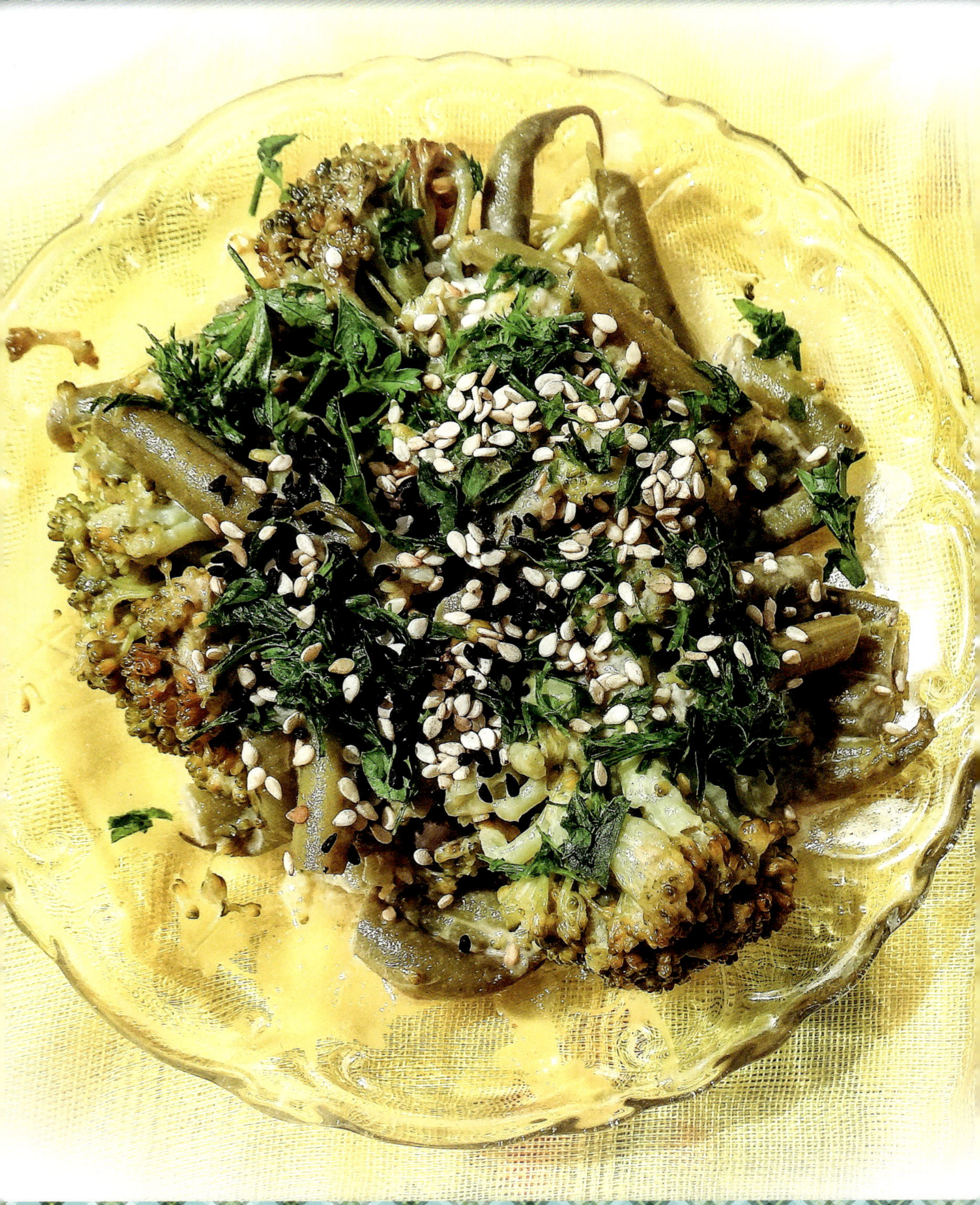

# Bohnen-Brokkoli-Salat

**Zutaten:**
200 Gramm grüne Bohnen
1 Brokkoli
einige Blätter glatte Petersilie und/oder frischer Koriander
2 Stängel Bohnenkraut
1 Teelöffel Salz
2 Esslöffel Schwarzkümmel oder Sesamsaat
2 Esslöffel Tahina (Sesampaste)
1 Esslöffel Sesamöl
1 Esslöffel Apfelessig
1 Teelöffel Honig
2 Prisen (weißer) Pfeffer

**Zubereitung:**
Die Bohnen in Stücke schneiden und zusammen mit dem Bohnenkraut und ½ Teelöffel Salz in Wasser bissfest kochen. Den Brokkoli in Stücke schneiden und (wenn gewünscht) kurz kochen. Nach dem Abgießen des Kochwassers alles gemeinsam in eine große Schüssel geben. Aus Apfelessig, Sesamöl, Tahini, Honig, ½ Teelöffel Salz und Pfeffer eine Soße bereiten und diese unter das Gemüse mischen. Zuletzt die Petersilie und den Koriander hacken und darauf verteilen. Alles mit Schwarzkümmel oder Sesam bestreuen.

*Für 4 Personen*

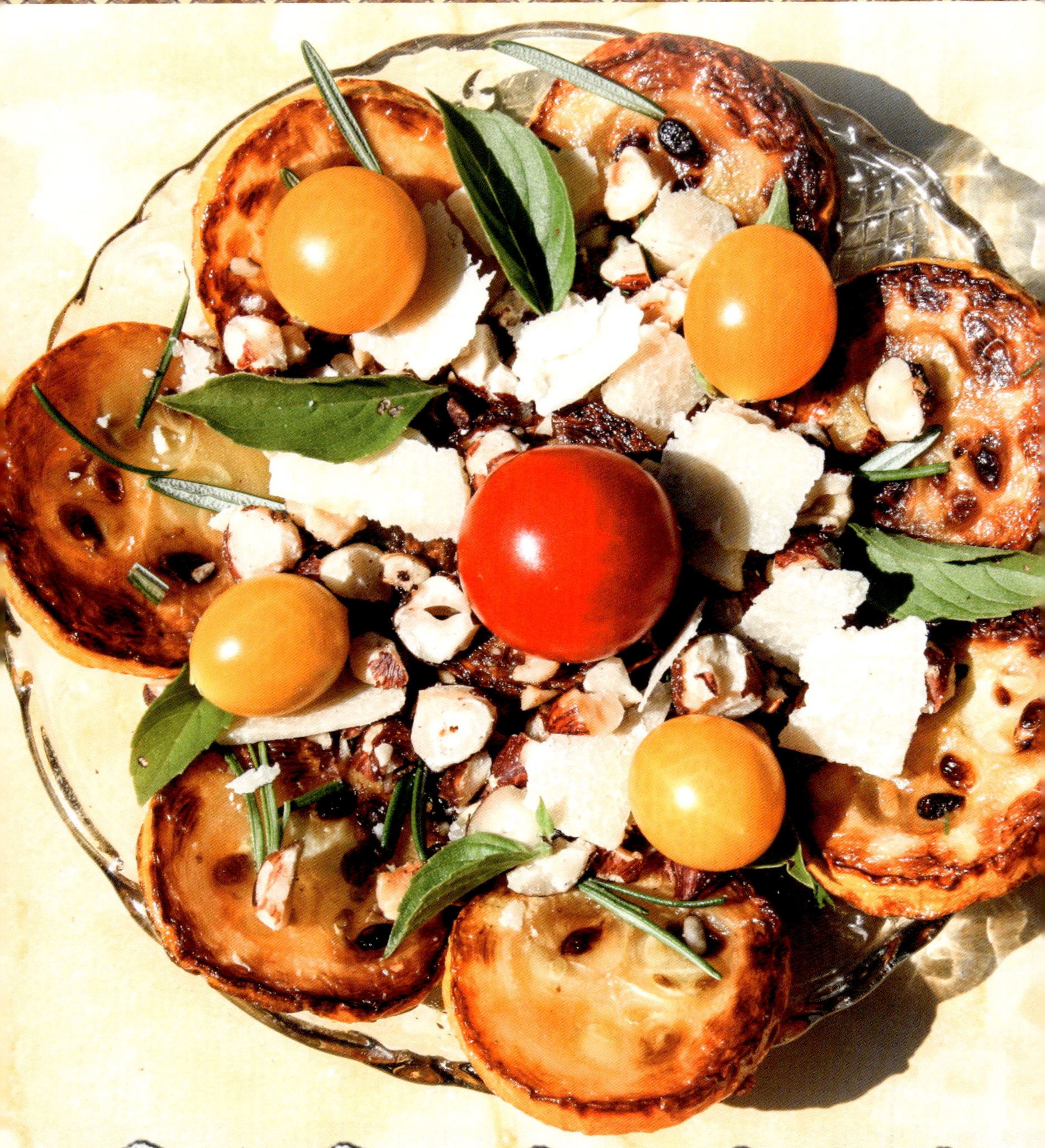

# Zucchini-Salat mit Haselnüssen

**Zutaten:**
2 junge grüne oder gelbe Zucchini
1 Stängel Rosmarin
3 Stängel Zitronen-Basilikum oder Basilikum
grob gehackte Haselnüsse
Salz im Streuer
Zitronenpfeffer
ca. 50 Gramm Parmesan im Stück
Balsamico-Schaum
1 Esslöffel Olivenöl
einige Partytomaten zum Garnieren

**Zubereitung:**
Die Zucchini in ca. 1 ½ cm dicke Scheiben schneiden und kurz in einem Tiegel mit ganz wenig Olivenöl anbraten (Scheiben müssen bissfest bleiben). Nach dem Abkühlen auf den Salattellern anrichten und mit etwas Salz und Zitronenpfeffer bestreuen. Auf jede Portion einige Blättchen Rosmarin legen. Den Parmesan in ganz dünne Scheiben schneiden und ebenfalls auf die Zucchini geben. Die Haselnüsse darauf streuen und ein wenig Balsamico-Schaum darauf verteilen. Zuletzt jede Portion mit einigen Blättchen Zitronen-Basilikum und Partytomaten garnieren.

*Für 4 Personen*

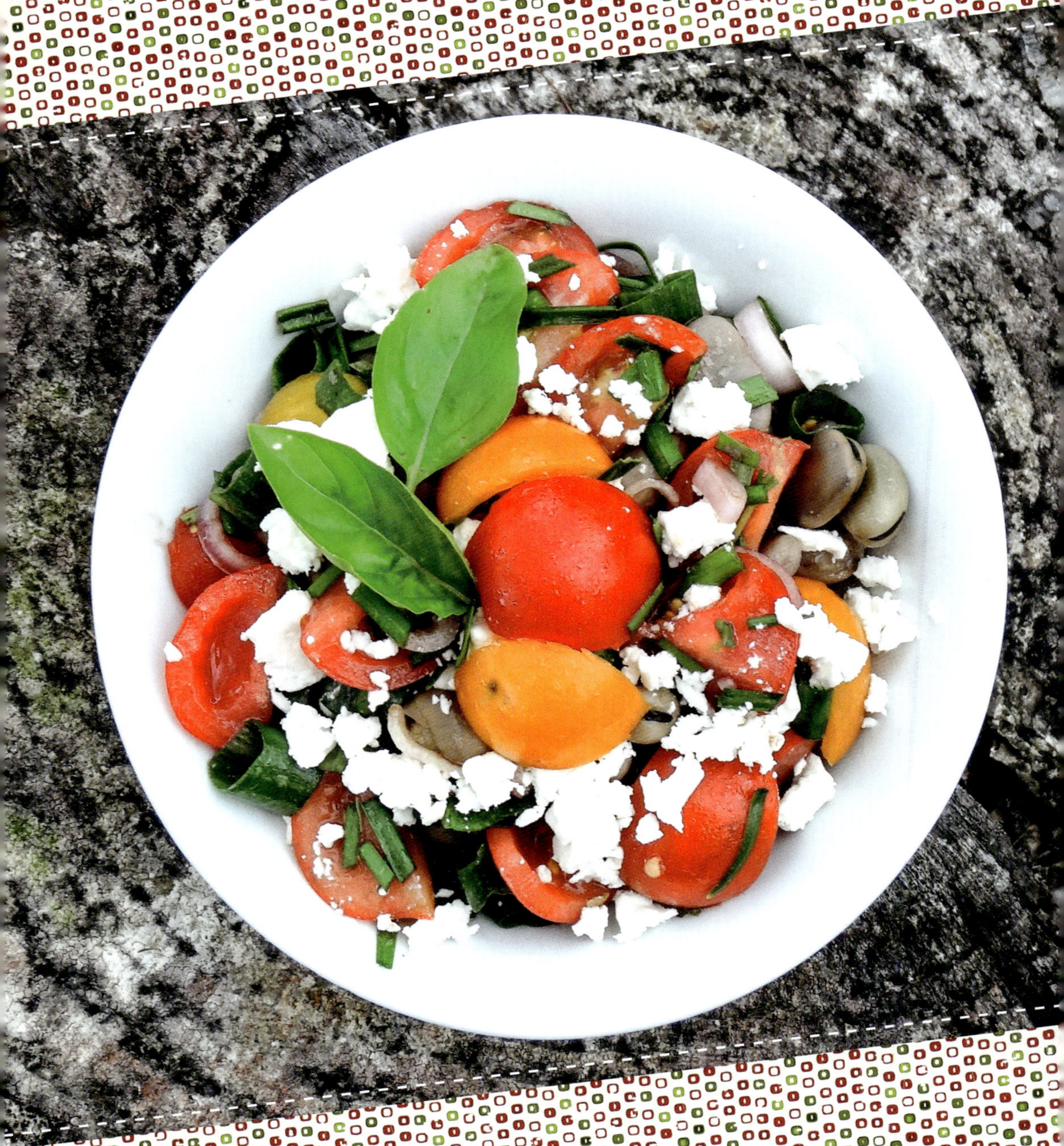

# Tomaten-Salat mit dicken Bohnen

**Zutaten:**
1 Tasse getrocknete dicke Bohnen (alternativ: Sojabohnen)
8 Tomaten
2 Lauchzwiebeln (alternativ: Schalotten)
1 Mozzarella (alternativ: Schafskäse)
Basilikumblättchen
Rosmarinblättchen
Schnittlauch
Knolau
1 Esslöffel Olivenöl
1 Esslöffel Balsamico
½ Teelöffel Salz

**Zubereitung:**
Die Bohnen über Nacht in reichlich Wasser einweichen. Am nächsten Morgen ca. 30 Minuten ohne Salz kochen, bis sie weich sind. Nach dem Abkühlen die Bohnen abgießen. (Empfehlung: Das Kochwasser mit einer guten Gemüsesuppe verwenden.) Die Bohnen in eine Schüssel geben und leicht salzen. Tomaten und Zwiebeln schneiden und zu den Bohnen geben. Die Kräuter klein schneiden und ebenfalls hinzufügen. Den Mozzarella oder Schafskäse in kleine Würfel schneiden und darüber streuen. Aus Olivenöl, Essig und Salz eine Marinade bereiten und diese über den Salat gießen. Zuletzt noch einige Basilikum- und Rosmarinblättchen darauf legen.

**Hinweis:**
Statt getrockneter Bohnen kann man auch dicke Bohnen aus dem Garten nehmen. Diese müssen nicht über Nacht eingeweicht, dennoch etwa 10 Minuten gekocht werden.

*Für 4 Personen*

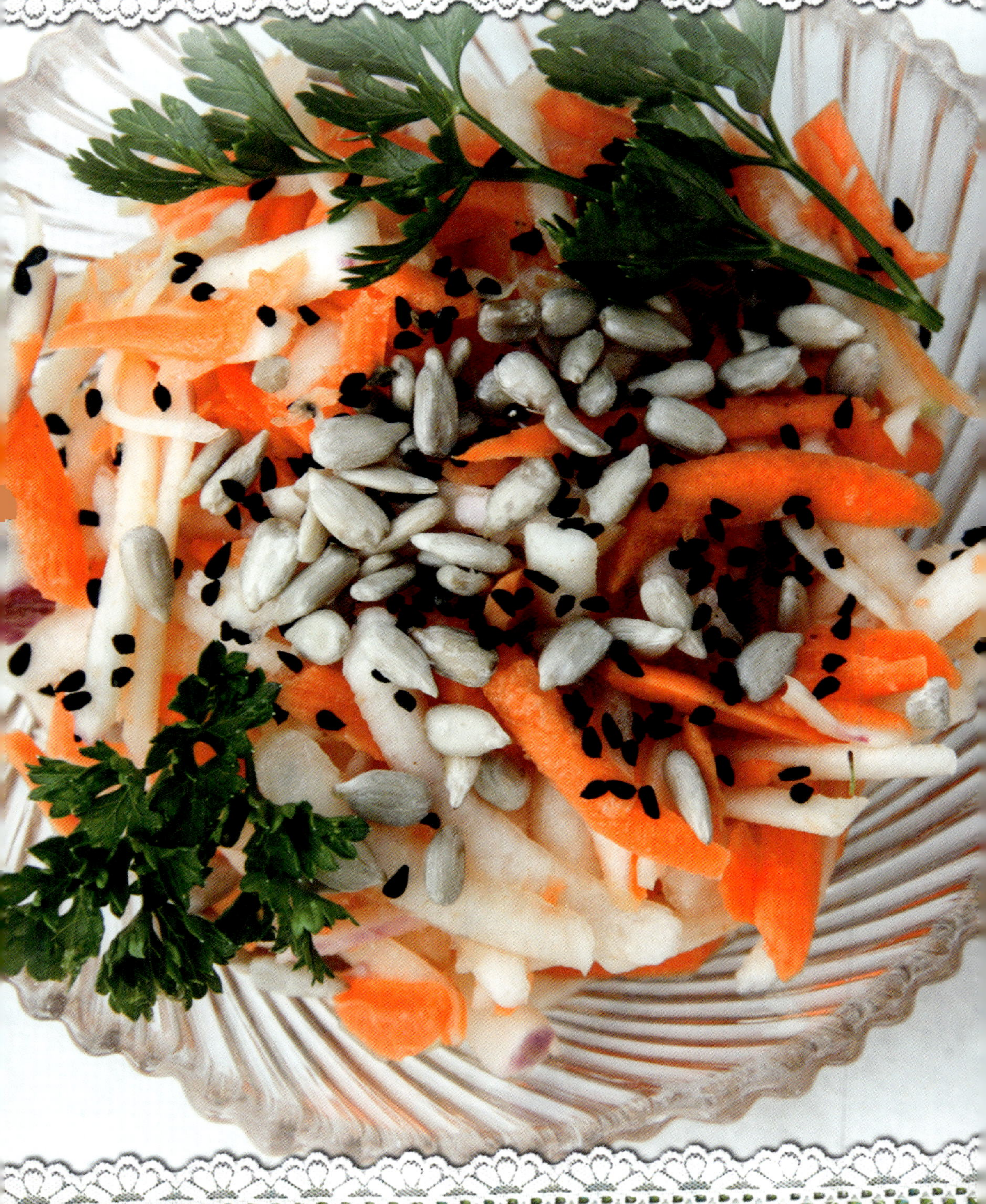

# Mairübchen-Salat

**Zutaten:**
4 Mairübchen von der Größe eines Tennisballes (Achtung: Die Rübchen aus dem Supermarkt sind meist größer als die aus dem Garten)
2 Möhren
Saft von 1 Zitrone
1 Esslöffel Rapsöl
1 Teelöffel Agavendicksaft (alternativ: brauner Zucker)
½ Teelöffel Salz
2 Prisen Galgant (falls vorrätig)
2 Teelöffel nicht gemahlener Schwarzkümmel (schwarzer Sesam) oder Sesamsaat
4 Esslöffel Sonnenblumenkerne oder -keime
einige Blättchen Petersilie

**Zubereitung:**
Die Rübchen und die Möhren an den Stellen, wo es nötig ist, schälen und grob raspeln. Aus Zitronensaft, Zucker, Salz, Rapsöl und Galgant eine Soße richten und unter das Gemüse mischen. Den Salat auf Salatteller oder -schüsseln verteilen. Jede Portion mit Schwarzkümmel bzw. Sesam und Sonnenblumenkernen bestreuen und mit einigen Petersilienblättchen verzieren.

**Hinweis:**
Statt Mairübchen können auch Navetrübchen oder Teltower Rübchen verwendet werden.

*Für 4 Personen*

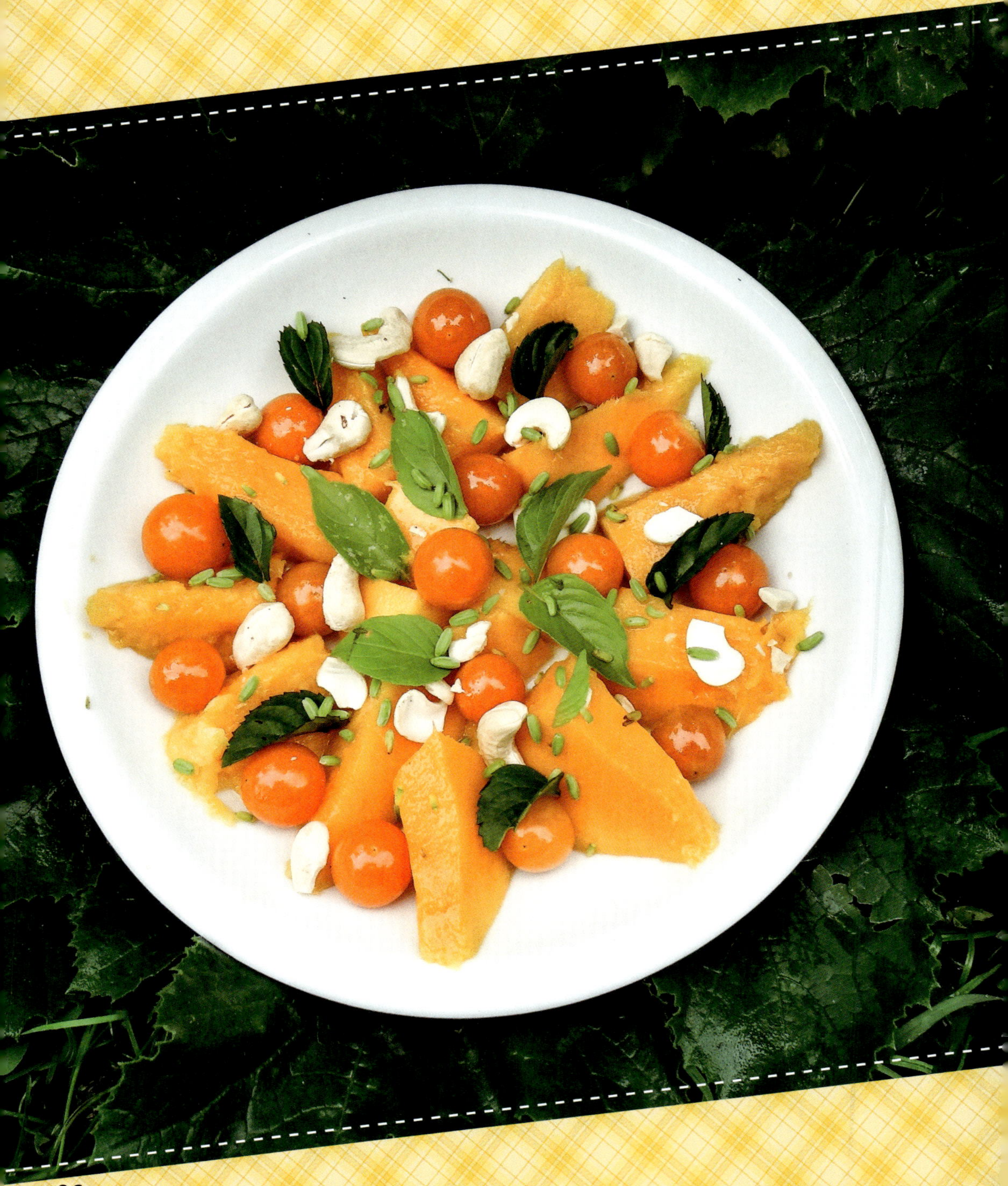

# Mango-Physalis-Salat

*Süß und exotisch*

**Zutaten:**
2 Mango-Früchte
ca. 2 Hände voll Physalis-Früchte
einige Blättchen Basilikum-Minze oder richtige Minze (wenn vorrätig)
Zitronen-Basilikum (alternativ: richtiges Basilikum)
frische Fenchelblättchen oder -samen
1 Esslöffel Pinienkerne oder Cashew-Nüsse
Saft von ½ Zitrone

**Zubereitung:**
Die Zitrone auspressen und den Saft in eine große Schüssel geben. Die Mangos waschen, schälen und in längliche Stücke schneiden, unter den Zitronensaft mischen. Die Physalis von den Blättchen befreien, waschen und ganz zu den Mango-Fruchtstücken geben. Die Kräuter etwas klein schneiden und auf den Salat streuen.

**Hinweis:**
Dieser Salat ergibt ein wunderbares Frühstück oder eine Vorspeise zu Mittag.

*Für 4 Personen*

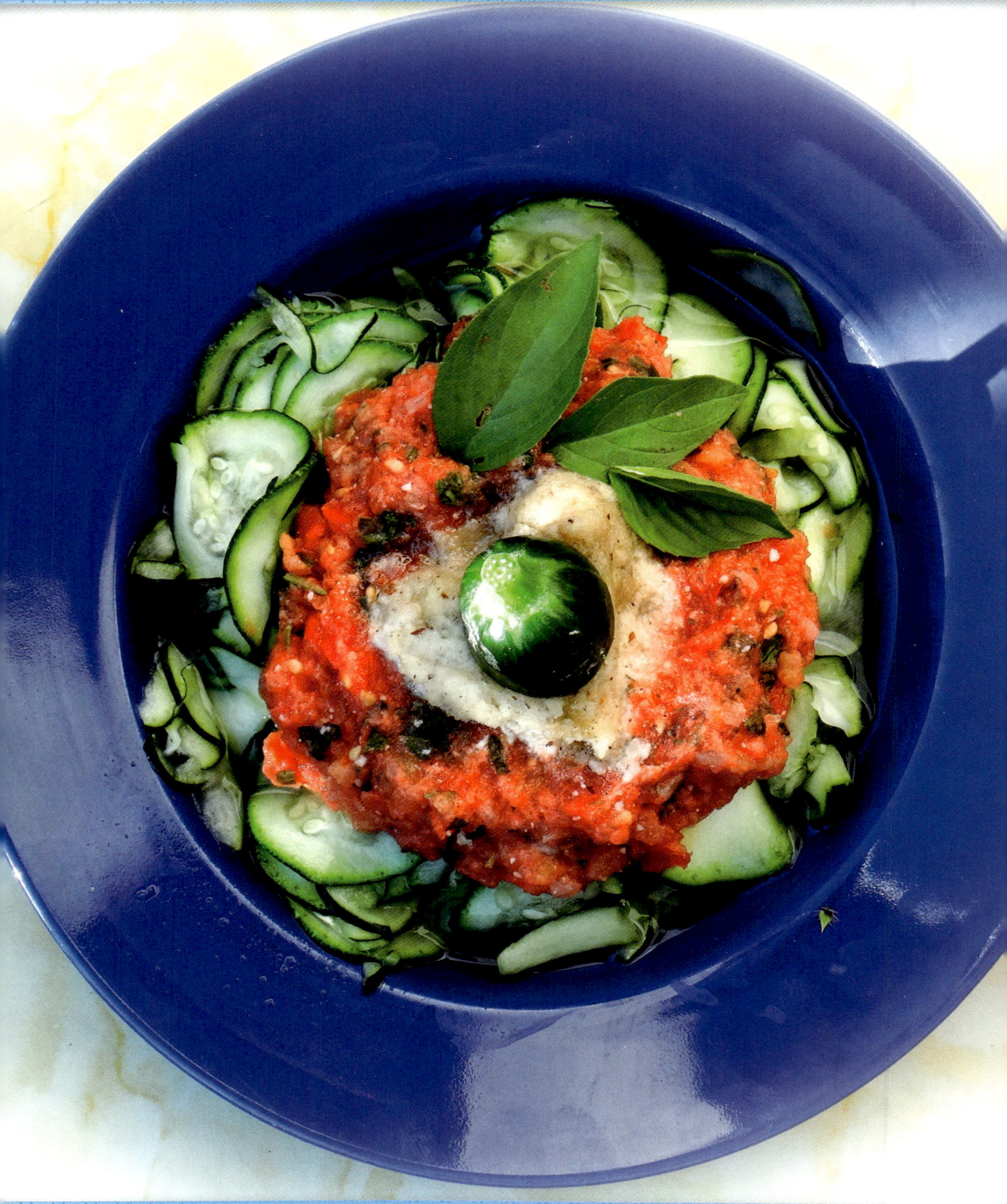

# Zucchini-Salat mit Kräutersoße

**Zutaten:**
2 junge grüne oder gelbe Zucchini
1 kleine Zwiebel
1 rote Paprikaschote
4 bis 5 Tomaten
frische Kräuter: 1 Stängel Rosmarin und 3 Stängel Basilikum
einige Blättchen Oregano oder Majoran
einige Blättchen Thymian
2 frische Blättchen Stevia (alternativ: ½ Teelöffel brauner Zucker)
1 kleine Peperoni-Schote (nicht zu scharf!)
2 Knoblauchzehen
1 kleine Tasse mit Paranüsse (alternativ: Mandeln oder Pinienkerne)
1 Esslöffel Olivenöl
1 Esslöffel Wasser
Salz
evtl. noch etwa 10 Oliven

**Zubereitung:**
Die Zucchini in ganz dünne Scheiben hobeln und ein wenig Salz darunter mischen. Dabei wird aus den Zucchini etwas Wasser austreten, dieses bitte abgießen. Aus Tomaten, Zwiebel, Kräutern, Peperoni, Stevia und ½ Teelöffel Salz eine Soße pürieren. Die Paranüsse mahlen und mit den Knoblauchzehen, dem Olivenöl, dem Wasser und ¼ Teelöffel Salz zu einem Brei verarbeiten. Die Zucchini auf den Salattellern verteilen. Die Tomaten-Kräutersoße darüber gießen und obendrauf einen Klecks Nuss-Knoblauchbrei geben. Wenn gewünscht, zuletzt auf jede Portion einige Oliven legen und eventuell noch mit einigen Basilikum-Blättchen garnieren.

*Für 4 Personen*

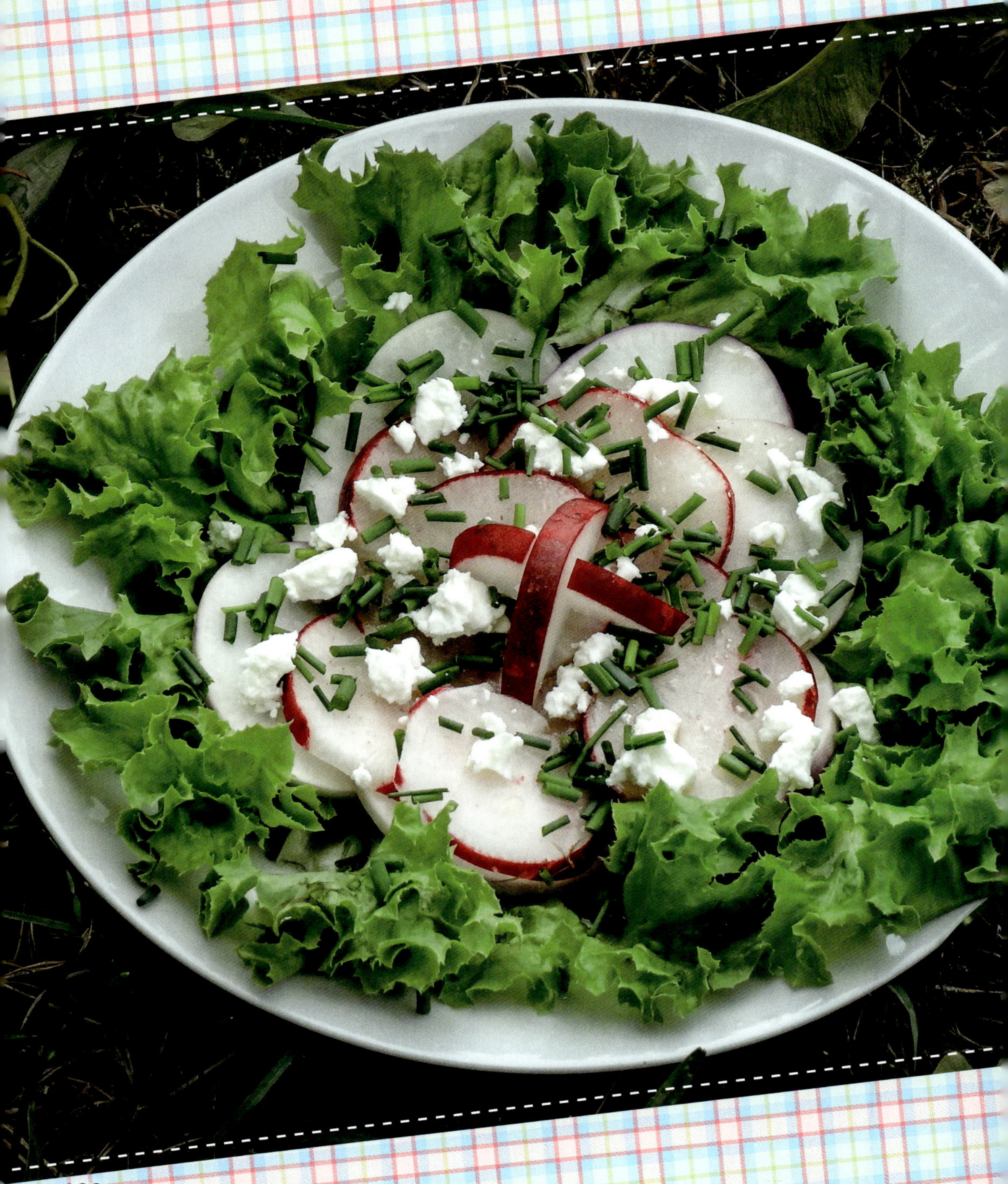

# Mairübchen-Radieschen-Salat

**Zutaten:**
2 Mairübchen
10 Radieschen
ca. 200 Gramm fester Salat (Endivie o.ä.)
1 Esslöffel Kräuteressig
1 Esslöffel Öl
½ Teelöffel Salz
1 Teelöffel Agavendicksaft
Zitronenpfeffer oder Pfeffer
einige Stängel Schnittlauch
evtl. 100 Gramm Feta- oder Schafskäse

**Zubereitung:**
Mairübchen und Radieschen in ganz dünne Scheibchen schneiden. Den Salat in mundgerechte Stücke reißen. Den Schnittlauch klein schneiden. Aus Öl, Essig, Salz und Agavendicksaft eine Soße zubereiten. Die Salatblätter auf den Portionstellern verteilen, Mairübchen- und Radieschen-Scheiben darauf legen. Über jede Portion etwas Salatsoße verteilen. Mit Zitronenpfeffer und Schnittlauch bestreuen. Bei Bedarf noch etwas Feta- oder Schafskäse auf die Portionen krümeln.

*Für 4 Personen*

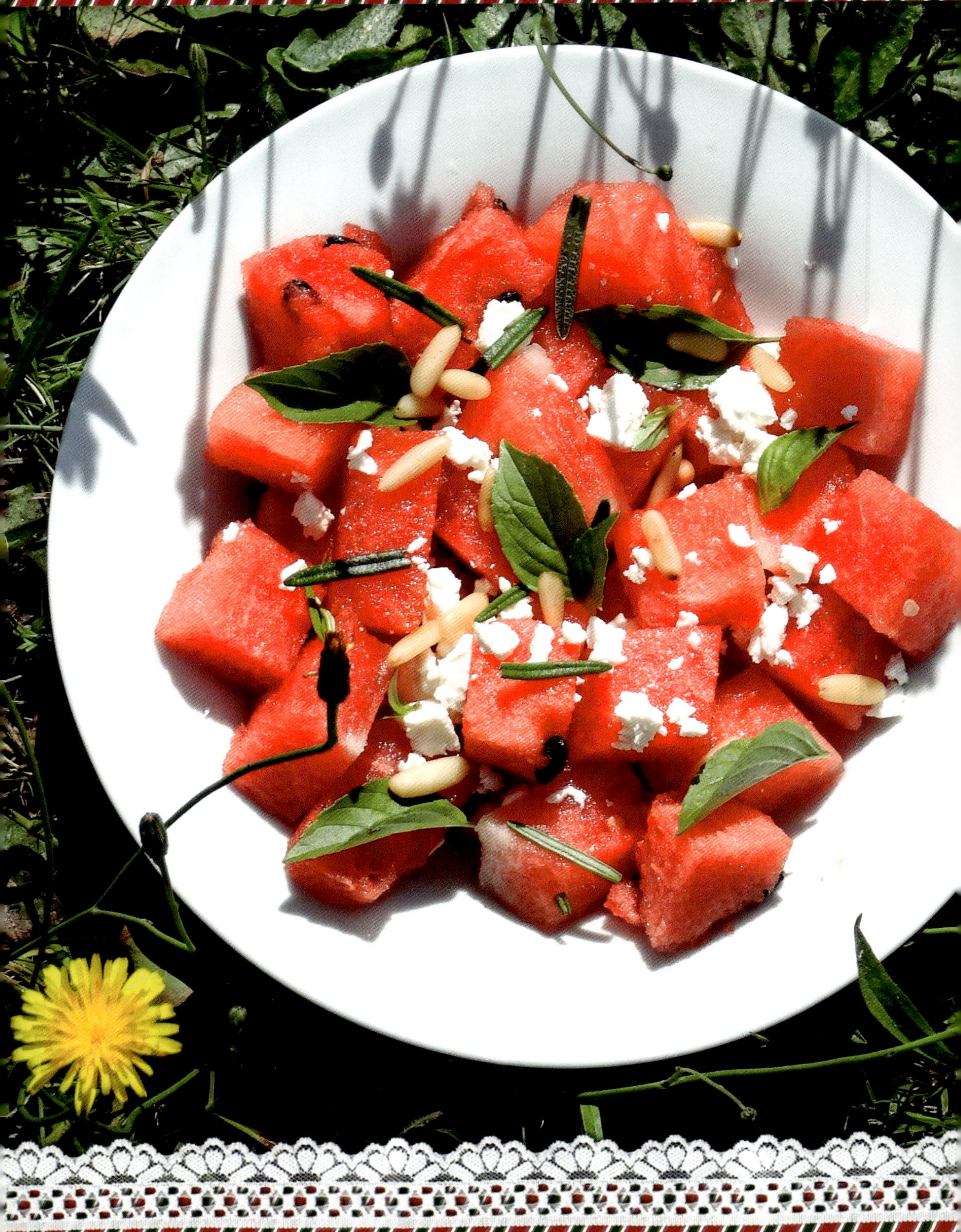

# Würziger Melonen-Salat

**Zutaten:**
1 kleine Melone
1 Mozzarella-Käse (alternativ: Feta-Käse)
Basilikumblättchen
Rosmarinblättchen
1 Prise Salz
1 Esslöffel Nussöl
2 Esslöffel Pinienkerne (alternativ: Pistazienkerne)

**Zubereitung:**
Die Melone ohne Schale in mundgerechte Stücke schneiden und auf großen Salattellern verteilen. Über jede Portion Basilikum- und Rosmarinblättchen legen. Den Mozzarella in Miniwürfel schneiden und mit ein wenig Salz bestreuen. (Bei Feta-Käse kein Salz verwenden!) Den Käse ebenfalls auf die Salatteller verteilen. Über jede Portion einige Tropfen Nussöl geben. Zuletzt die Pinienkerne darüber streuen.

*Für 4 Personen*

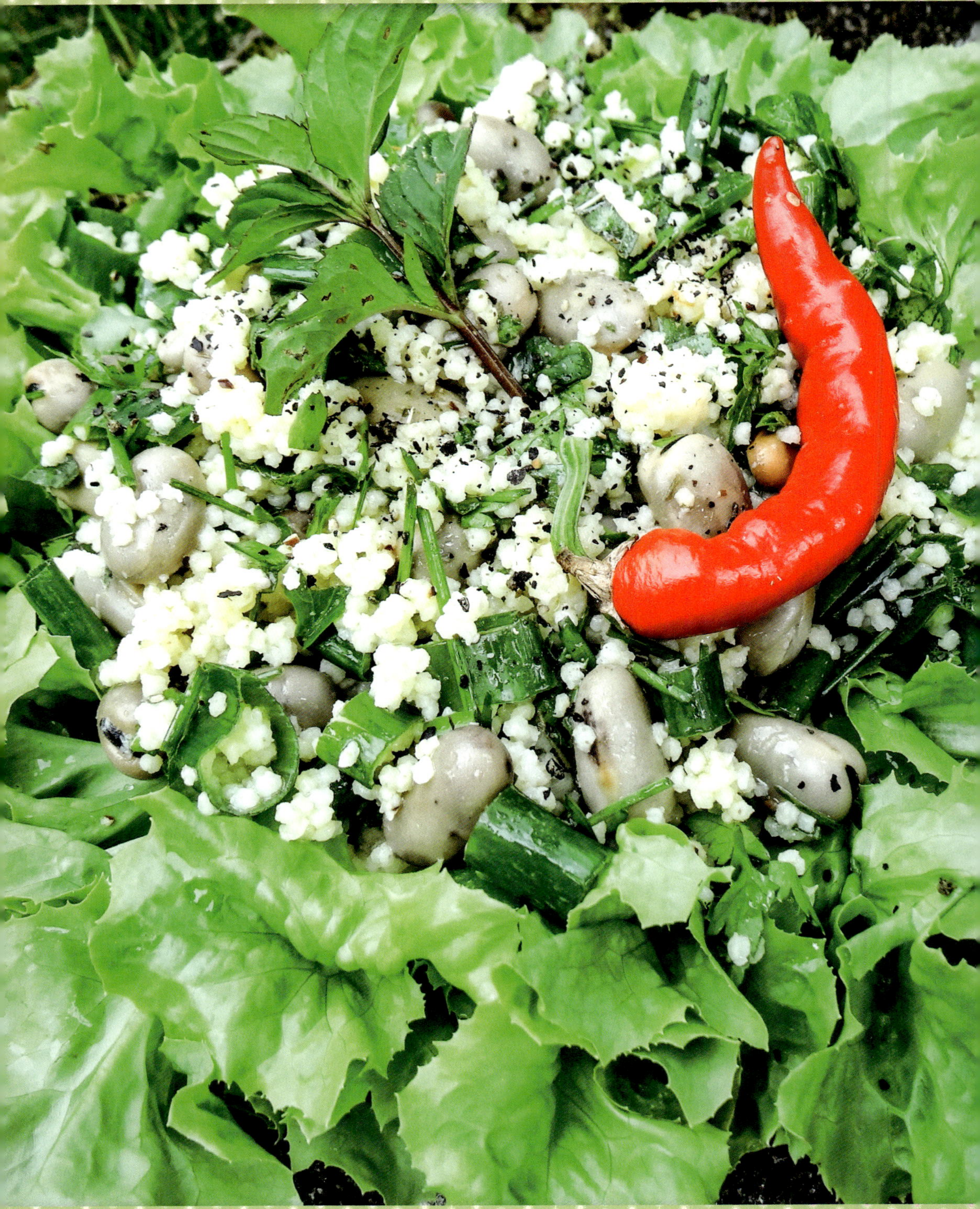

# Dicke Bohnen-Hirse-Salat

*Dieser Salat ist eine leckere Hauptmahlzeit.*

**Zutaten:**
1 große Tasse Hirse
2 Tassen frische dicke Bohnen (alternativ: 1 ½ Tasse getrocknete dicke Bohnen)
1 Kopfsalat
frische Kräuter (z. B. Kresse)
Dill
Rucola
2 bis 3 Frühlingszwiebeln
1 Bund Knolau (alternativ: 1 große Zehe Knoblauch)
Saft von ½ Zitrone
4 Blättchen frisches Stevia (alternativ: 1 Teelöffel Agavendicksaft)
1 Esslöffel Olivenöl
Zitronenpfeffer
1 Teelöffel Salz
einige Blättchen Minze

**Zubereitung:**
Bohnen ca. 15 Minuten kochen. (Getrocknete Bohnen am Vorabend in reichlich Wasser einweichen und am nächsten Morgen weich kochen.) Danach abgießen. Die Hirse in reichlich Salzwasser weich kochen und abkühlen lassen. Den gewaschenen Kopfsalat auf den Salattellern etwas gezupft verteilen. Zwiebeln in kleine Ringe schneiden. Kräuter klein schneiden. Aus Öl, Zitronensaft, Stevia, Salz und Zitronenpfeffer eine Soße bereiten. Hirse, Bohnen, Zwiebeln und Kräuter in einer großen Schüssel vermischen. Die Salatsoße hinzufügen, nochmals alles abschmecken. Zuletzt mit einigen Blättchen Minze garnieren.

*Für 4 Personen*

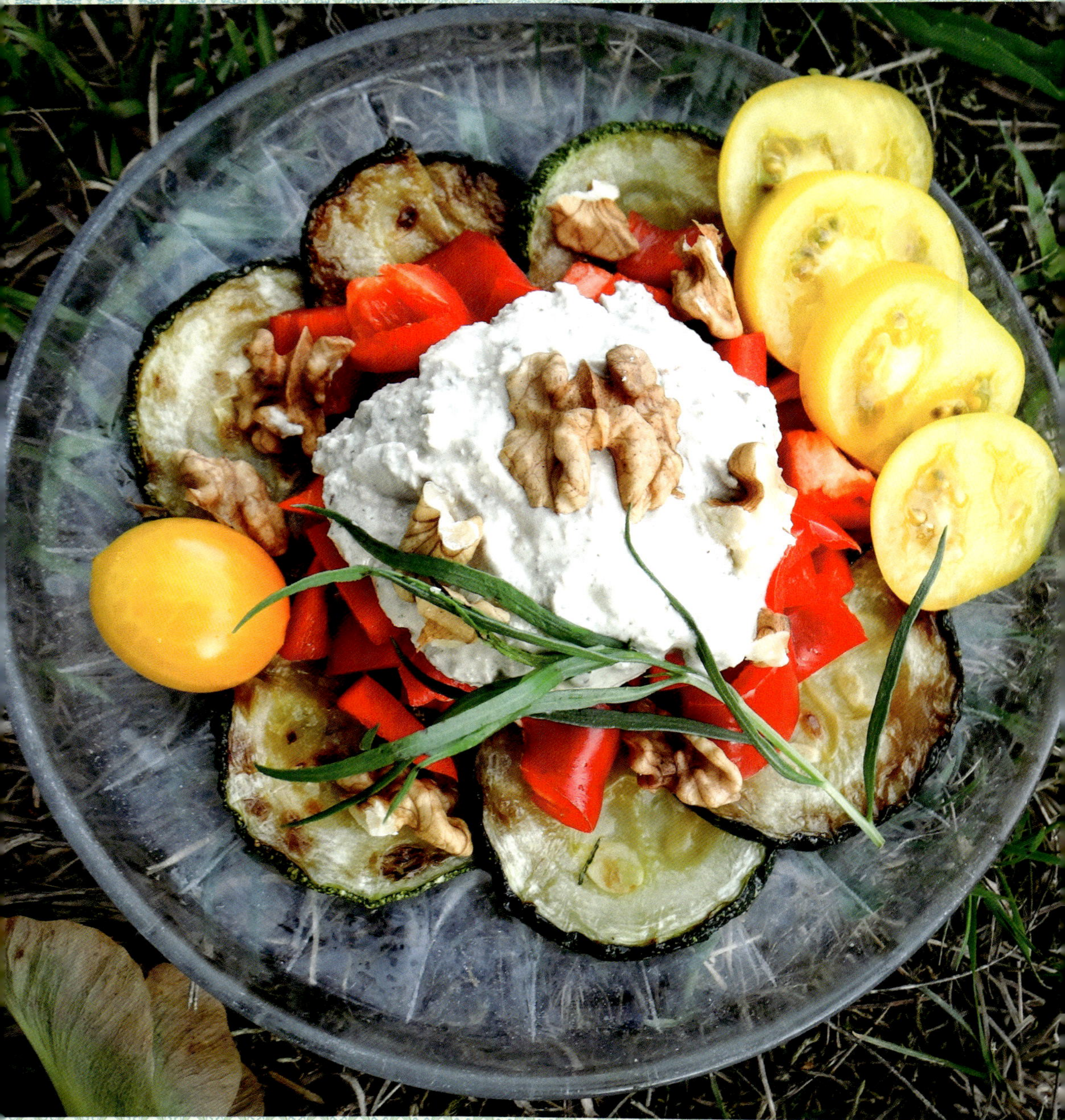

# Zucchini-Paprika-Salat mit Walnusssoße

**Zutaten:**
2 kleine Zucchini
2 rote Paprikaschoten
4 Tomaten
2 Hände voll Walnüsse
1 Bund Estragon
2 Becher griechischer Naturjoghurt (insgesamt 300 Gramm)
1 Teelöffel Salz
1 Esslöffel Olivenöl

**Zubereitung:**
Die Zucchini in ca. 1 cm dicke Scheiben schneiden, von beiden Seiten etwas salzen und in wenig Olivenöl in einer Pfanne anbraten, bis sie bissfest sind, dann abkühlen lassen. Die Paprikaschoten vom Kerngehäuse befreien, waschen und in kleine Würfel schneiden. Die Hälfte der Walnüsse in der Küchenmaschine mit dem Messer fein zermahlen. Einen Stängel Estragon zurückbehalten. Vom übrigen Estragon die Blättchen abzupfen und zu den Walnüssen geben, nochmals alles gemeinsam zerkleinern. Den Joghurt und ½ Teelöffel Salz dazugeben und alles mischen. Auf den Salattellern die Zucchinischeiben verteilen. Die Paprikastückchen darüber legen. Auf jede Portion einige Walnüsse verteilen. Obendrauf ca. 2 Esslöffel von der Walnusssoße geben. Zuletzt mit den in Stücke oder Scheiben geschnittenen Tomaten und einigen Blättchen Estragon garnieren.

*Für 4 Personen*

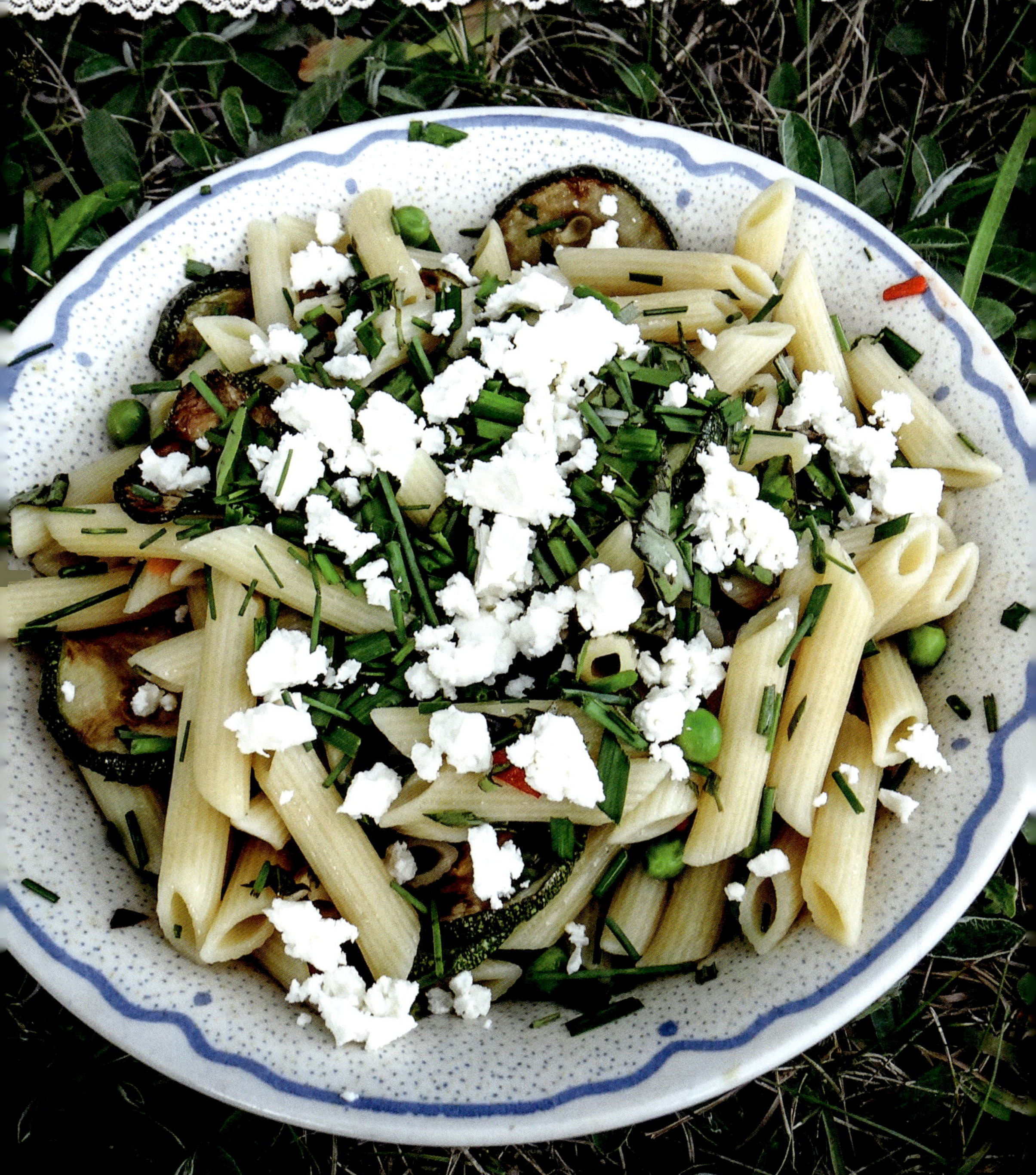

# Nudelsalat mit Zucchini

*Dieser Salat ist (auch) eine Hauptmahlzeit.*

**Zutaten:**
500 Gramm Hörnchen-Nudeln (alternativ: Spirelli oder andere Nudeln)
2 junge grüne Zucchini
1 Tasse Mungbohnen-Keime (alternativ: Erbsen)
Basilikum
Rosmarin
1 Bund Knolau oder Schnittlauch
4 bis 5 Blättchen frisches Stevia (alternativ: 1 Teelöffel Ahornsirup)
1 kleine Chilischote
1 Esslöffel Olivenöl
1 Esslöffel Kräuteressig
1 Teelöffel Salz
1 Feta-Käse

**Zubereitung:**
Die Nudeln al dente kochen, abgießen und abkühlen lassen. Die Zucchini in ca. 1 ½ cm dicke Scheiben schneiden und nur kurz in einer Pfanne mit sehr wenig Öl anbraten, sie müssen unbedingt bissfest bleiben. Die Zucchini-Scheiben ein wenig mit Salz bestreuen und zur Seite stellen. Mungbohnen-Keime ganz kurz blanchieren. Basilikum, Rosmarin und Chili möglichst klein schneiden. Aus Öl, Kräuteressig, Stevia und Salz eine Soße bereiten. Den Knolau bzw. Schnittlauch klein schneiden. Nudeln, Erbsen und Zucchini in einer großen Schüssel miteinander vermengen. Kräuter, Chili und die Soße dazu geben. Alles gründlich vermischen. Zuletzt zerbröselten Feta-Käse und Knolau bzw. Schnittlauch darüber streuen.

*Für 4 Personen*

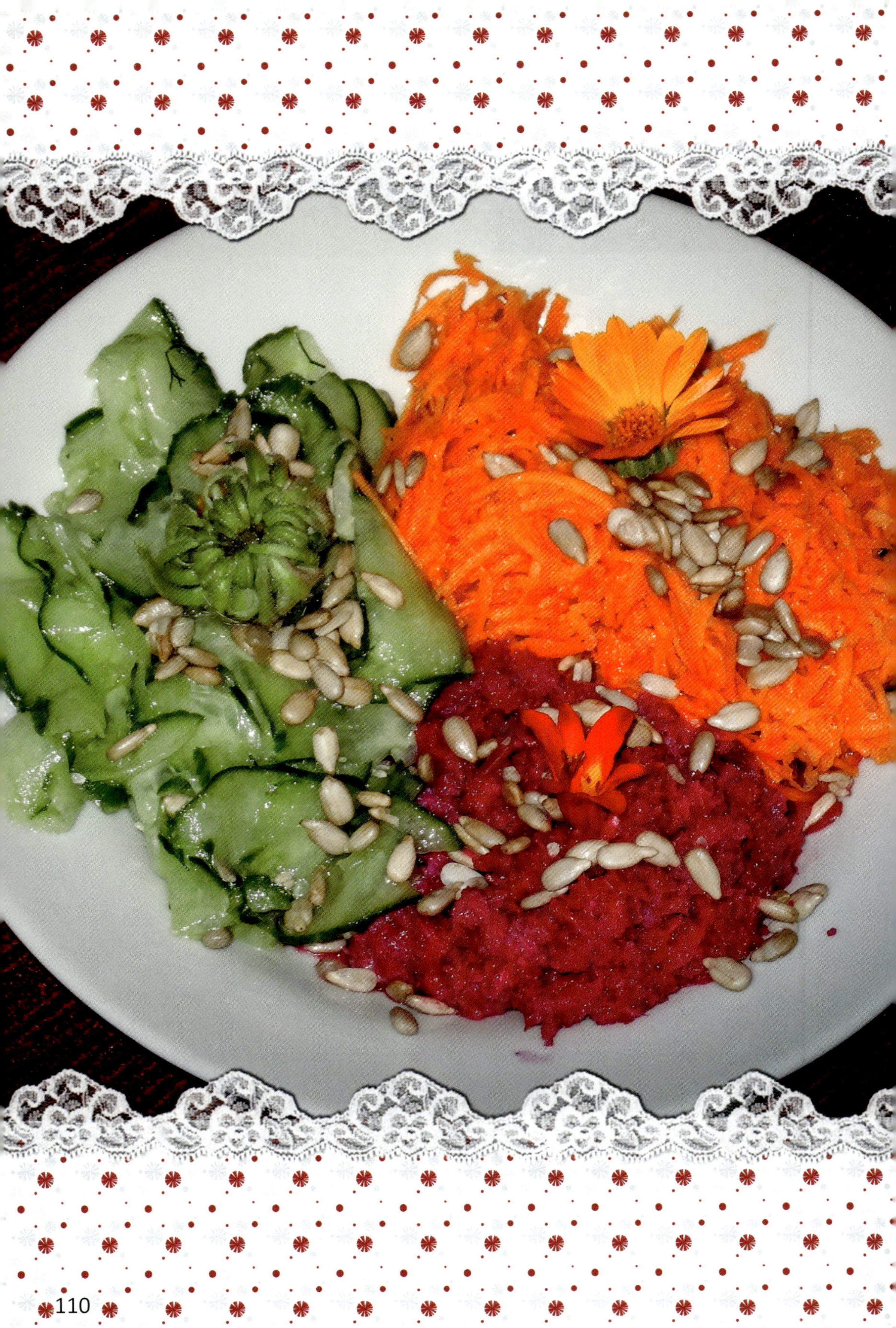

# Spätsommer-Dreiklang

**Zutaten:**
1 Gurke
1 Rote Rübe
1 Apfel
1 kleine Zwiebel
1 kleines Stück Meerrettich (alternativ:. 2 Esslöffel bereits zerkleinerter Meerrettich)
3 Möhren
Rosmarin oder Dill
Rapsöl
Apfelessig
Salz
Agavendicksaft (alternativ: brauner Zucker)
Saft von ½ Zitrone

**Zubereitung:**
Aus den Zutaten werden 3 verschiedene Salate bereitet:
1. Gurkensalat: Gurke in Scheiben reiben. Mit Marinade aus Dill, Öl, Apfelessig, etwas Salz und Agavendicksaft vermischen.
2. Möhrensalat: Möhren schälen und fein reiben. Mit klein geschnittenem Rosmarin oder Dill, Apfelessig, Öl und etwas Salz vermischen.
3. Rote-Bete-Mus: Rote Rübe schälen und in Stücke schneiden, ebenso verfahren mit der Zwiebel und dem Apfel (dieser muss nicht geschält werden). Diese Stücke mit dem Meerrettich in der Küchenmaschine (mit dem Messer) zu einem Brei verarbeiten. Zuletzt den Zitronensaft, ein wenig Öl und ½ Teelöffel Salz hinzufügen und nochmals durchrühren.

Wenn alle drei Salate fertig sind, auf großen Tellern von jeder Kreation eine Portion aufbringen. Die Salate ergänzen sich sehr gut und schaffen gemeinsam einen wahren Hochgenuss.

**Hinweis:**
Werden die Salatteller zusätzlich mit Sonnenblumenkeimen oder anderen Keimen bestreut, ergibt das Ganze eine leichte Hauptmahlzeit.

*Für 4 Personen*

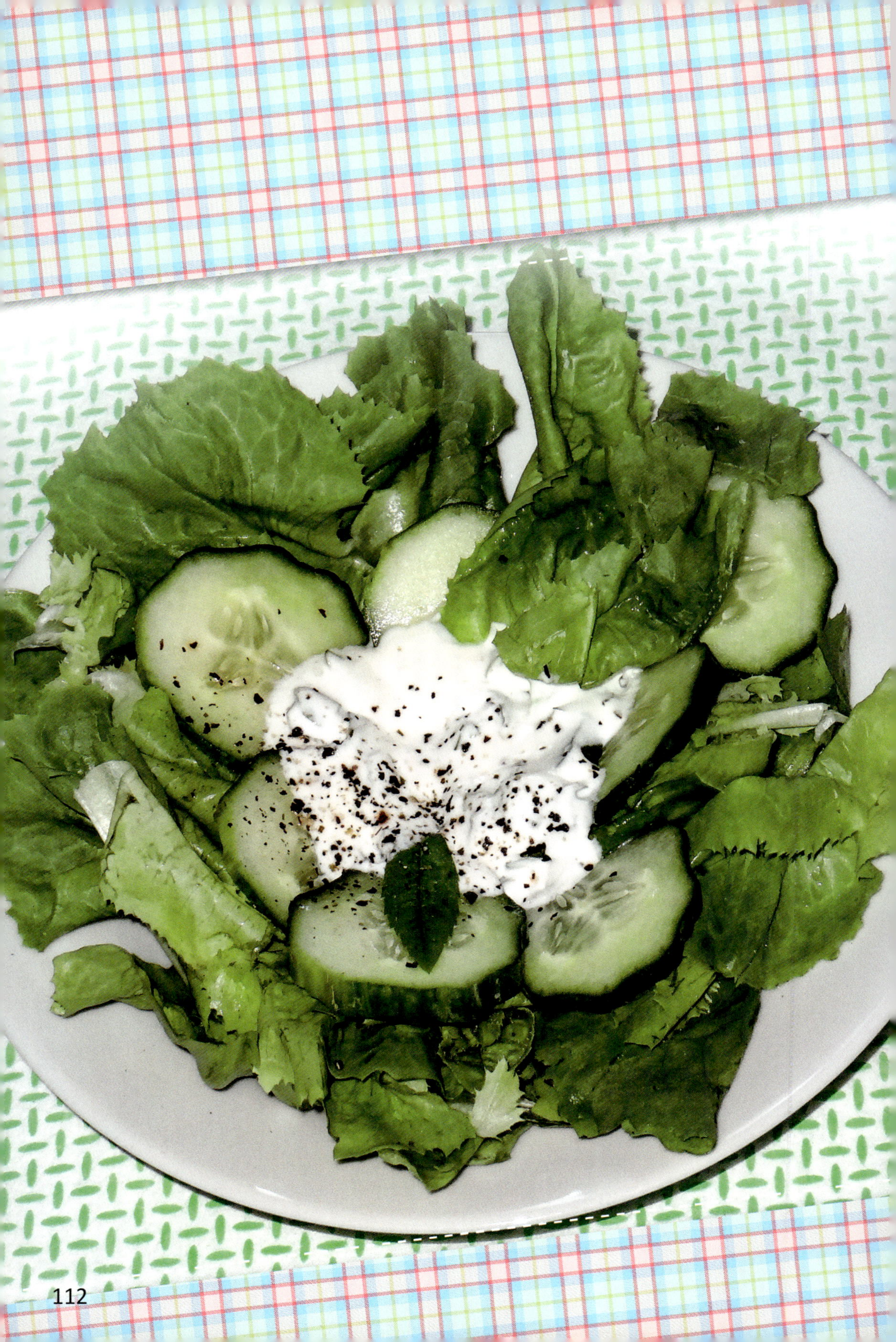

# Bunter Blattsalat mit Minzsoße

**Zutaten:**
1 Salatgurke
1 Kopfsalat oder andere Blattsalatsorten
Spinat- oder Mangoldblättchen oder was gerade an Blättchen im Garten reif ist
1 Stängel Minze
1 Stängel Zitronenverbene
1 Teelöffel Ahornsirup
½ Teelöffel Salz
2 Prisen Zitronenpfeffer
300 Gramm Naturjoghurt mit mindestens 3,5 % Fettanteil
1 Teelöffel Zitronensaft

**Zubereitung:**
Die Salatblätter nach dem Waschen etwas klein zupfen und in eine große Schüssel legen. Die Gurke in dünne Scheiben schneiden und dazu geben. Alles vorsichtig vermischen. Den Joghurt in eine kleine Schüssel füllen. Von der Zitronenverbene und der Minze die Blättchen abzupfen und sehr klein schneiden und dann zu dem Joghurt geben. Den Zitronensaft, den Ahornsirup und das Salz hinzufügen und alles vermischen und abschmecken. Den Zitronenpfeffer darüber streuen. Jeder kann sich dann selbst Salat nehmen und die Soße darauf geben.

**Hinweis:**
Der Geschmack der Minzsoße ist exklusiv. Deshalb erst probieren! Alternativ können weitere Soßen auf Joghurtbasis angeboten werden, z.B. mit Dill und Salz oder mit Schnittlauch und Salz.

*Für 4 Personen*

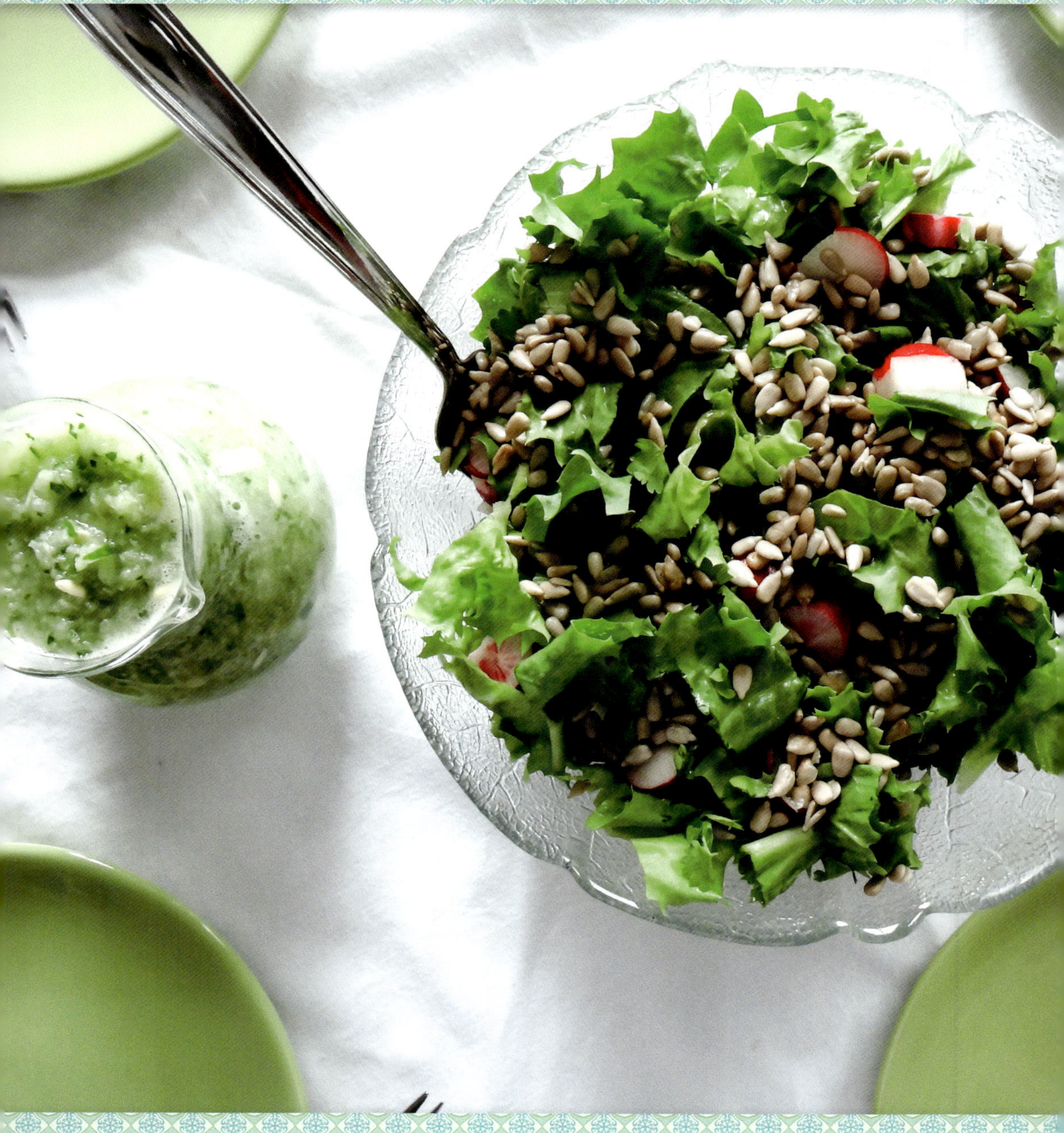

# Blattsalat mit Radieschen und Gurkensoße

**Zutaten:**
2 Kopfsalate oder ein anderer sehr großer Salat
ca. 8 Radieschen
1 große Gurke
1 kleines Stück Ingwerwurzel
1 Stängel Zitronenverbene oder Zitronengras-Gewürzpulver
Saft von ½ Zitrone
5 Blättchen frisches Steviakraut oder 2 Teelöffel Agavendicksaft
Wenn vorrätig: einige kleine Stängel Pimpinelle
1 Esslöffel Nussöl
1 Handvoll Sonnenblumenkeime

**Zubereitung:**
Den Kopfsalat nach dem Waschen etwas klein zupfen und in eine große Schüssel geben. Die Radieschen in dünne Scheiben schneiden und unter den Blattsalat mischen. Die Blättchen der Pimpinelle abzupfen und ebenfalls unterrühren. Die Sonnenblumenkeime darüber streuen. Die Gurke grob raspeln und in eine kleine Schüssel geben. Den Ingwer schälen und ganz fein raspeln, zu den Gurken geben. Ingwer und Gurken können gemeinsam in der Küchenmaschine mit dem Messer zerkleinert werden. Nach und nach die anderen Zutaten für die Soße hinzufügen. Die Blättchen der Zitronenverbene und der Stevia ganz fein schneiden und zusammen mit dem Öl, dem Zitronensaft und dem Salz ebenfalls zu den Gurken geben und alles vermischen. Jeder nimmt sich dann auf seinen Salatteller den Blattsalat und gibt die Gurkensoße nach Belieben dazu.

*Für 4 Personen*

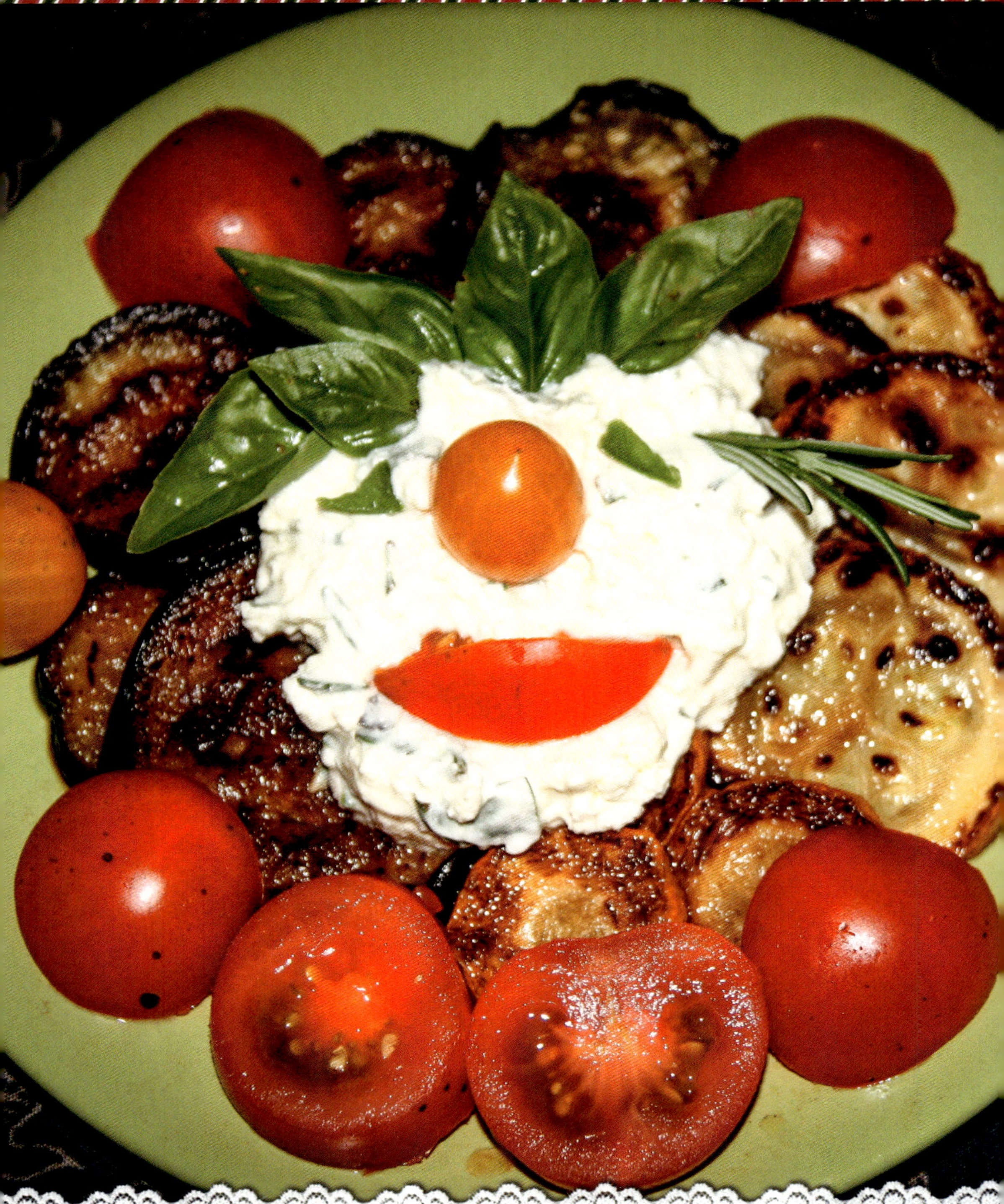

# Auberginen-Zucchini-Salat mit Fetasoße

**Zutaten:**
1 Aubergine
1 junge Zucchini
2 Esslöffel Olivenöl
1 Fetakäse (150 Gramm)
1 Becher Joghurt ( 150 Gramm)
1 kleine Chili- oder Peperonischote
2 Zehen Knoblauch
2 Stängel Basilikum
1 Stängel Rosmarin
1 wenig frischer Thymian und Majoran
einige Prisen Salz
evtl. noch ein paar Tomaten und/oder Paprikaschoten

**Zubereitung:**
Aubergine und Zucchini in ca. 1 ½ cm dicke Scheiben schneiden, ein wenig Salz darauf streuen und in Olivenöl in einer Pfanne dünsten. Den Fetakäse auf einem Teller mit einer Gabel zerdrücken. Zusammen mit dem Joghurt in einer kleinen Schüssel verrühren. Die kleingeschnittenen Kräuter und die Chili, den Joghurt und 1 Teelöffel Olivenöl dazugeben und unterrühren. Die abgekühlten Auberginen und Zucchini auf einem großen Teller verteilen und die Soße dazustellen. So kann sich jeder bedienen. Bei Bedarf noch einige Streifen Paprika und Tomaten dazulegen.

**Hinweis:**
Zu diesem Salat schmecken köstlich frische Baguettes oder frisches Fladenbrot.

*Für 4 Personen*

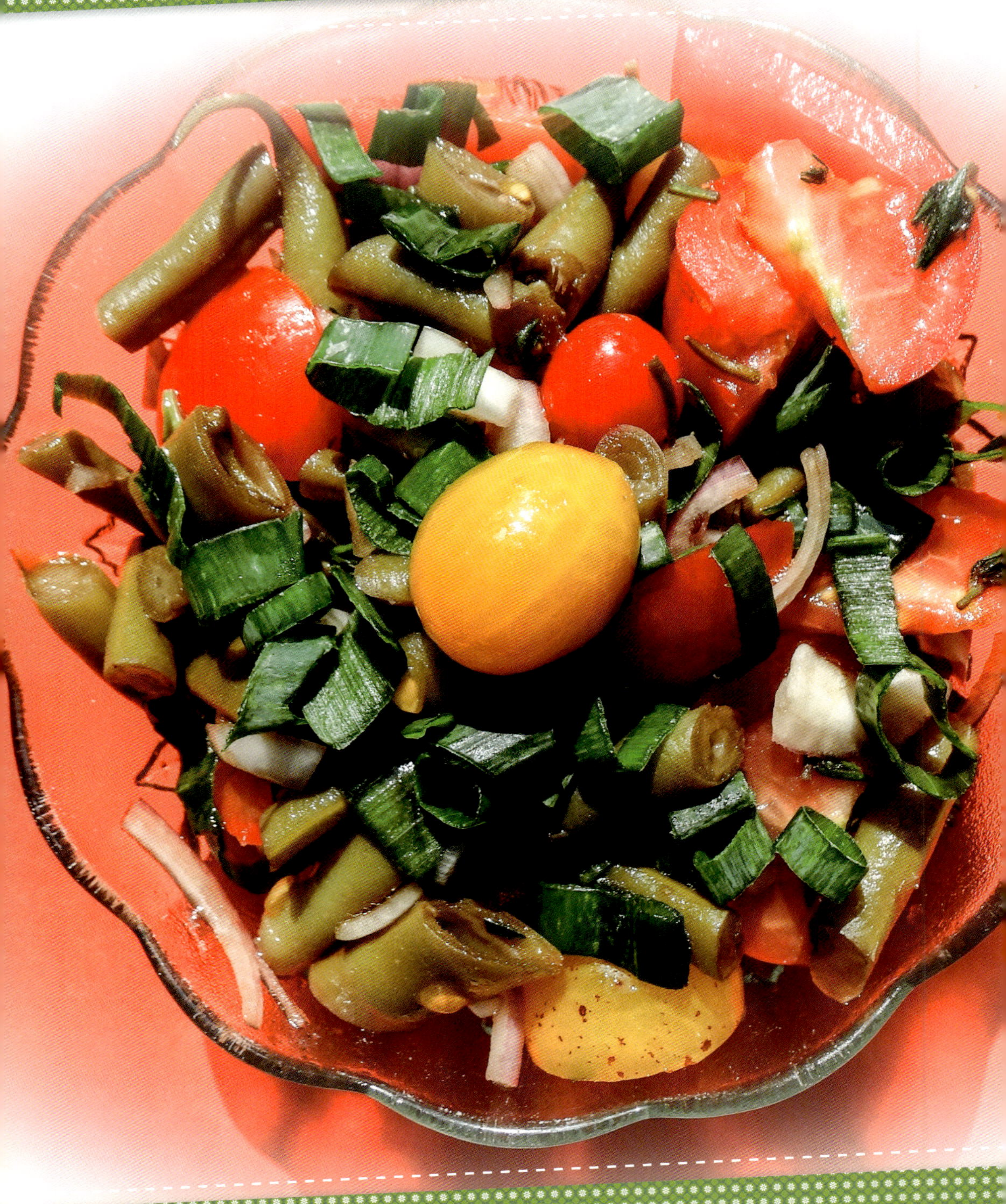

# Tomatensalat mit grünen Bohnen

**Zutaten:**
6 Tomaten
1 Zwiebel möglichst mit grünem Lauch daran
ca. 200 Gramm grüne Bohnen
3 Stängel Bohnenkraut
wenige Blättchen Estragon
1 Teelöffel Balsamico-Essig
1 Esslöffel Olivenöl
½ Teelöffel Salz

**Zubereitung:**
Die Bohnen nach dem Waschen in kleine Stücke schneiden, in etwas gesalzenem Wasser und mit 2 Stängeln Bohnenkraut bissfest kochen. Das Wasser abgießen (das Bohnenkraut in den Bio-Müll), die Bohnen mit etwas Salz in eine Schüssel geben und umrühren. Die Tomaten in Scheiben schneiden, die Zwiebel und deren Lauch in ganz dünne Scheiben schneiden und beides auf die Bohnen legen. Etwas Lauch zurückbehalten. Die Blättchen vom verbliebenen Bohnenkraut abzupfen und zusammen mit den klein geschnittenen Estragon-Blättchen ebenfalls in die Schüssel geben. Balsamico, Essig und evtl. noch etwas Salz dazugeben und alles vorsichtig umrühren. Etwas durchziehen lassen. In Portionsschüsseln füllen. Zuletzt noch etwas geschnittenen Lauch darüber streuen.

**Hinweis:**
Wer den Geschmack vom Estragon nicht mag, kann ihn weglassen oder stattdessen Dill verwenden.

*Für 4 Personen*

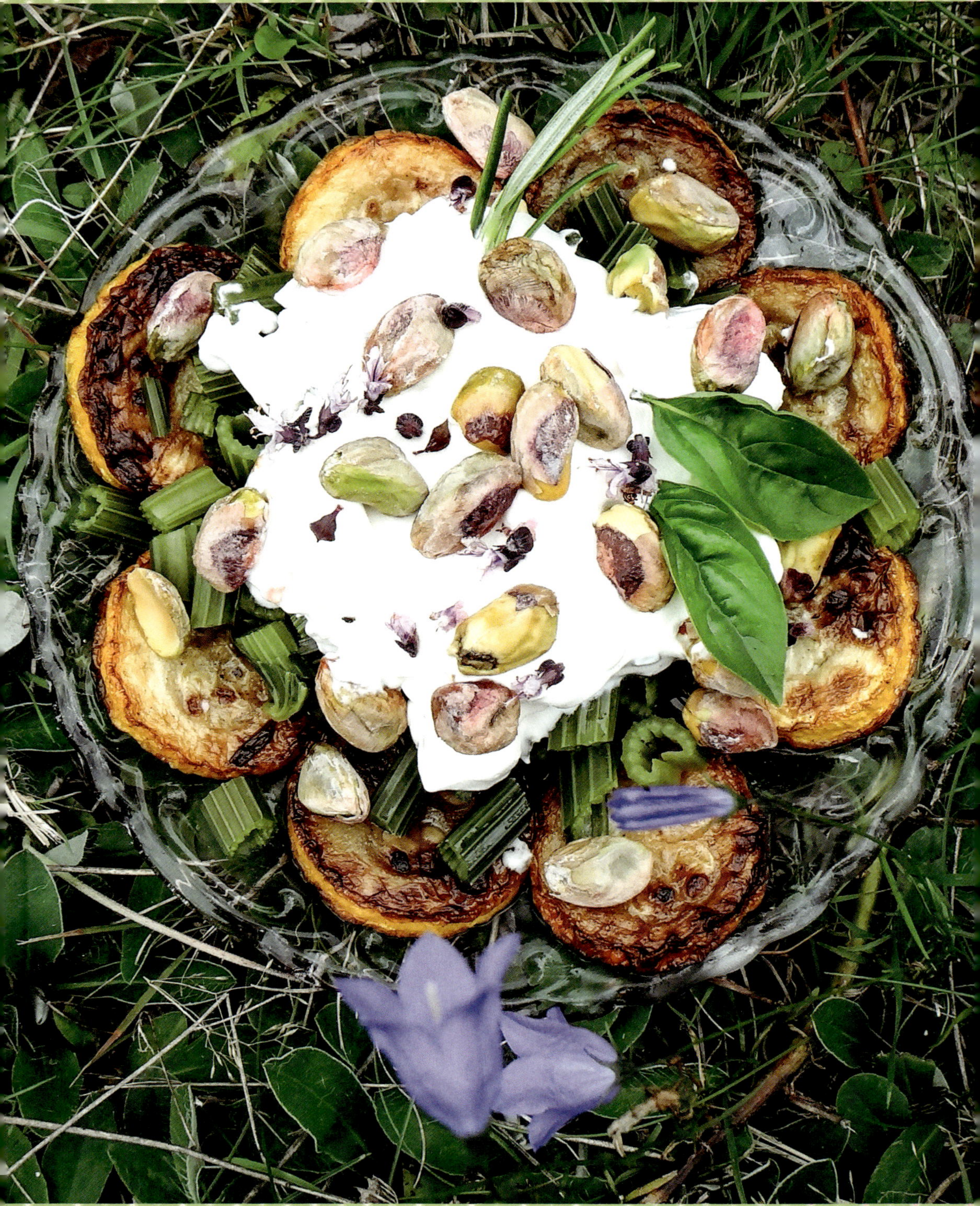

# Zucchini-Stangensellerie-Salat

**Zutaten:**
2 kleine Zucchini
3 Stangen Sellerie
1 Päckchen (150 g) Frischkäse oder Ziegenfrischkäse
2 Esslöffel Naturjoghurt
1 scharfe Chilischote
3 Stängel Basilikum
1 Stängel Rosmarin
1 Teelöffel Ahornsirup
1 Teelöffel Zitronensaft
½ Teelöffel Salz
1 Esslöffel Olivenöl
einige gesalzene Pistazien

**Zubereitung:**
Die Zucchini in ca. 1 ½ cm dicke Scheiben schneiden, etwas salzen und in dem Olivenöl bissfest anbraten, herausnehmen und abkühlen lassen. Den Sellerie von den Blättern befreien und die Stangen in ca. 5 cm lange Stücke schneiden und ebenfalls mit ein wenig Salz in der Pfanne kurz anbraten. Beide Zutaten auf Salat-Tellern anrichten. Den Frischkäse und den Joghurt auf einem tiefen Teller mit einer Gabel zerdrücken und mischen. Die Chilischote ganz klein schneiden. Zusammen mit dem Zitronensaft und dem Ahornsirup zu dem Frischkäse geben und verrühren. Dann auf den Salatportionen verteilen. Mit den Pistazien bestreuen. Auf jede Portion einige Blättchen Basilikum und Rosmarin legen und – wenn vorrätig – mit Basilikumblüten verzieren.

**Hinweis:**
Das übriggebliebene Sellerielaub nicht wegwerfen, sondern trocknen oder einfrieren. Es gibt eine wunderbare Würze in jeder Gemüsesuppe.

*Für 4 Personen*

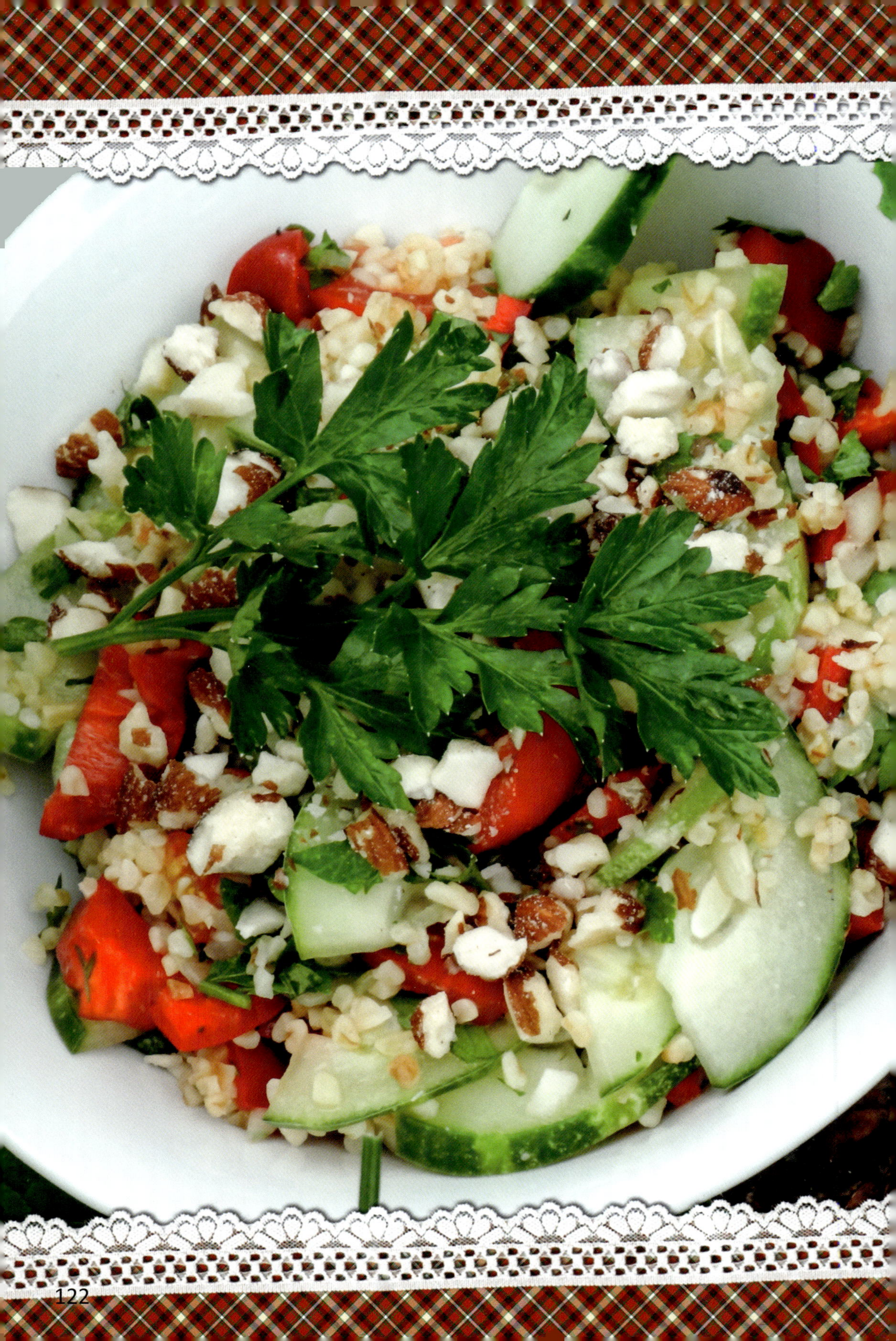

# Bunter Bulgur-Salat

*Dieser Salat ist eine leichte Hauptmahlzeit.*

**Zutaten:**
250 Gramm Bulgur (ersatzweise Couscous)
2 Schalotten
1 kleine Gurke
1 große Paprikaschote
4 Tomaten
1 Chilischote
100 Gramm gehackte Mandeln
4 Stängel glatte Petersilie
2 Stängel Pimpinelle
1 Stängel Estragon
2 Blättchen frischer Koriander
5 Blättchen frisches Stevia-Kraut
1 Esslöffel Zitronensaft
1 Esslöffel Olivenöl
½ Teelöffel Salz

**Zubereitung:**
½ Esslöffel Olivenöl in einen Topf geben und den Bulgur kurz darin rösten. Dann mit etwa 400 ml heißem Wasser und ½ Teelöffel Salz übergießen, ca. 2 Minuten köcheln und dann nachquellen lassen. Während der Bulgur abkühlt, das Gemüse und die Zwiebel klein schneiden. Die Kräuterblättchen von den Stängeln entfernen und sehr klein schneiden. Den Bulgur – wenn er abgekühlt ist – in eine große Schüssel geben. Das Gemüse und die Kräuter, sowie den Zitronensaft und das Öl dazugeben und alles vorsichtig umrühren. Nach dem Abschmecken ein wenig durchziehen lassen und dann noch einmal abschmecken. Zuletzt die gehackten Mandeln darüber streuen.

**Hinweise:**
Ersatzweise können andere Kräuter verwendet werden, wie z. B. Basilikum, Rosmarin und Chili oder Thymian und Majoran oder Zitronenverbene, Sauerampfer und Petersilie. Der Phantasie sind keine Grenzen gesetzt. Anstelle von Stevia kann jedes andere Süßungsmittel zum Einsatz kommen.

*Für 4 Personen*

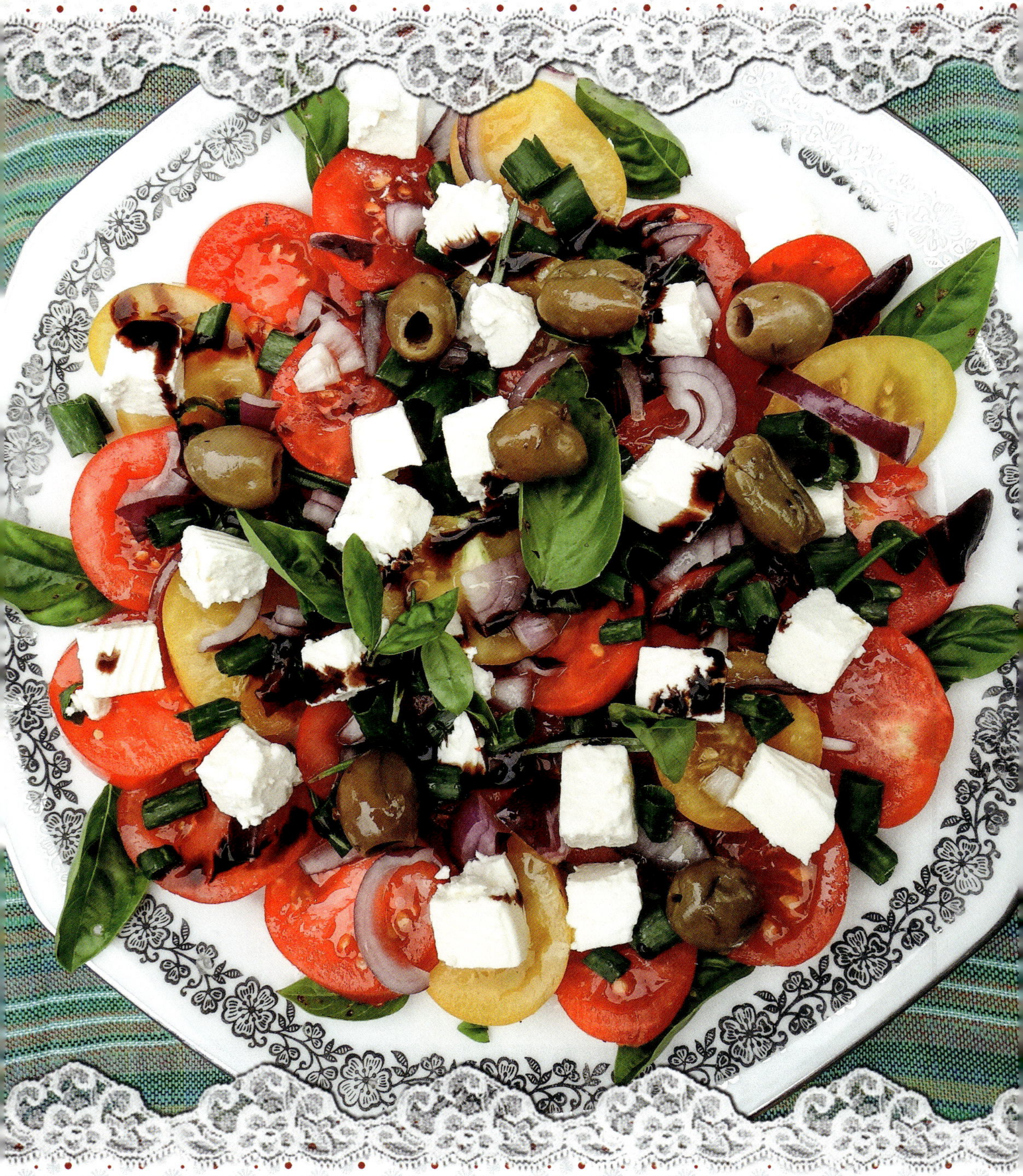

# Tomatensalat

**Zutaten:**
8 Tomaten
1 große Zwiebel mit Lauch oder 2 Lauchzwiebeln
3 Stängel Basilikum
1 Stängel Rosmarin
1 Mozzarella oder Schafskäse oder Feta
½ Teelöffel Salz
1 Esslöffel Balsamico-Schaum
1 Esslöffel Olivenöl
einige Oliven

**Zubereitung:**
Die Tomaten in Scheiben, die Zwiebeln in dünne Ringe schneiden. Den Lauch klein schneiden. Tomaten und Zwiebeln auf einer großen Platte anrichten. Den Käse zerkleinern und obenauf streuen. Über alles ein wenig Salz geben. Danach das Olivenöl und den Balsamico-Schaum darüber verteilen.
Zuletzt die Blättchen vom Basilikum und einige Oliven darauf legen.

*Für 4 Personen*

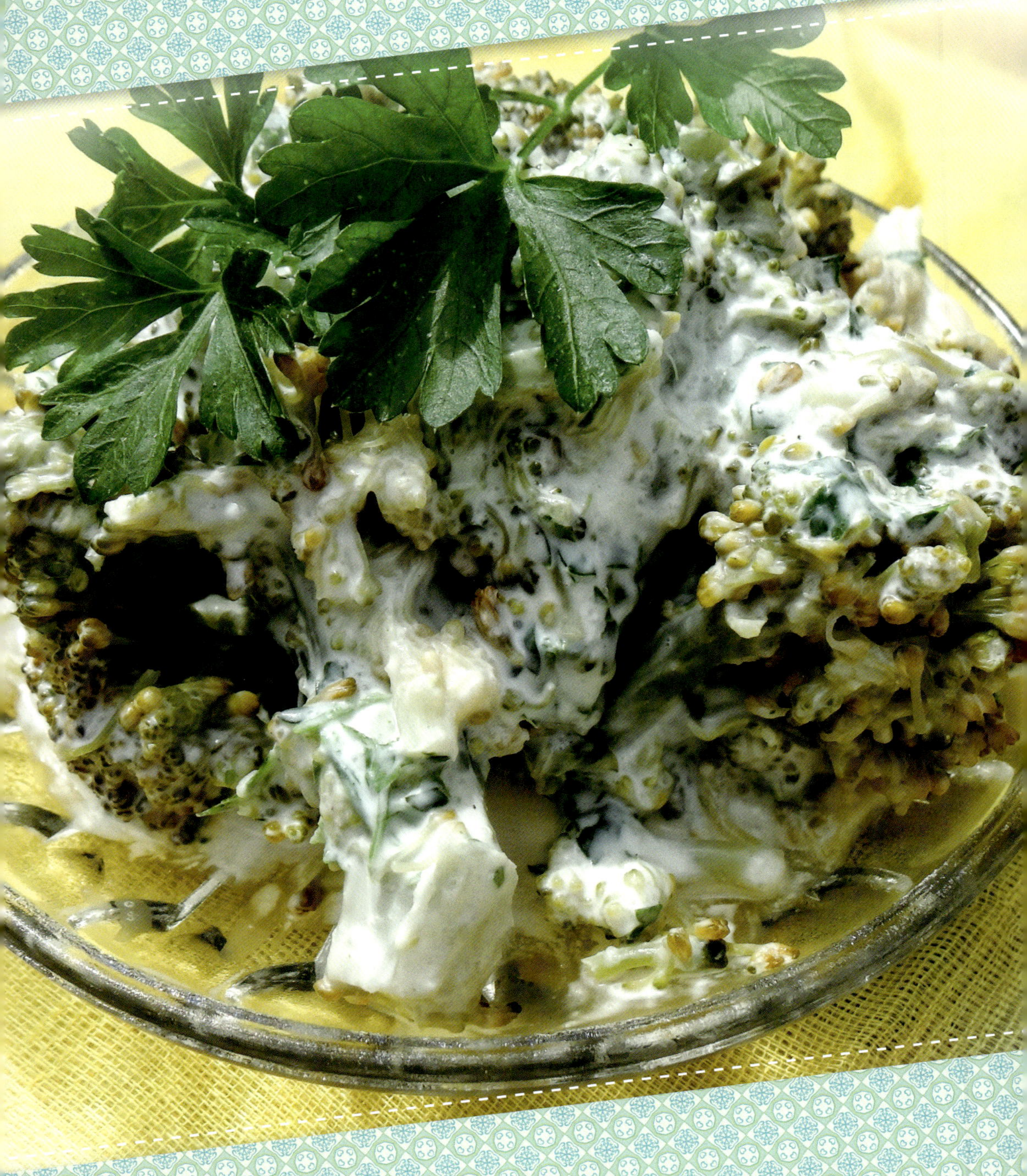

# Blumenkohlsalat mit Saurer Sahne

**Zutaten:**
1 Blumenkohl
2 Becher Saure Sahne (300 ml)
1 Teelöffel Salz
¼ Teelöffel Pfeffer
1 Bund glatte Petersilie

**Zubereitung:**
Den Blumenkohl vor oder nach dem Kochen in Stücke schneiden. Blumenkohl in Salzwasser bissfest kochen, abgießen und abkühlen lassen, dann in eine große Schüssel geben und etwas zerkleinern. Die Petersilie hacken und zusammen mit Salz und Pfeffer mit der Sauren Sahne verrühren, vorsichtig unter den Blumenkohl mischen. Alles etwa eine Stunde durchziehen lassen.

**Hinweis:**
Sollte der Blumenkohl beim Kochen zu weich geworden sein, gibt diese Mischung einen leckeren Brotaufstrich. – Ein ähnlich wohlschmeckender Salat kann mit einem Broccoli oder einer anderen Kohlart zubereitet werden.

*Für 4 Personen*

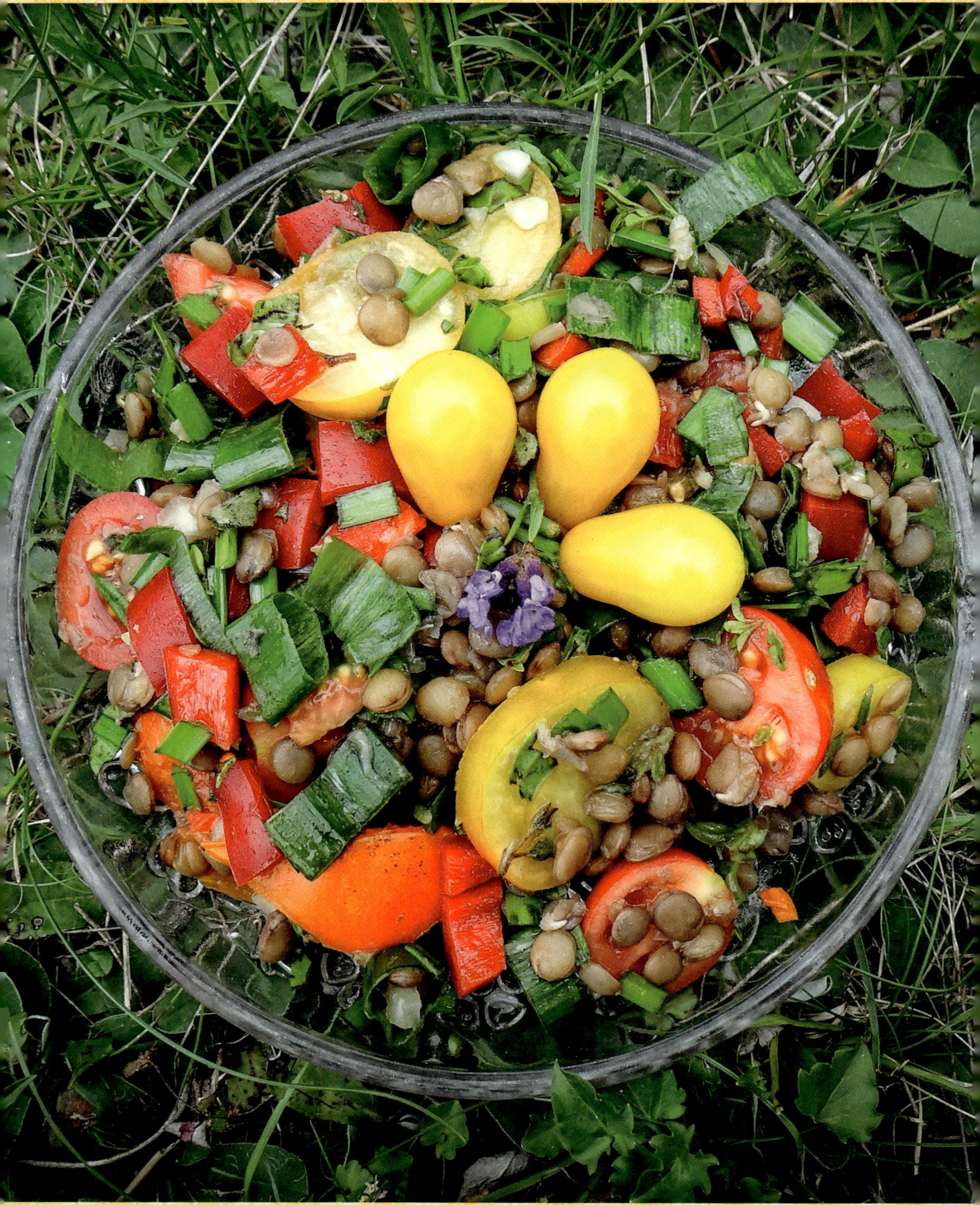

# Sommergemüse-Salat mit Linsen

**Zutaten:**
2 Paprikaschoten
4 Tomaten
1 Zwiebel mit Lauch
1 kleine Chilischote
6-7 Blättchen Stevia
1 Stängel Rosmarin
3 Stängel Basilikum
einige Blättchen Thymian und Majoran
wenige Blüten Lavendel
1 Minibund Knolau
ca.200 Gramm große Linsen
Saft von 1 Zitrone
1 Esslöffel Olivenöl
½ Teelöffel Salz

**Zubereitung:**
Die Linsen einige Stunden vor dem Kochen oder über Nacht in Wasser einweichen. Dem Wasser ein wenig Salz hinzufügen und die Linsen bissfest kochen und abkühlen lassen. Die Paprikaschoten nach dem Entfernen des Kerngehäuses in kleine Stücke schneiden. Die Zwiebel schälen und sehr klein und den Lauch in Streifen schneiden. Die Tomaten in Scheiben schneiden. Alles zusammen mit den Linsen in eine Schüssel geben. Die Blättchen der Kräuter (außer Lavendel) von den Stängeln abzupfen, die Chili entkernen und alles sehr klein schneiden und zu den anderen Zutaten geben. Den Zitronensaft, das Salz und das Öl hinzufügen. Alles gründlich mischen und mit Lavendelblüten garnieren.

*Für 4 Personen*

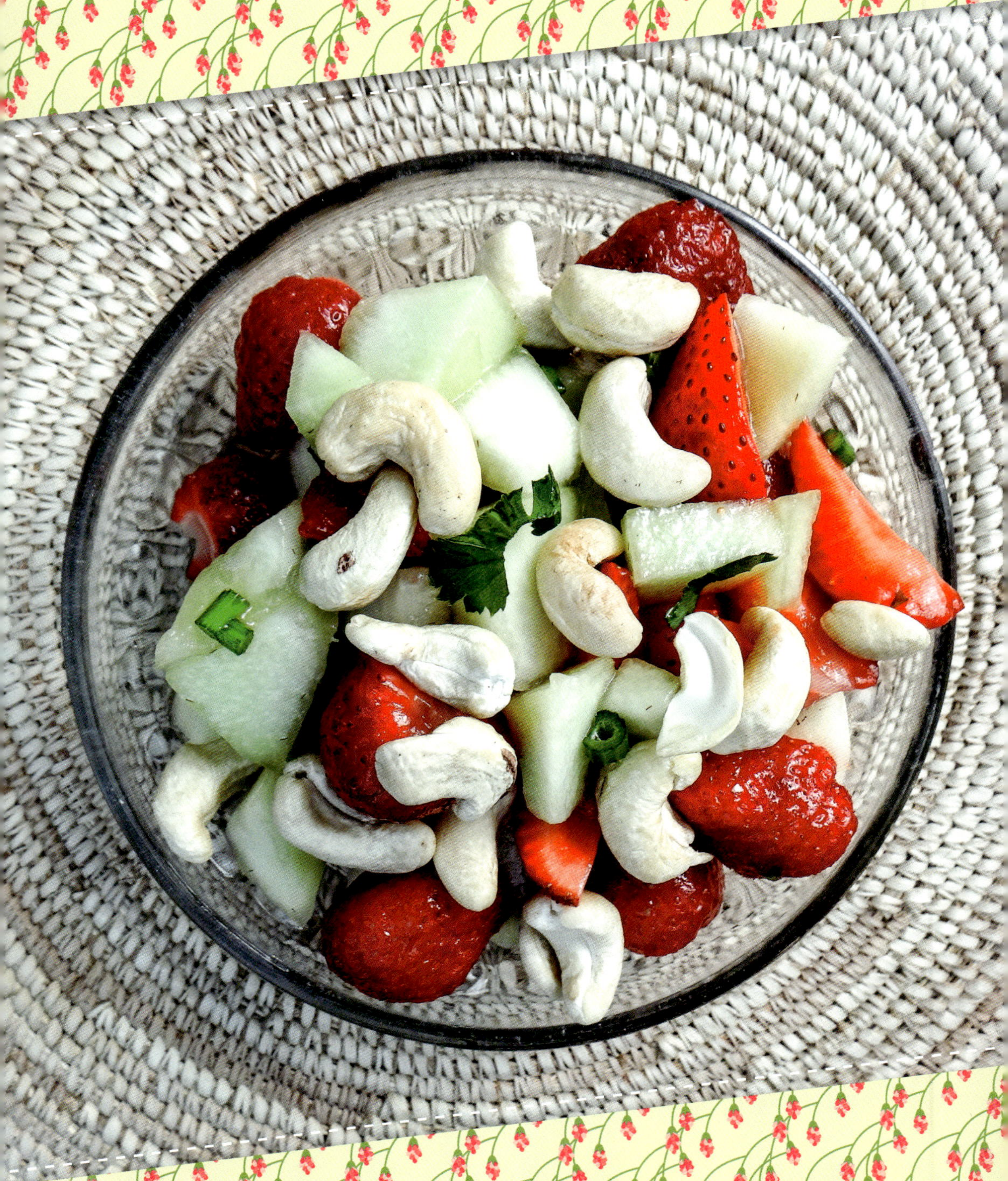

# Erdbeer-Melonen-Salat

**Zutaten:**
2 Stangen Staudensellerie
1 Honigmelone
ca. 200 Gramm Erdbeeren
1 Teelöffel Nuss- oder Mandelöl
2 Esslöffel Zitronensaft
1 Teelöffel Honig
1 Prise Salz
1 Handvoll Cashewnüsse

**Zubereitung:**
Die Selleriestangen waschen und in kleine Ringe schneiden, das Laub sehr klein schneiden. Alles in eine große Schüssel geben. Die Melone zerteilen, von der Schale befreien, in kleine Würfel schneiden und zu dem Sellerie geben. Die Erdbeeren waschen, abtropfen lassen und das Grün entfernen, halbieren und zu den anderen Zutaten geben. Aus Zitronensaft, Honig, Öl und Salz eine Soße bereiten und untermischen. Zuletzt mit den Cashewnüssen bestreuen.

*Für 4 Personen*

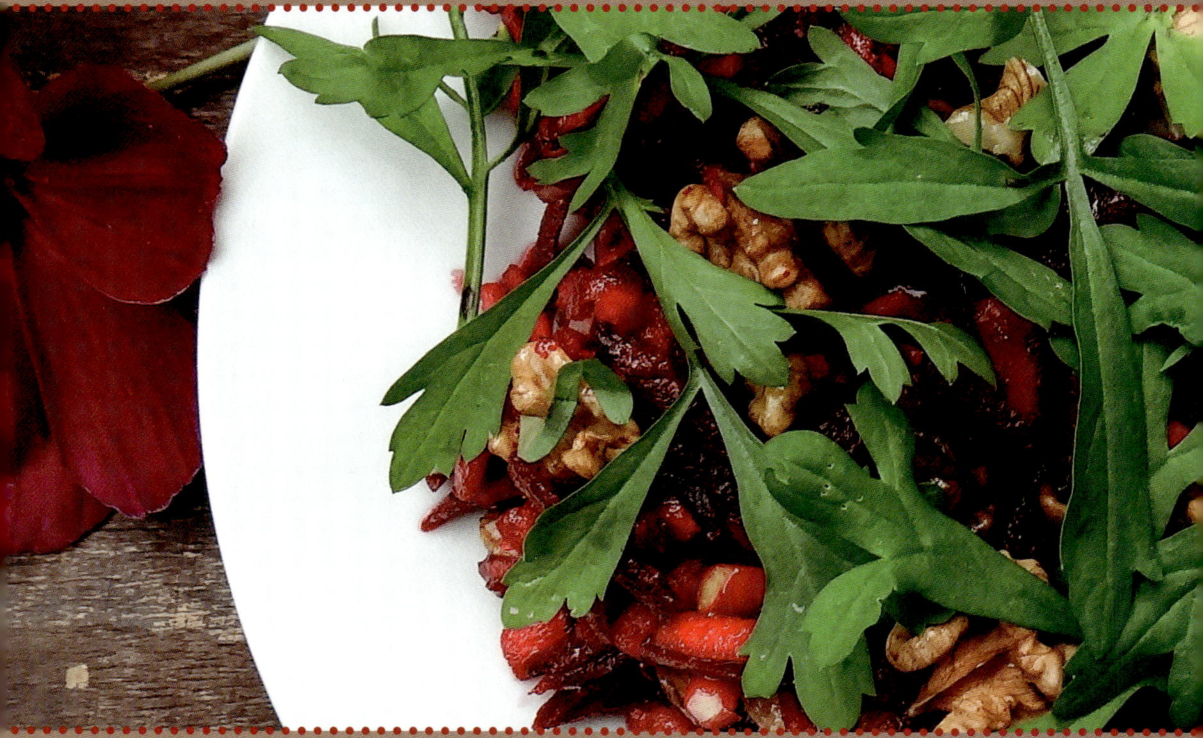

# Herbst

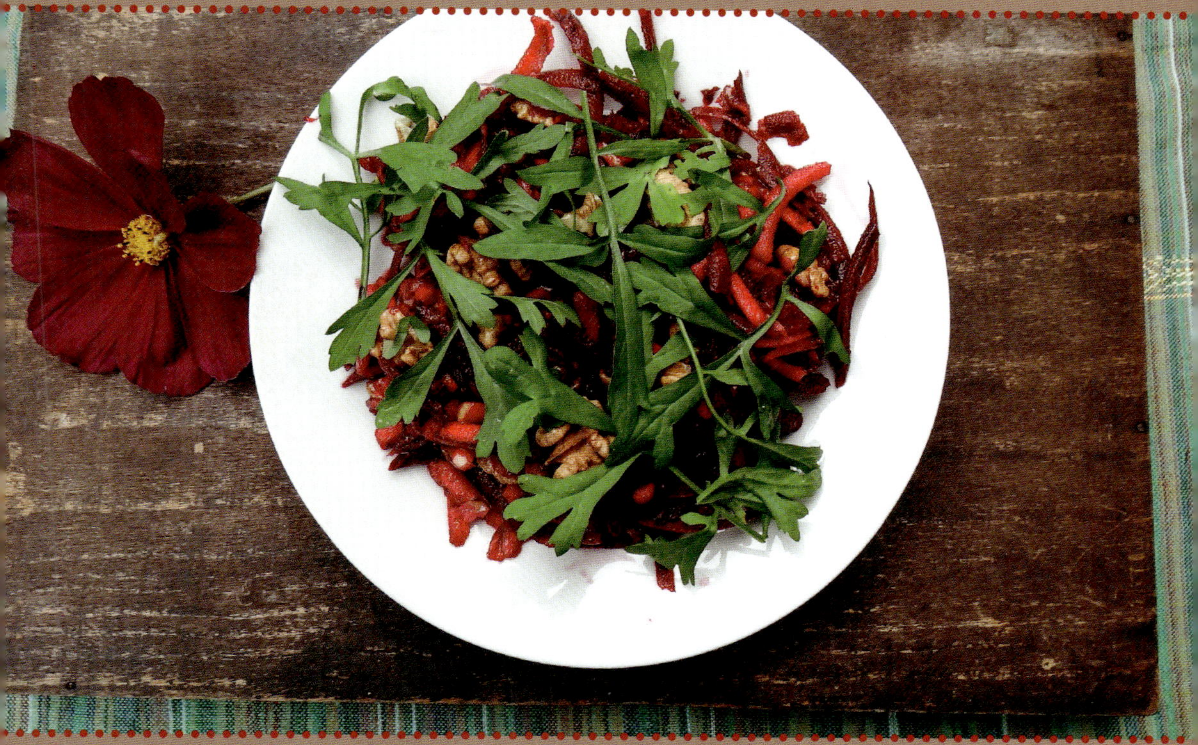

Er sendet Tau und Regen
und Sonn- und Mondenschein,
er wickelt seinen Segen
gar zart  und künstlich ein
und bringt ihn dann behende
in unser Feld und Brot:
es geht durch unsre Hände,
kommt aber her von Gott.

*Aus dem Lied „Wir pflügen und wir streuen" von Matthias Claudius (1740-1815)*

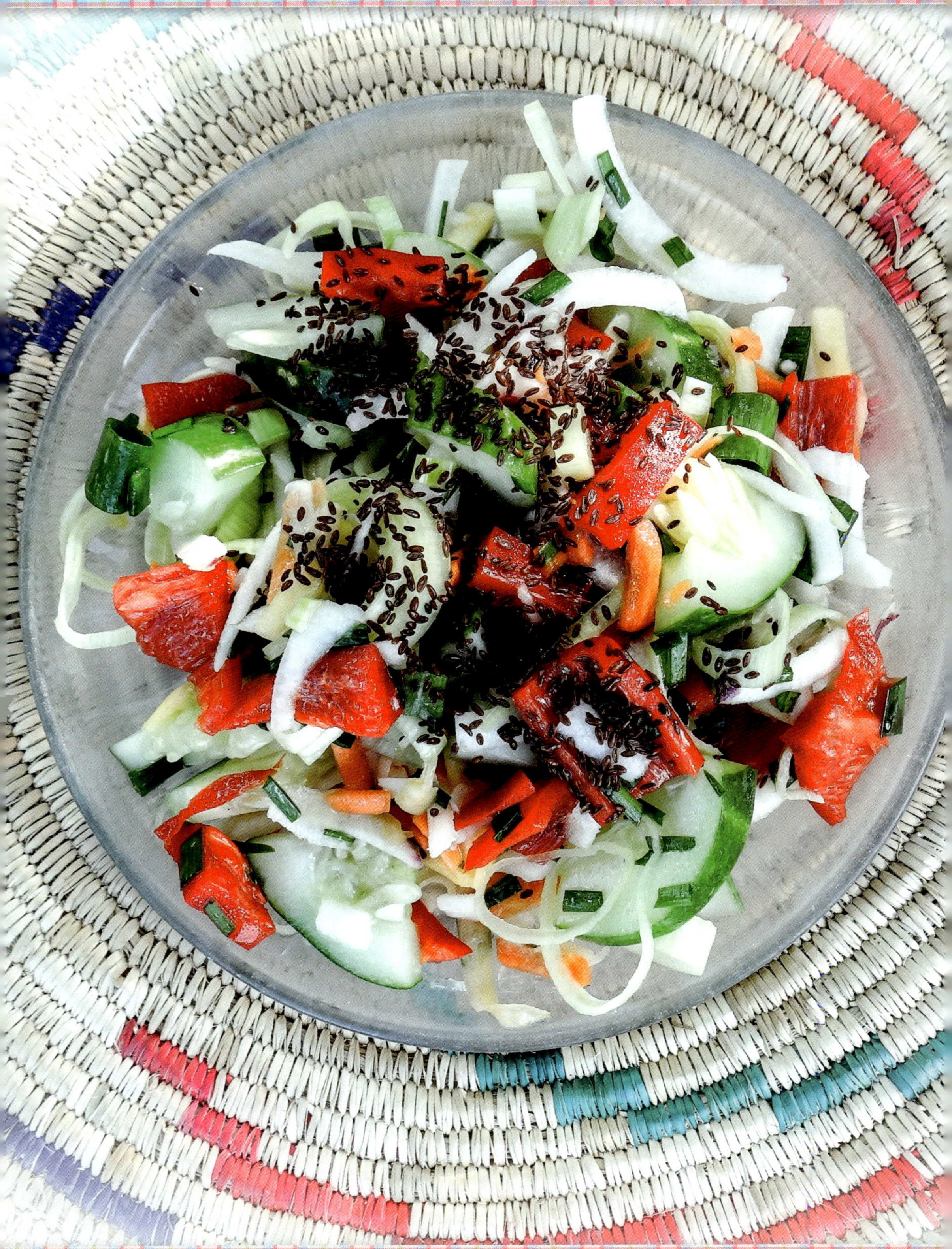

# Bunter Herbst-Salat

**Zutaten:**
1 kleine Gurke
1 Paprikaschote
1 Stück Spitz- oder Weißkohl
½ Stange Porree
1 Stange Bleichsellerie
1 kleines Stück Kürbis
evtl. 1 oder 2 Mairübchen oder Navet-Rübchen
1 kleine Möhre
Dill
frischer Majoran
frischer Thymian
Schnittlauch und Knolau
1 kleines Stück Peperonischote
½ Teelöffel Salz
1 Esslöffel Kräuter- oder Apfelessig
1 Esslöffel Rapsöl
1 Esslöffel Agavendicksaft o. ä.
Stevia nach Bedarf
evtl. Flohsamen

**Zubereitung:**
Kürbis, Möhre und Rübchen grob raspeln. Gurke, Paprika, Kohl, Sellerie und Porree klein schneiden. Alles Gemüse in einer großen Schüssel miteinander mischen. Peperoni in winzige Stückchen schneiden und mit den zerkleinerten Kräutern, Salz, Stevia, Öl und Essig vermischen. Diese Salatsoße unter das Gemüse heben. Nach Belieben mit Flohsamen bestreuen.

**Hinweis:**
Diesem Salat können auch andere Erntegaben hinzugegeben werden wie z. B. Zucchini, Radieschen, etc.

*Für 4 Personen*

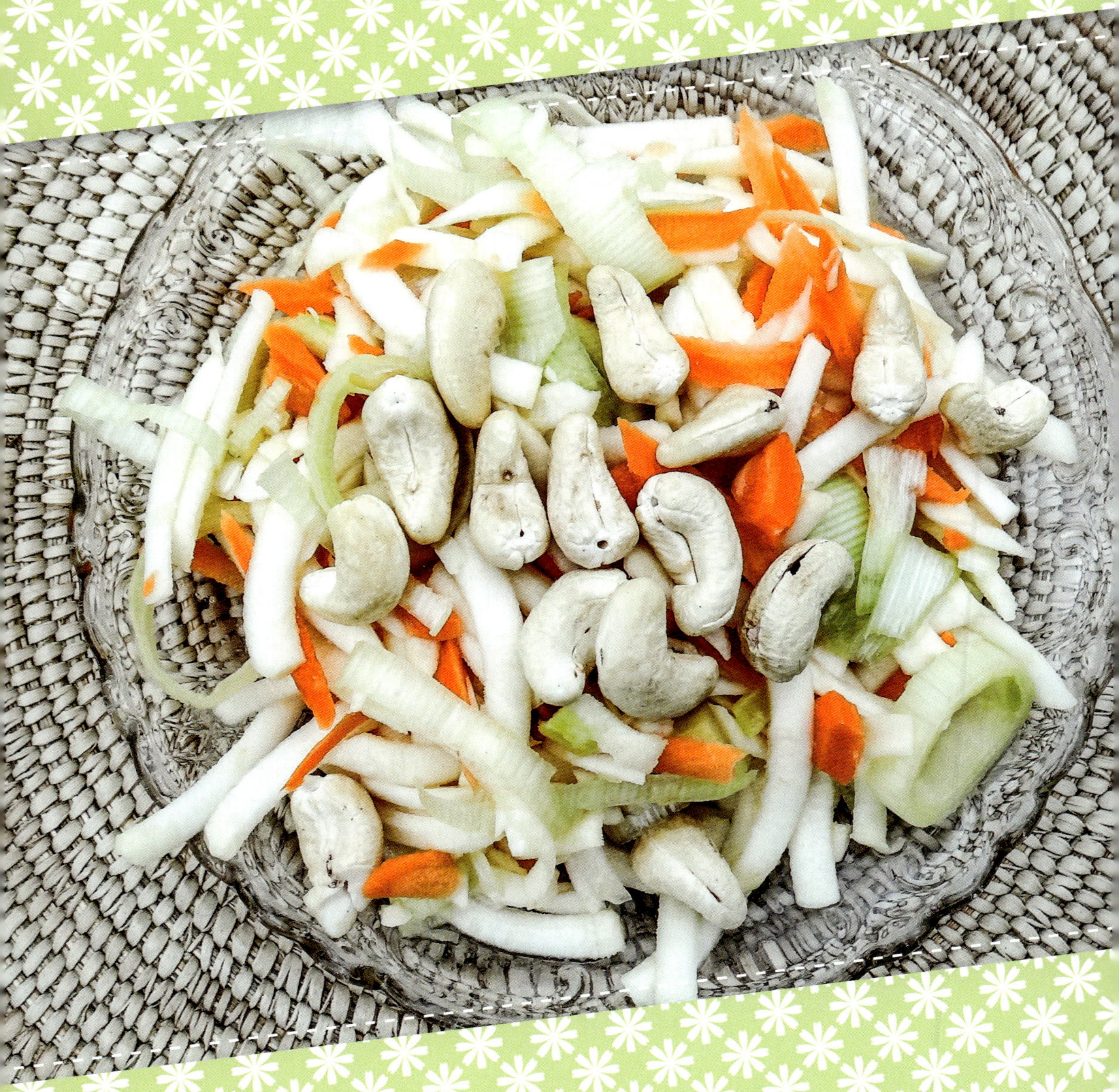

# Knollensellerie- Salat

**Zutaten:**
1 Knollensellerie
1 Möhre
1 kleine Porree-Stange
1 Apfel
Saft von 1 Zitrone
1 Esslöffel Nuss-Öl
Salz
1 Handvoll Cashew-Nüsse

**Zubereitung:**
Den Apfel zu Mus pürieren, dann mit Zitronensaft, Salz und Öl mischen. Den Knollensellerie und die Möhre nach dem Schälen grob raspeln, den Porree in ganz dünne Ringe schneiden. Die Apfel-Salatsoße unter das Gemüse mischen. Zuletzt Cashew-Nüsse darüber streuen.

*Für 4 Personen*

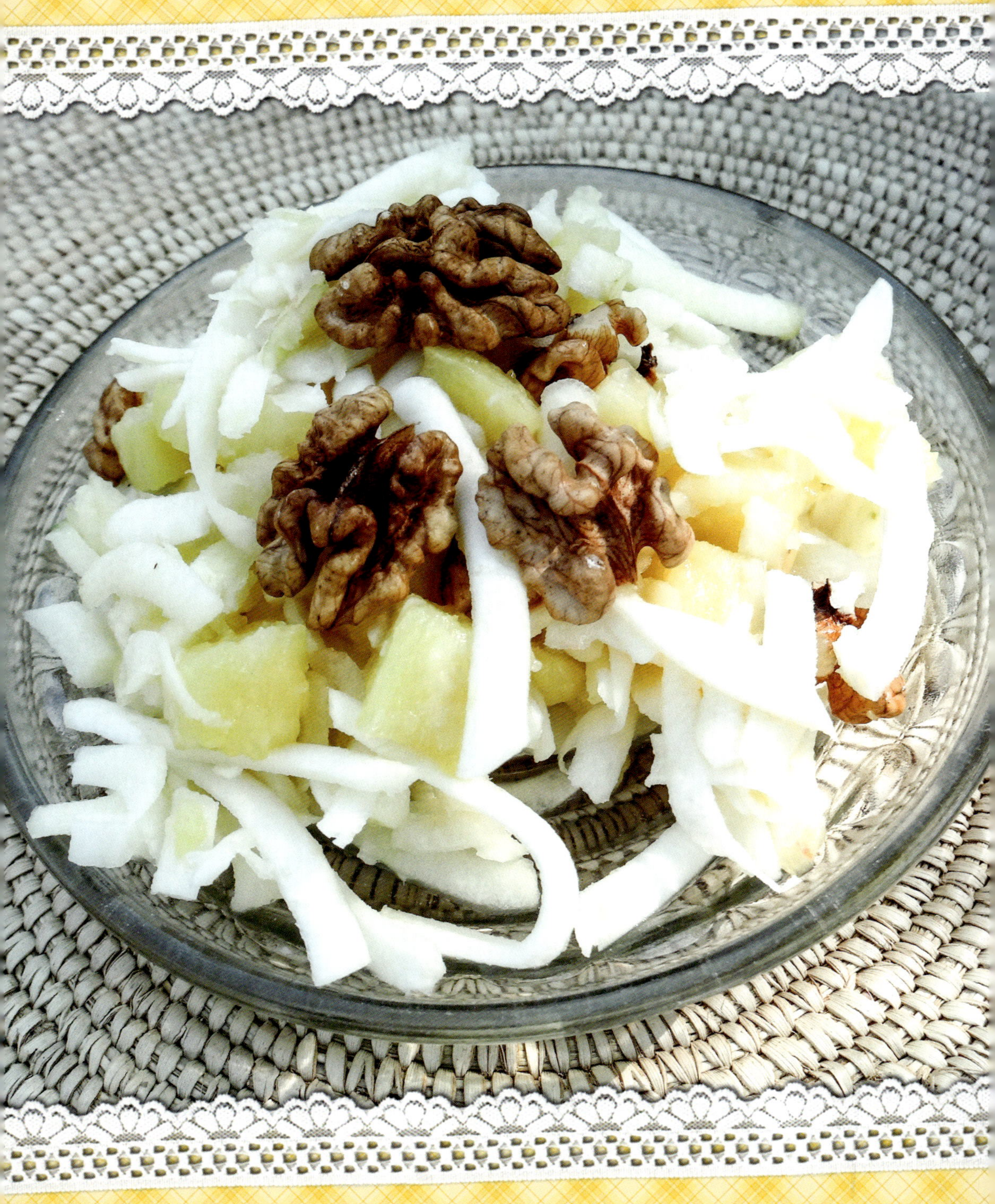

# Knollensellerie-Ananas-Salat

**Zutaten:**
1 Knollensellerie
1 großer Apfel
1/3 frische Ananas
1 Hand voll etwas zerkleinerter Walnüsse
Saft von ½ Zitrone
2 Prisen Salz
1 Esslöffel Walnussöl

Zusätzlich für die Varianten mit Soße:
Variante 1
1 Becher Saure Sahne
1 Esslöffel Zitronensaft
1 Esslöffel Agavendicksaft
5 klein gehackte Walnüsse
½ Teelöffel Walnussöl
1 Prise Salz

Variante 2
ca. 10 gemahlene Walnüsse
1 ½ Esslöffel körniger Senf
1 Teelöffel Honig
2 Prisen Salz
1 Teelöffel Zitronensaft
1 Teelöffel Walnussöl

**Zubereitung:**
Den Zitronensaft mit dem Öl und dem Salz mischen. Knollensellerie und Apfel grob raspeln. Die Ananas in kleine Stücke schneiden. Die Zitronensoße darunter mischen. Sehr gut schmeckt dazu als Variante eine Soße aus den oben angegebenen Zutaten, die man dann über jede Portion nach Belieben geben kann.

*Für 4 Personen*

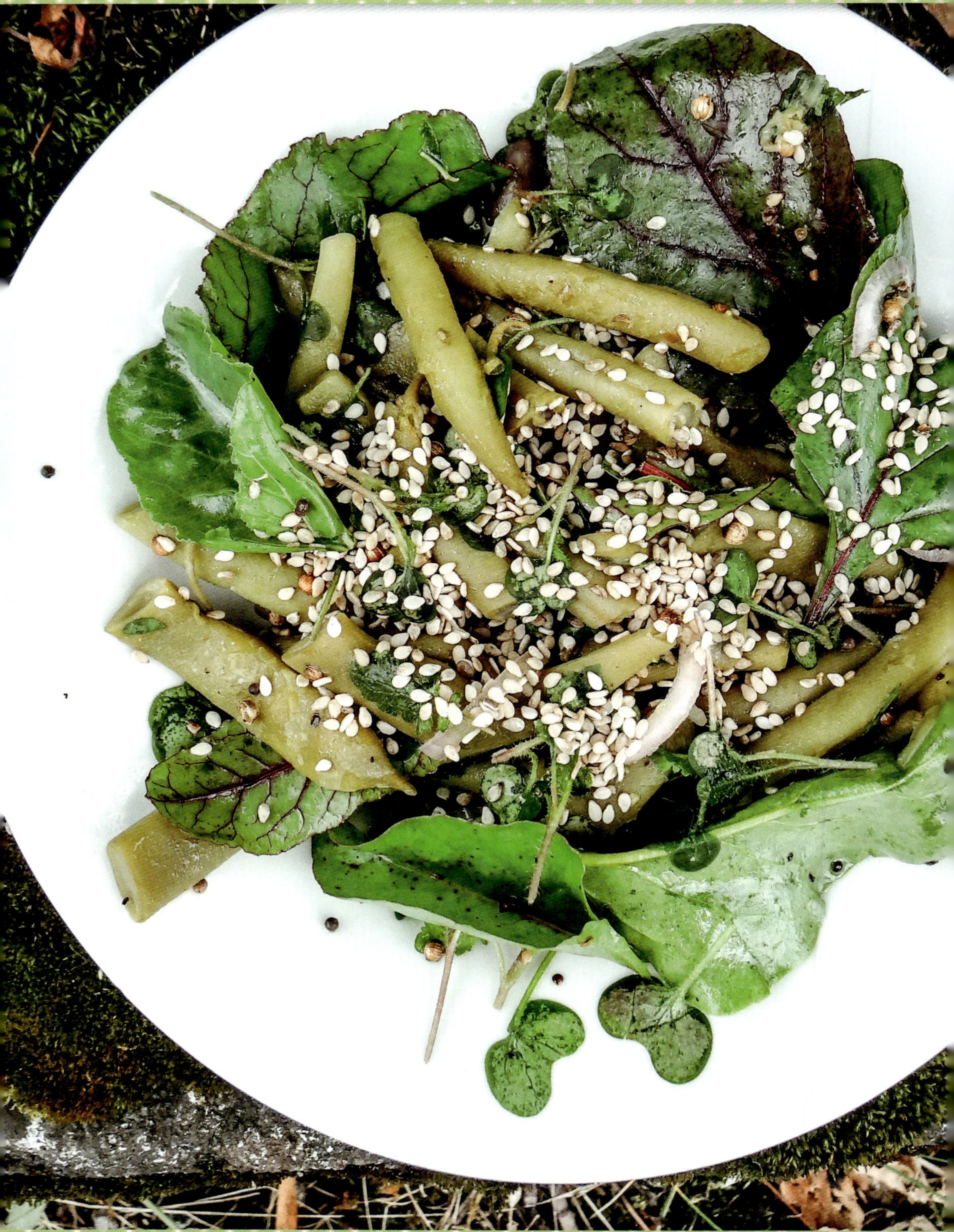

# Bohnensalat mit Spinat

**Zutaten:**

ca. 300 Gramm grüne Bohnen
ca. 100 Gramm junge Spinat- oder Mangoldblätter
1 Schalotte
2 Stängel Bohnenkraut
1 Handvoll Senfblättchen oder Kresse
3 Blättchen Estragon
5 Blättchen Zitronenverbene
1 Esslöffel Senfkörner
1 Teelöffel Koriandersamen
2 Esslöffel Schwarzkümmel oder Sesam
Saft von 1 Limette
1 Esslöffel Pflanzenöl
½ Teelöffel Salz
1 Teelöffel Agavendicksaft

**Zubereitung:**

Die Bohnen in nicht zu kleine Stücke schneiden und in Salzwasser mit dem Bohnenkraut bissfest kochen, abgießen und abkühlen lassen. Das Bohnenkraut herausnehmen. Koriandersamen und Senfkörner kurz in einer Pfanne rösten und dann mit einem Mörser etwas zerstoßen. Die Spinatblättchen waschen und abtropfen lassen, dann zusammen mit der in ganz dünne Scheiben geschnittenen Schalotte zu den Bohnen geben. Senfblättchen, Verbene und Estragon etwas zerkleinern. Aus dem Limettensaft, dem Öl, dem Agavendicksaft und dem Salz eine Soße bereiten, die zerstoßenen Gewürze hinzufügen. Die Kräuter sowie die Soße zu dem Salat geben und alles vorsichtig untermischen. Zuletzt den Schwarzkümmel bzw. Sesam darüber streuen.

**Hinweis:**

Anstelle von Spinat oder Mangold können auch in Scheiben geschnittene Gurken verwendet werden.

*Für 4 Personen*

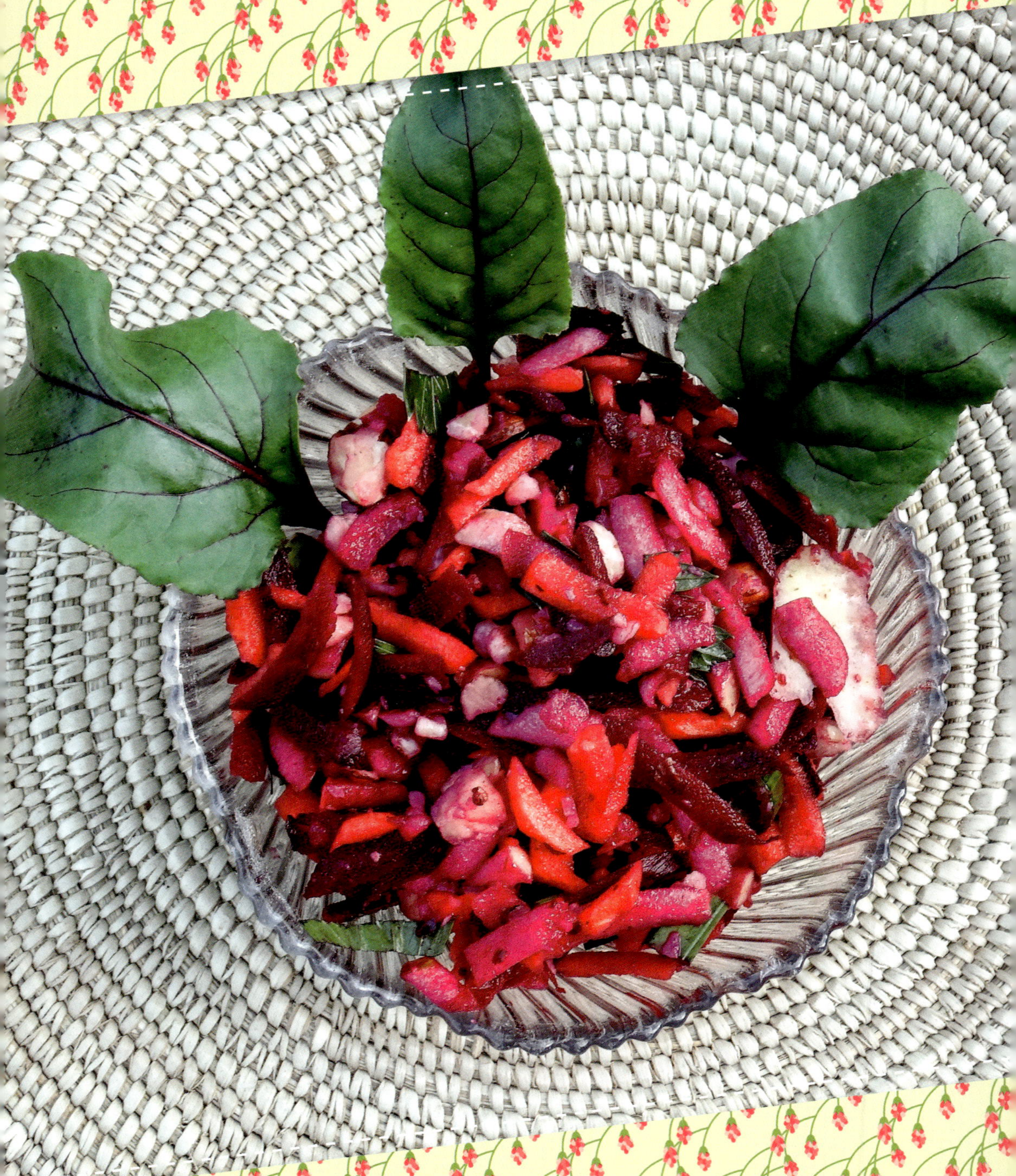

# Rote-Bete-Salat mit Haselnüssen

**Zutaten:**
1 Rote Rübe
1 große Möhre
1 Apfel
1 Stange Bleichsellerie
½ Tasse gehackte Haselnüsse
Saft von 1 Zitrone
1 Esslöffel Nussöl
¼ Teelöffel Salz
1 kleine Zitronenscheibe

**Zubereitung:**
Rote Rübe, Möhre und Apfel grob raspeln. Stangensellerie in kleine Stücke schneiden. Mit den restlichen Zutaten vermischen und mit einer kleinen Zitronenscheibe garnieren.

*Für 4 Personen*

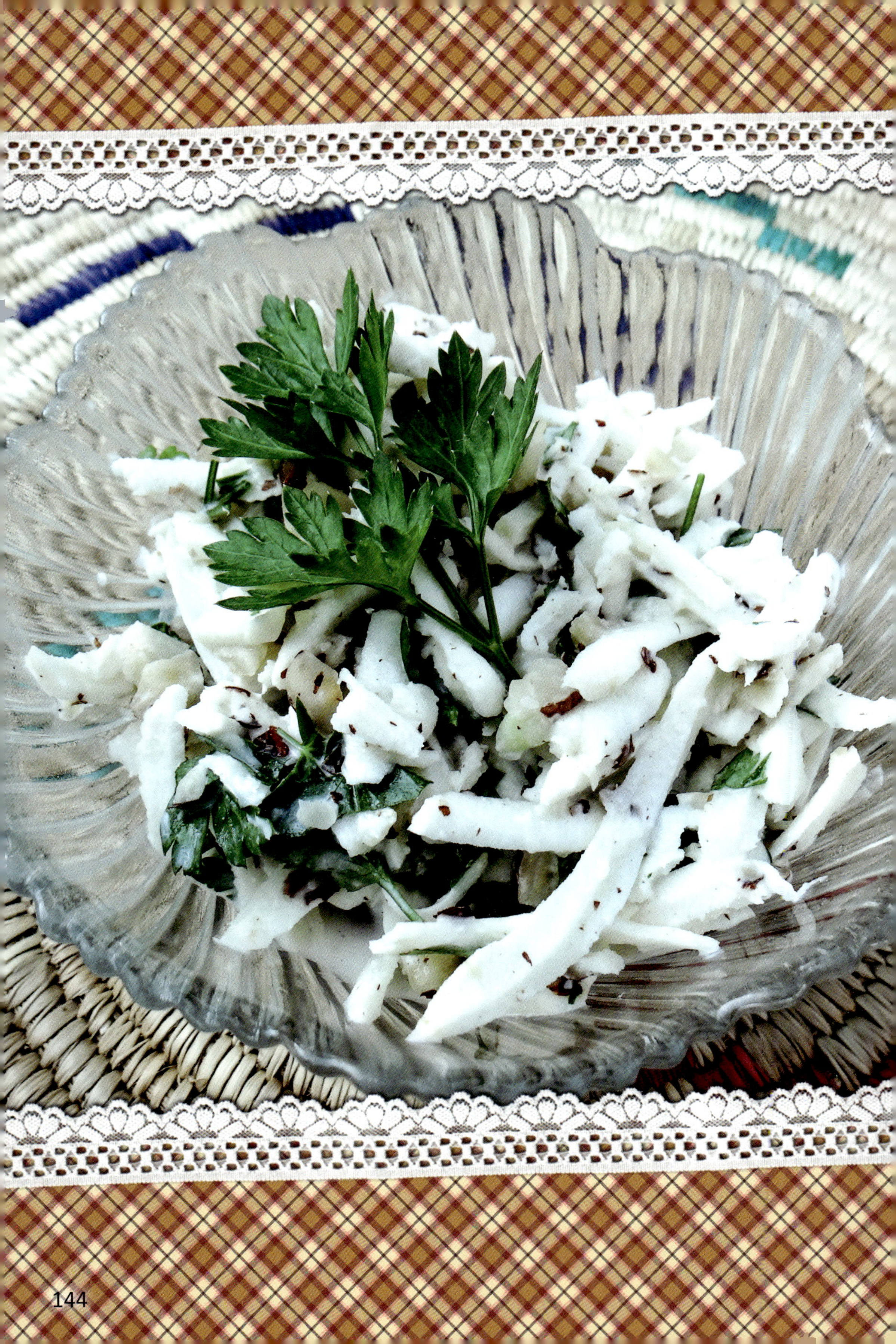

# Pastinaken-Salat

**Zutaten:**
2 mittlere oder eine große Pastinake
Saft von ½ Zitrone
1 Becher Saure Sahne
½ Tasse gehackte Haselnüsse
½ Teelöffel Salz
Petersilie oder Rucola zum Verzieren

**Zubereitung:**
Die Pastinaken schälen und grob raspeln. Mit den restlichen Zutaten mischen. Mit etwas Petersilie oder Rucola verzieren.

*Für 4 Personen*

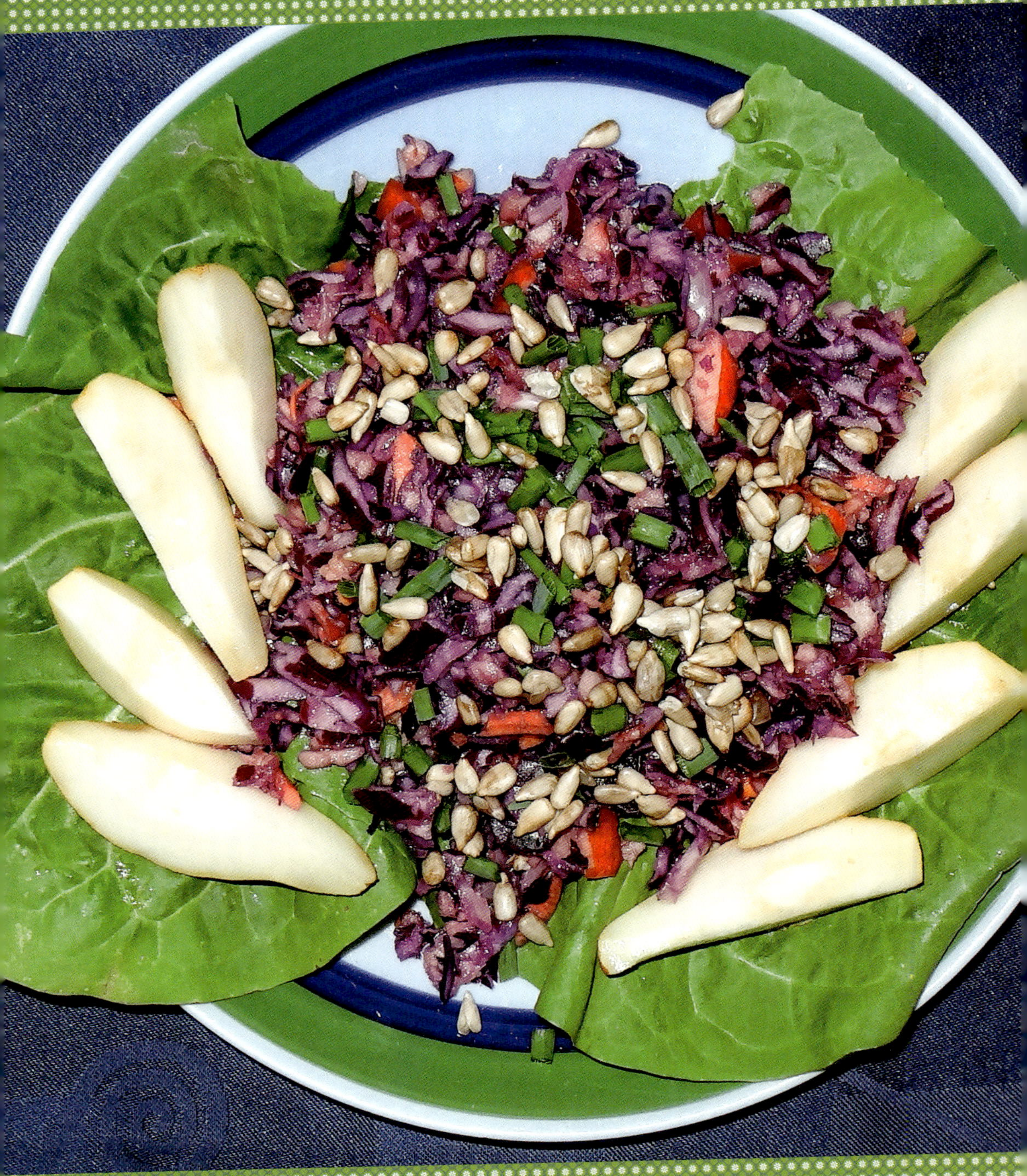

# Rotkraut-Birnen-Salat

**Zutaten:**
4 große Salatblätter
¼ Rotkraut
1 große Möhre
1 Zwiebel
1 reifer Apfel
4 reife Birnen
1 Esslöffel Rapsöl
2 Esslöffel Apfelessig
1 Teelöffel Senf
½ Teelöffel Salz
1 Bund Schnittlauch
1 Tasse mit Sonnenblumenkeimen

**Zubereitung:**
Die Salatblätter auf die 4 Salatteller als Unterlage legen. Rotkohl und Möhre grob raspeln und in eine Schüssel geben. Zwiebel klein schneiden. Aus Öl, Senf, Essig und Salz eine Salatsoße bereiten. Den Apfel entkernen und pürieren und mit der Soße vermengen. Diese unter das Gemüse mischen. Den fertigen Salat auf den Salatblättern verteilen. Den Schnittlauch klein schneiden und auf den Salat streuen. Die Sonnenblumenkeime ebenfalls darüber streuen. Die Birnen entkernen und achteln und je eine Frucht neben dem Salat verteilen.

*Für 4 Personen*

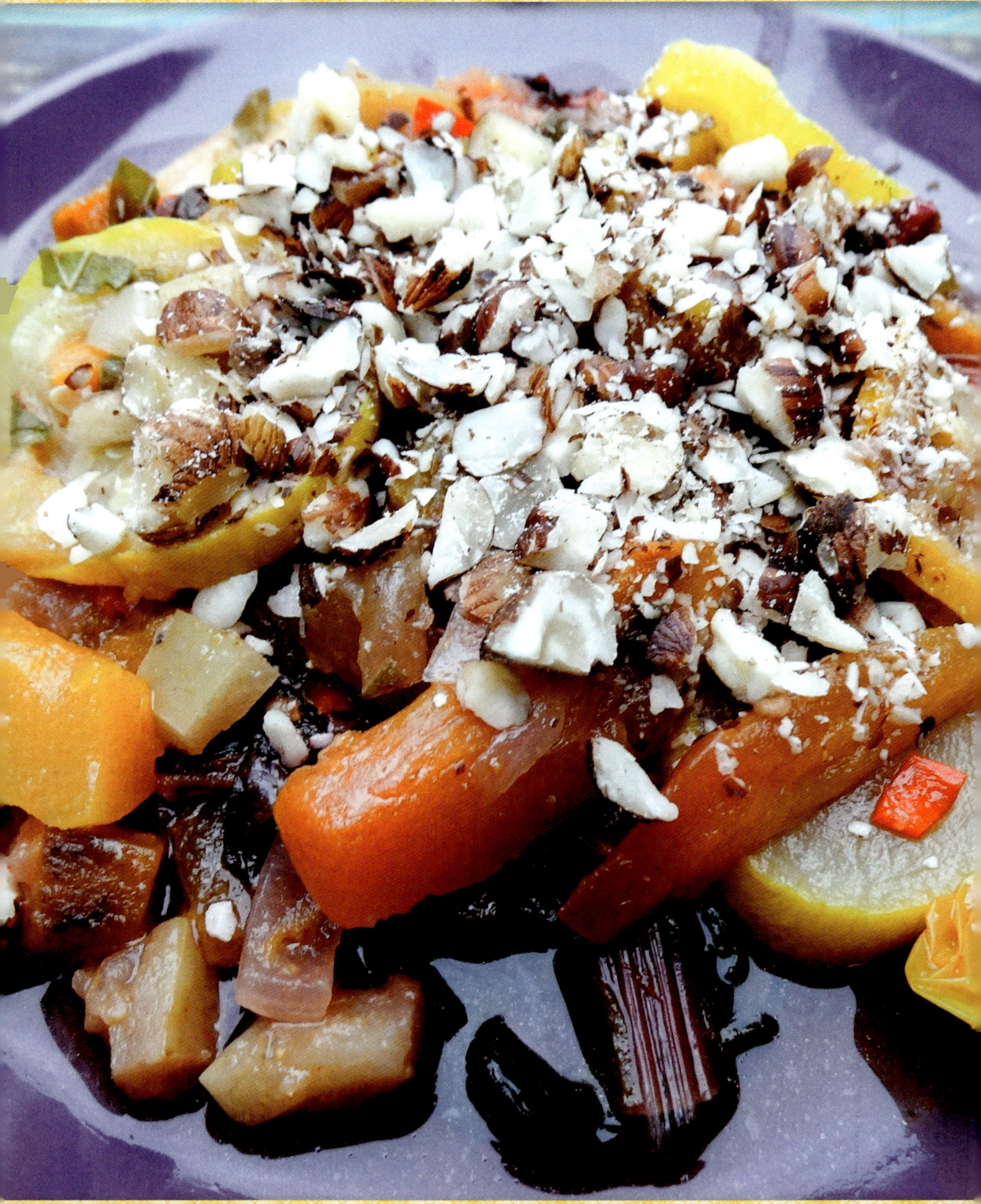

# Warmes Herbst-Allerlei

*Dieser Salat schmeckt warm am besten und ist eine vollwertige Hauptmahlzeit.*

**Zutaten:**
ca. 1 Kilo frisches Gemüse: Zucchini, Tomaten, Paprika, Zwiebel, Möhre, Mangold oder Spinat oder geschossener Blattsalat, 1 Stück Kürbis
2 Äpfel
1 kleine Chilischote (wer es scharf mag)
½ Teelöffel Salz
einige Blättchen Zitronen-Verbene oder Zitronenmelisse
1 Esslöffel Apfelessig oder Zitronensaft
3 Esslöffel Nussöl
evtl. 1 kleine Tasse gehackte Haselnüsse oder Walnüsse

**Zubereitung:**
Alles Gemüse und die Äpfel klein schneiden. Die Äpfel können auch geraspelt werden. Zuerst das etwas festere Gemüse (z.B. Möhre und Paprika) in Nussöl anbraten. Danach die kleingeschnittene Zwiebel, die Stiele vom Mangold, Zucchini und Kürbis zugeben, kurz danach die Tomaten, zuletzt die Blätter von Mangold u.dgl. und die Äpfel. Wer es scharf mag, kann noch sehr klein geschnittene Stückchen Chili hinzufügen. Alles nur so lange schmoren, dass es noch bissfest ist. Mit dem Salz abschmecken. Die klein geschnittene Verbene untermischen. Zuletzt den Apfelessig bzw. den Zitronensaft hinzufügen. Alles auf den Tellern verteilen und die Nüsse darüber streuen.

**Hinweise:**
Für das „Warme Herbst-Allerlei“ kann so gut wie alles verwertet werden, was im Garten erntereif ist.
Die Zutatenliste kann nach Belieben und Gaumenfreuden erweitert oder auch verändert werden.

*Für 4 Personen*

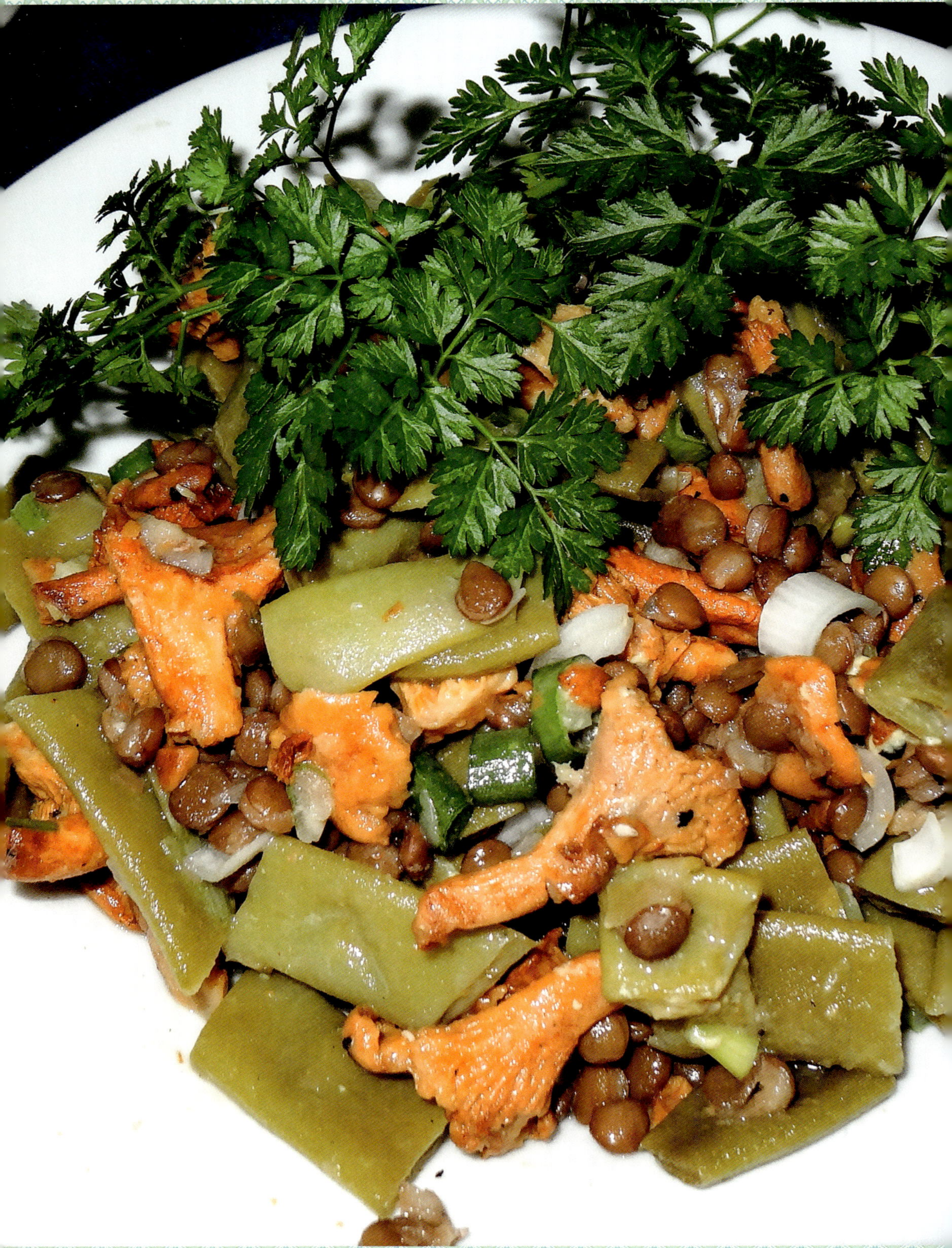

# Linsen-Bohnen-Pfifferlinge-Salat

**Zutaten:**
1 Tasse Linsen
300 Gramm grüne Bohnen
ca. 200 Gramm Pfifferlinge
1 Esslöffel Senf
2 Esslöffel Apfelessig oder Zitronensaft
1 Esslöffel Honig
2 Esslöffel Öl
3 lange Stängel Zwiebellauch oder 1 Lauchzwiebel
2 Stängel Bohnenkraut
einige Blätter Kerbel (wer den Geschmack mag)
1 Teelöffel Salz
und etwas Pfeffer

**Zubereitung:**
Die Linsen ca. 3 Stunden in reichlich Wasser einweichen und dann mit ein wenig Salz bissfest kochen. Bohnen in Stücke schneiden und mit dem Bohnenkraut in Salzwasser kochen. Pfifferlinge in 1 Esslöffel Öl und mit 3 Prisen Salz anbraten, aber nur bissfest. Wenn alles abgekühlt ist, in eine Schüssel geben und mit der Soße aus Essig oder Zitronensaft, dem 2. Löffel des Öls, Senf, Honig, 3 Prisen Salz und Pfeffer abschmecken. Zwiebellauch klein schneiden und unter den Salat mischen. Den fertigen Salat auf Portionstellern anrichten. Die Kerbelblättchen von den Stängeln zupfen und über die Portionen verteilen.

**Hinweise:**
Wer keinen Kerbel hat oder seinen Geschmack nicht mag, kann stattdessen Petersilie verwenden. Nach erstmaligem Einbringen sät sich Kerbel im Garten von allein wieder aus und ist deshalb auch im Herbst reichlich vorhanden. Kerbel ist sicher nicht jedermanns Geschmack, doch sein Wert für die Gesundheit sehr hoch.

*Für 4 Personen*

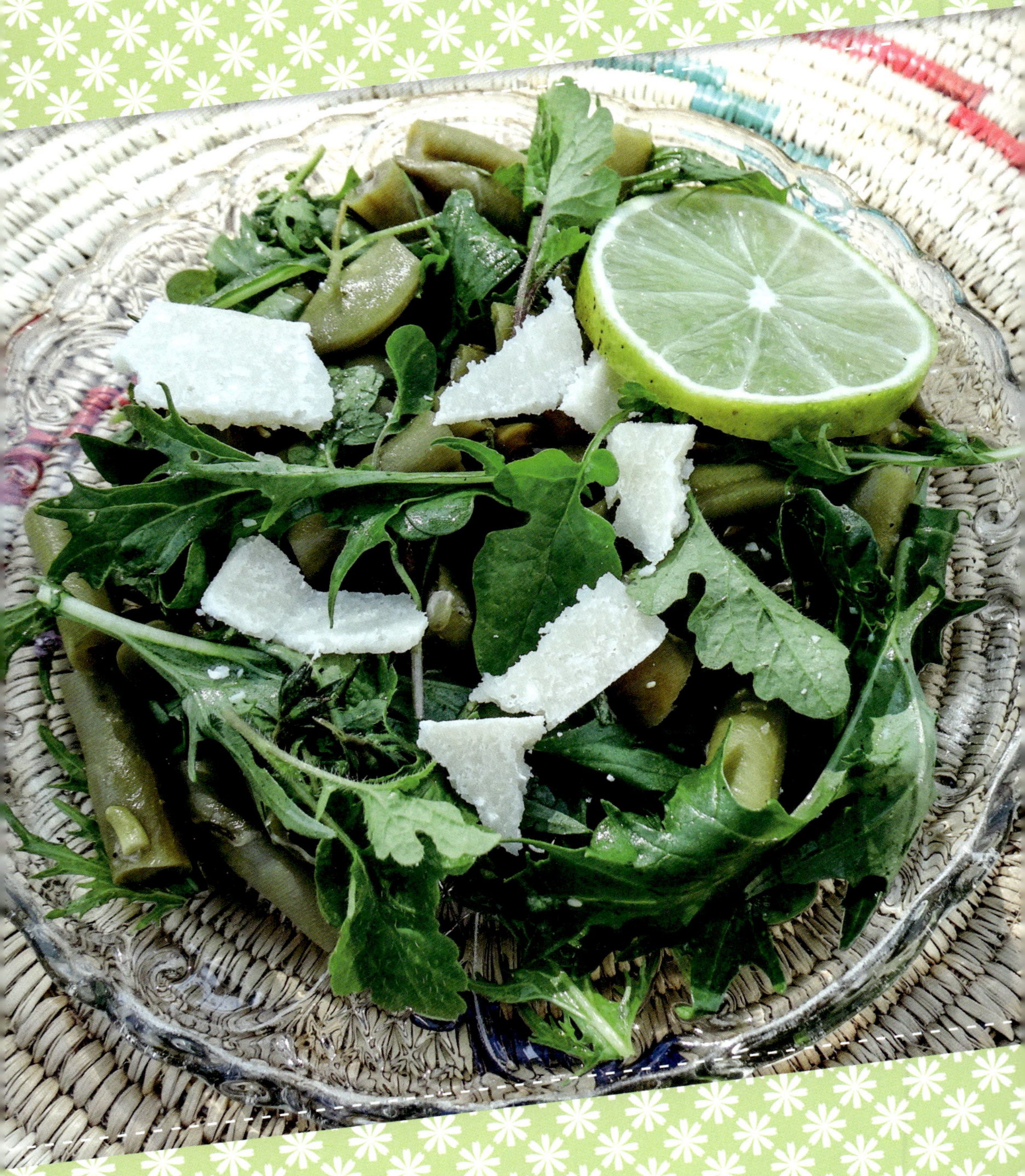

# Bohnen-Babyleaf-Salat

**Zutaten:**

ca.250 g frische Buschbohnen
1 Hand voll Babyleaf-Salatblättchen und/oder Rucola
3 Stängel Bohnenkraut
einige Blättchen Zitronenverbene
einige Blättchen Senfkraut oder Barbarakraut
1 Esslöffel Zitronensaft
1 Esslöffel Rapsöl
1 Teelöffel Agavendicksaft
½ Teelöffel Salz
1 Limette
in dünne Scheiben gehobelter Parmesan (nach Belieben)
Zitronenpfeffer

**Zubereitung:**

Die Bohnen im Ganzen oder in Stücke geschnitten in leicht gesalzenem Wasser mit 2 Stängeln Bohnenkraut kochen und abkühlen lassen. Die kleinen Salatblättchen sowie die Senf- oder Barbarakrautblättchen waschen und abtropfen lassen. Aus Öl, Zitronensaft, den abgezupften Blättchen des verbliebenen Bohnenkrauts, Agavendicksaft, Salz und Zitronenpfeffer eine Soße bereiten und unter die Bohnen mischen und etwas durchziehen lassen. Danach mit den Blättchen vermischen und auf Salattellern anrichten. Zuletzt mit dem gehobelten Parmesan belegen und jede Portion mit einer Scheibe Limette verzieren.

*Für 4 Personen*

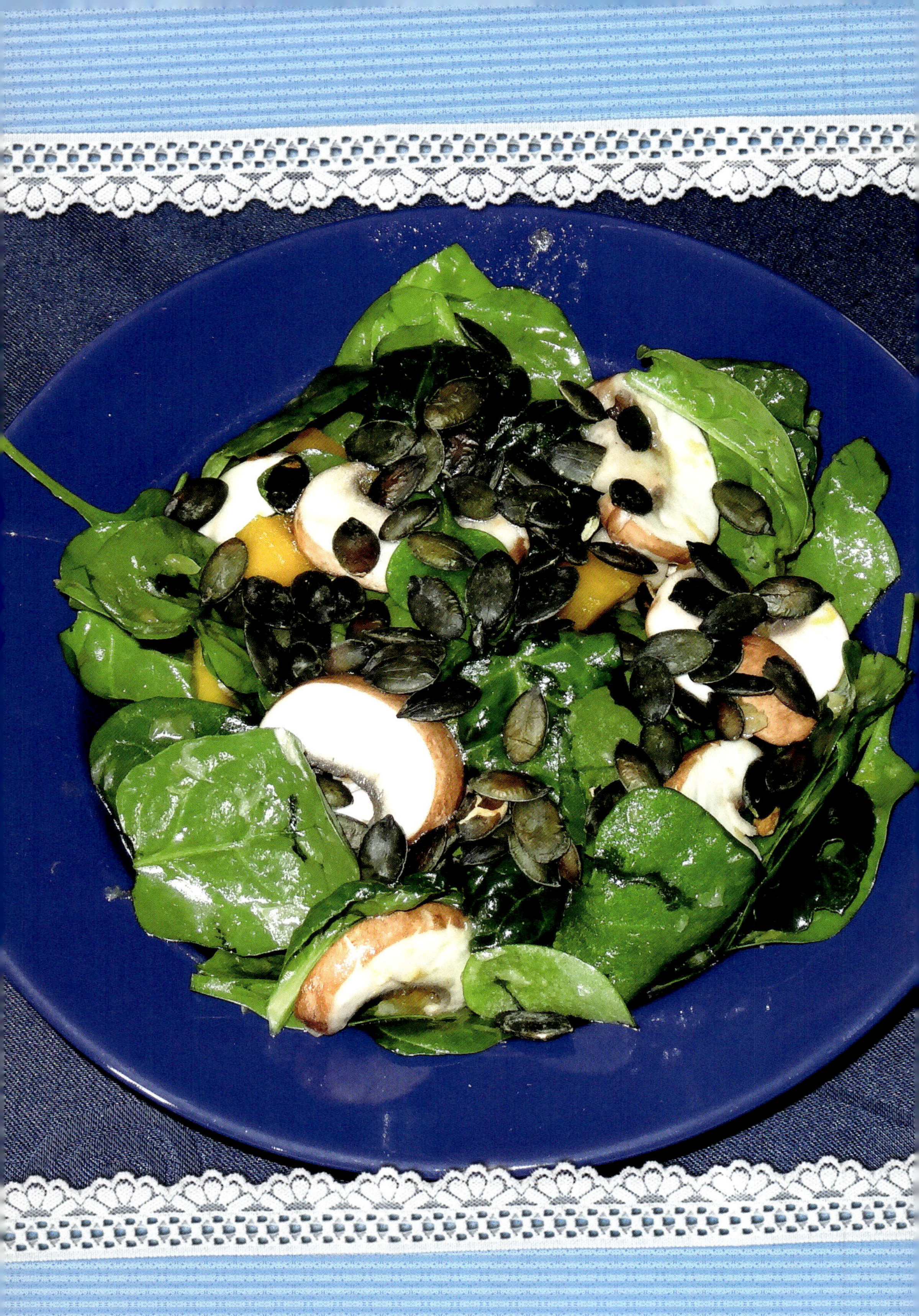

# Kürbis-Pilz-Salat

**Zutaten:**
ca. 1 Pfund fester Kürbis
150 Gramm Champignons oder Pfifferlinge
250 Gramm Rapinschen oder Spinat
Saft von 1 Apfelsine
1 Teelöffel Zitronensaft
1 Esslöffel Rapsöl
½ Esslöffel Nussöl
½ Teelöffel Salz
1 Prise Cayennepfeffer
1 Handvoll Walnüsse oder Kürbiskerne
einige Blättchen Portulak (wenn vorrätig)

**Zubereitung:**
Den Kürbis in mundgerechte Würfel schneiden und im Rapsöl bissfest braten (oft umrühren, lieber auf heißer Herdplatte kurz braten, als lange vor sich hin braten lassen), abkühlen lassen. Die Pilze gründlich waschen. Champignons in Streifen schneiden, Pfifferlinge ganz lassen, nur die größeren zerteilen. Die Rapünzchen bzw. Spinat waschen und abtropfen lassen. Aus Zitronen- und Apfelsinensaft, Nussöl, Cayennepfeffer und Salz eine Soße zubereiten. Kürbis, Pilze und Rapünzchen/Spinat vorsichtig in einer großen Schüssel vermischen. Die Soße dazugeben und nochmals mischen. Zuletzt die Nüsse bzw. Kürbiskerne darüber streuen.

*Für 4 Personen*

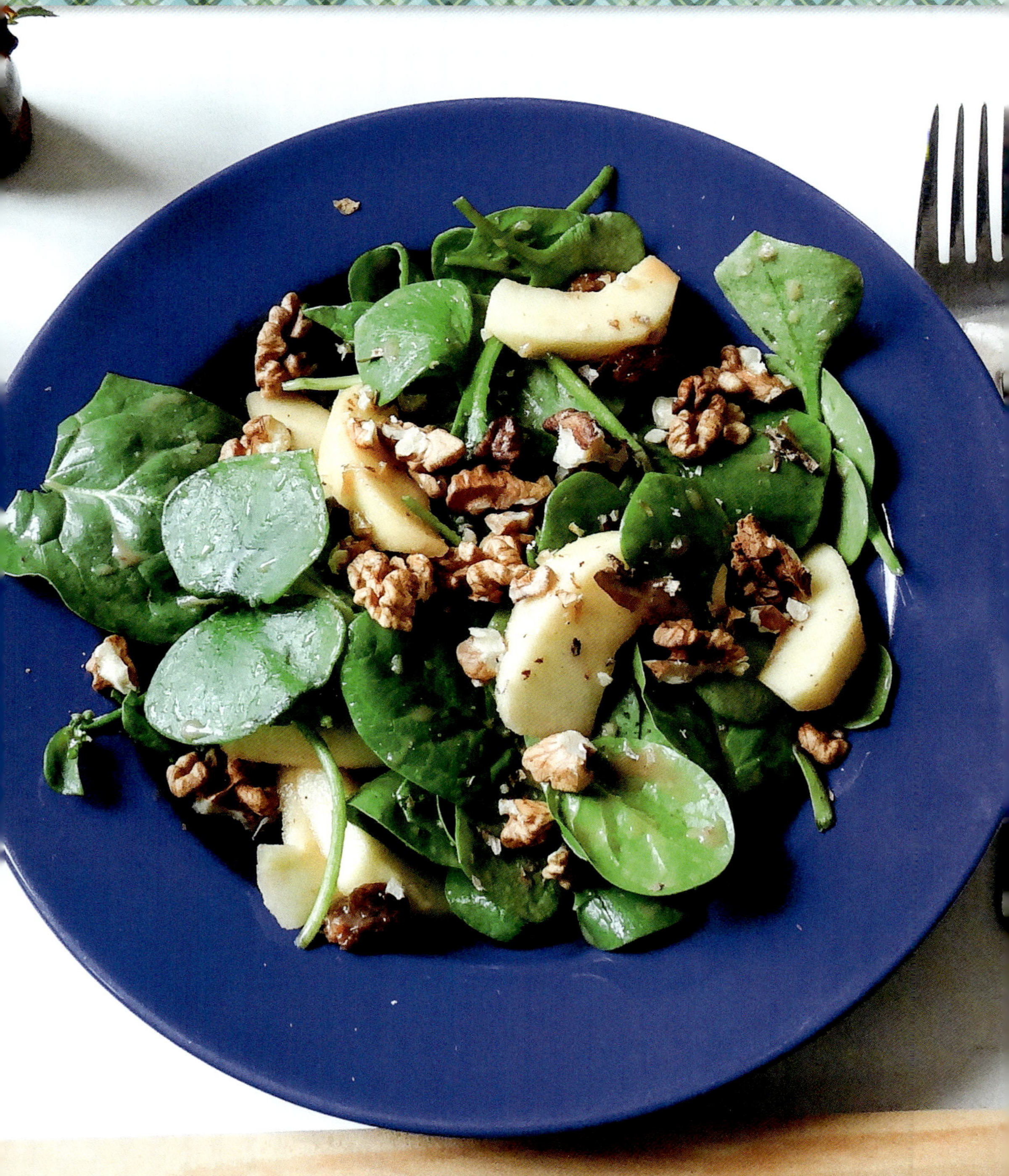

# Spinatsalat mit Äpfeln

**Zutaten:**
3 große Äpfel
ca. 250 Gramm Spinatblättchen
½ Tasse Rosinen
Saft von ½  Zitrone
1 Esslöffel Nussöl
2 Esslöffel Apfel- oder Birnenkraut
1 Handvoll Walnüsse
¼ Teelöffel Zimt (nach Wunsch)
2 Prisen Salz

**Zubereitung:**
Die Rosinen einige Stunden vorher waschen und  in etwas warmen Wasser einweichen. Die Spinatblätter waschen und abtropfen lassen. Aus Apfelkraut, Zitronensaft, Öl, Salz und Zimt eine Soße bereiten (am besten mit dem Pürierstab des Mixers). Spinatblätter in eine große Schüssel geben. Die Äpfel vom Kerngehäuse befreien und in ganz dünne Scheiben schneiden, zu dem Spinat geben. Die Rosinen abgießen und ebenfalls hinzufügen. Alles vorsichtig vermengen. Die Soße unterheben und zuletzt den Salat mit den Walnüssen bestreuen.

**Hinweise:**
Anstelle von Spinat kann auch zarter Salat verwendet werden. Auch Portulak, der sich im Garten immer wieder selbst aussät und manchmal auch im Herbst aufgeht, passt mit seinen zarten Blättchen sehr gut als „Vitamin- und Mineralienbombe“ zu allen anderen Blatt-Salaten.

*Für 4 Personen*

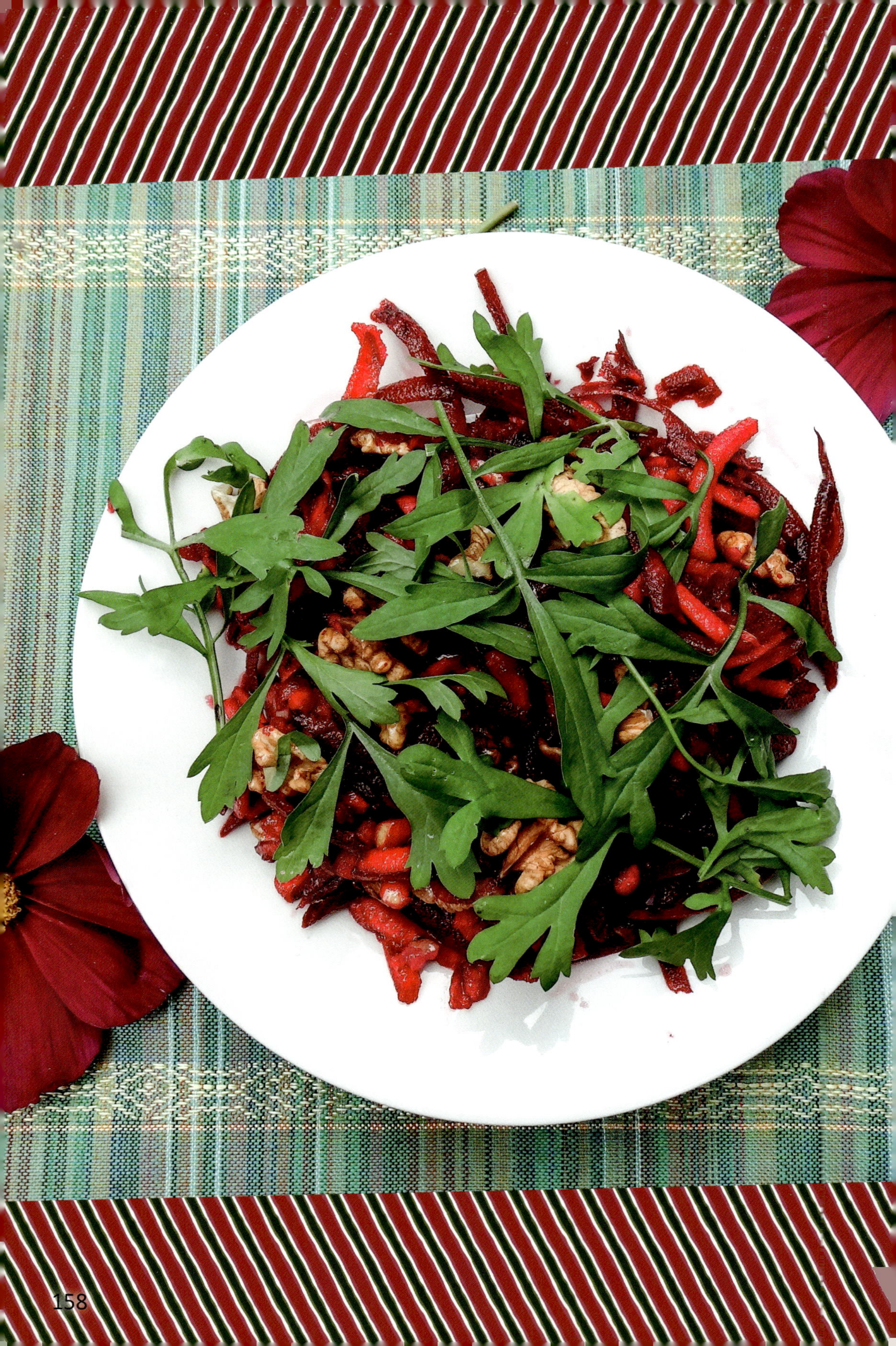

# Rote-Bete-Kresse-Salat

*Im August säe ich in meinem Kräutergarten noch ein letztes Mal Kressesamen aus, so dass ich sie im Herbst zur Verfügung habe. Frische Kresse schmeckt wunderbar zu jedem Blattsalat, aber die folgende Kombination ist eine interessante Abwechslung.*

**Zutaten:**
2 Rote Rüben
1 großer Apfel
1 Sträußchen Kresse
Saft von 1 Zitrone
1 Esslöffel Walnussöl
¼ Teelöffel Salz
1 Handvoll Walnüsse

**Zubereitung:**
Aus Zitronensaft, Öl und Salz eine Salatsoße herstellen. Rote Bete schälen. Apfel vom Kerngehäuse befreien. Beides mit der Küchenmaschine grob raspeln und in eine Schüssel geben. Die Salatsoße darunter rühren. Die Kresseblättchen von den Stängeln abzupfen und etwas klein schneiden. Zusammen mit den Walnüssen über den Salat streuen.

**Hinweis:**
Als Variante kann man diesen Salat auch mit gekochten Roten Rüben machen, dabei kann man den Apfel weglassen.

*Für 4 Personen*

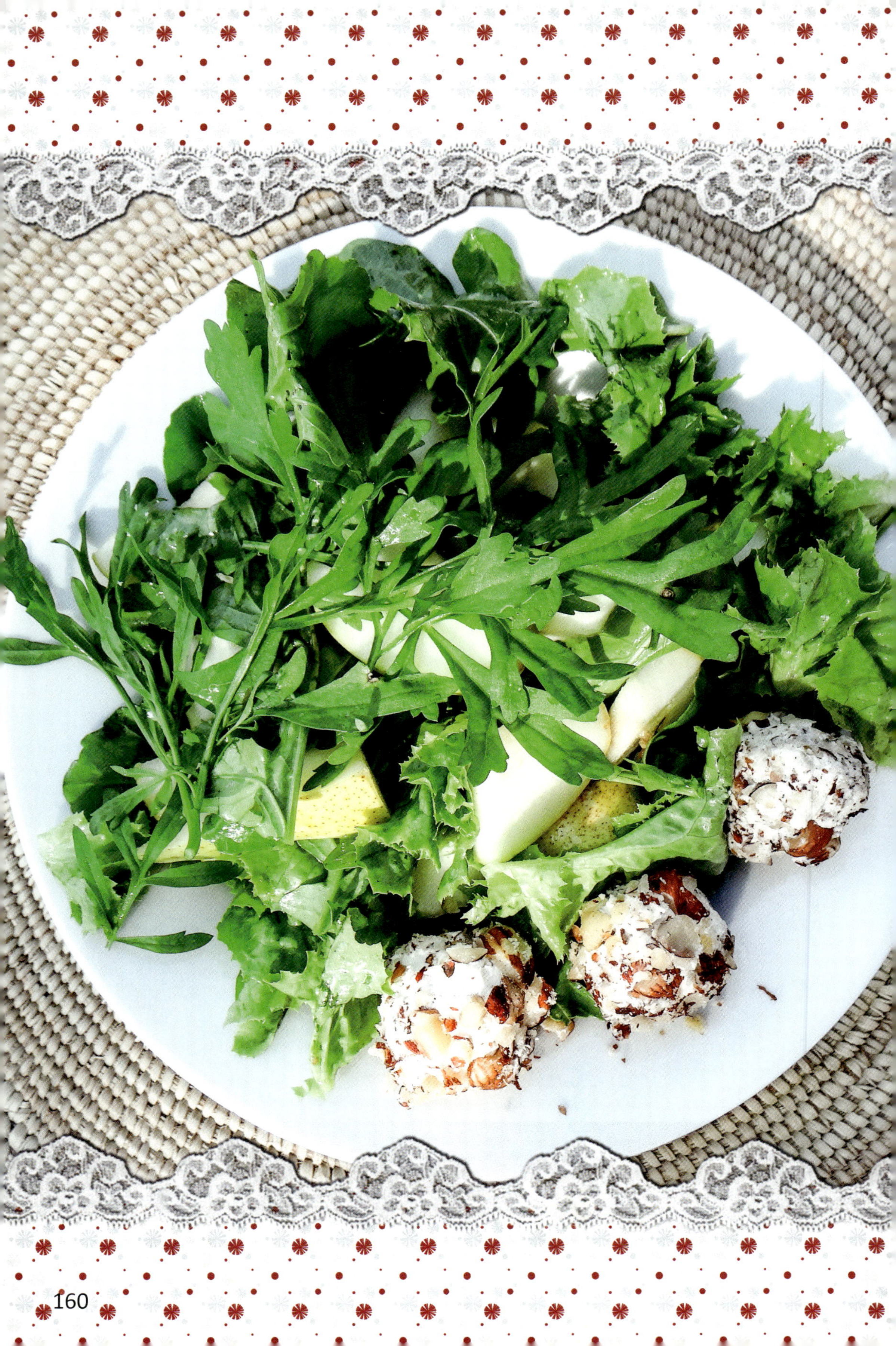

# Blattsalat mit Birnen und Frischkäsekugeln

**Zutaten:**
1 Packung weißer Frischkäse (150 g)
4 Esslöffel fein gehackte Haselnüsse
ca. 300 Gramm bunter Blattsalat
100 Gramm Rapünzchen oder Rucola
5 Stängel Kresse
3 große reife Birnen
Saft von 1 Zitrone
1 Esslöffel Nussöl
1 Esslöffel Ahornsirup
2 Prisen Salz

**Zubereitung:**
Den Frischkäse auf einem Teller mit 2 Esslöffel Haselnüssen vermischen und zu kleinen Kugeln formen. Die anderen 2 Esslöffel Haselnüsse auf einem kleinen Teller ausbreiten und jede Käsekugel darin wälzen. Den Salat nach dem Waschen etwas zerzupfen und nach dem Abtropfen in eine große Schüssel geben. Rapünzchen bzw. Rucola waschen und abtropfen lassen. Die Kresseblättchen von den Stängeln abzupfen und etwas zerkleinern. Aus Zitronensaft, Öl, Ahornsirup und Salz eine Soße bereiten. Die Birnen nach Entfernen des Kerngehäuses in dünne Scheiben schneiden und zu den Salatblättern geben. Die Soße hinzufügen und alles gründlich mischen. Zuletzt die Rapünzchen untermischen. Den Salat auf den Tellern verteilen. Auf jede Portion einige Käsebällchen legen und etwas Kresse darüber streuen.

*Für 4 Personen*

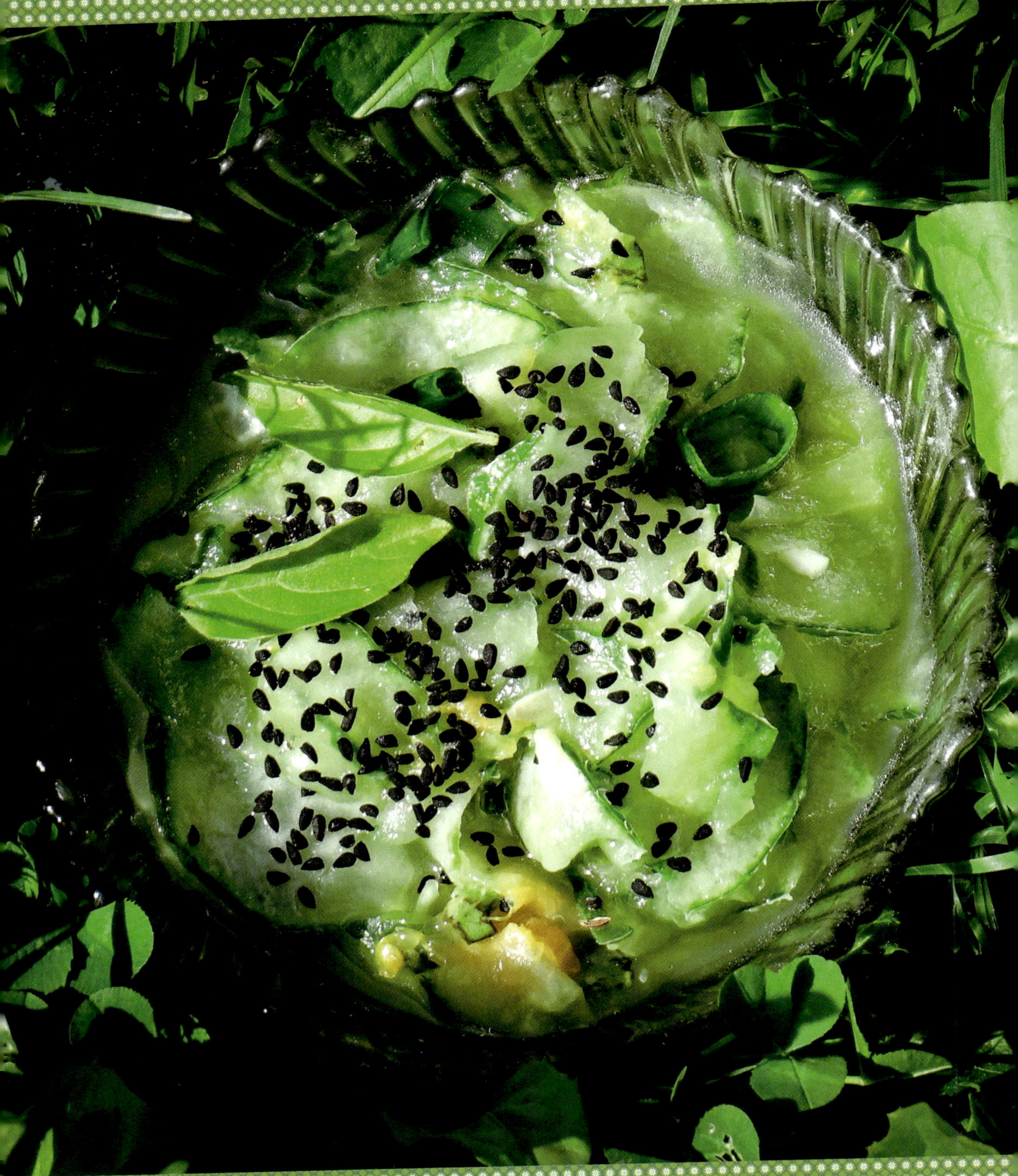

# Gurkensalat mit Asia-Klang

**Zutaten:**
2 Salatgurken
1 Lauchzwiebel
ein etwa walnussgroßes Stück frische Ingwer
1 Knoblauchzehe
1 Stängel (Thai-)Basilikum
1 Stängel (Basilikum-)Minze
4 Blättchen frischer Koriander
Saft von 1 Apfelsine
1 Esslöffel Zitronensaft
¼ Teelöffel Salz
1 Esslöffel Sesamöl
2 Esslöffel Schwarzkümmel (schwarzer Sesam) oder Sesam

**Zubereitung:**
Gurken in Scheiben hobeln und in eine große Schüssel geben. Zwiebel in sehr dünne Scheibchen schneiden und zusammen mit dem geschälten und sehr klein gehackten Ingwer dazugeben. Basilikum- und Minze-Blättchen von den Stängeln zupfen und mit den Korianderblättchen etwas zerkleinern. Aus Apfelsinensaft, Öl und Salz eine Soße bereiten und die geschälte und gequetschte Knoblauchzehe hinzufügen. Diese Soße zu den Salatzutaten schütten und alles kräftig vermischen. Zuletzt den Schwarzkümmel bzw. Sesam darüber streuen.

**Hinweis:**
Wer den Geschmack von frischem Koriander nicht mag, sollte ihn einfach weglassen.

*Für 4 Personen*

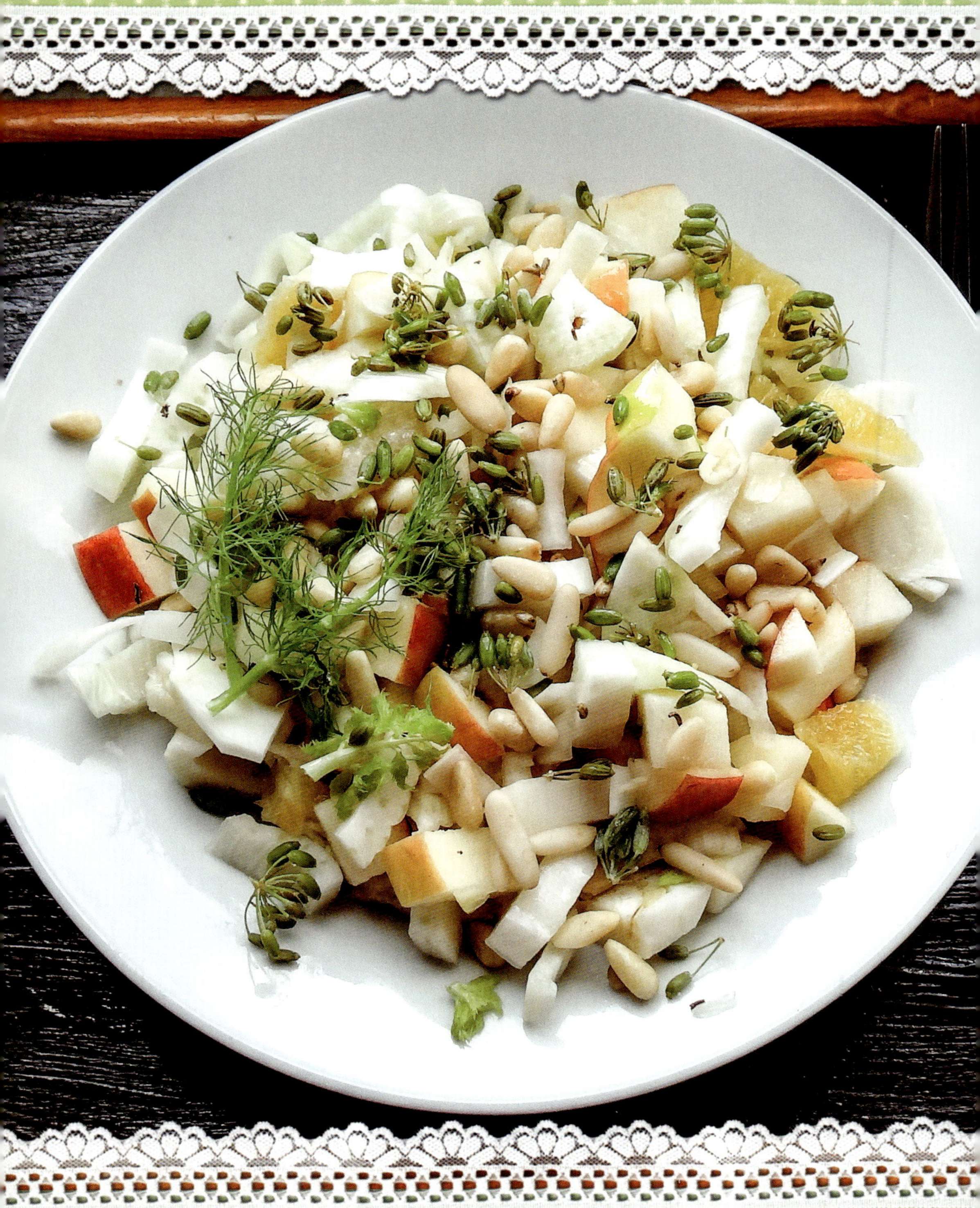

# Fenchel-Salat

**Zutaten:**
1 Fenchelknolle
1 Apfel
1 Apfelsine
Saft von ½ Zitrone
1 Teelöffel flüssiger Honig
1 Prise Salz
Mandelöl
Pinienkerne
1 Esslöffel frische Fenchelsamen (wenn vorrätig)

**Zubereitung:**
Fenchelknolle, Apfel und Apfelsine in kleine Stücke schneiden. Aus Zitronensaft, Öl, Honig und Salz eine Salatsoße herstellen und mit den klein geschnittenen Zutaten mischen. Zuletzt mit Pinienkernen und Fenchelsamen bestreuen.

*Für 4 Personen*

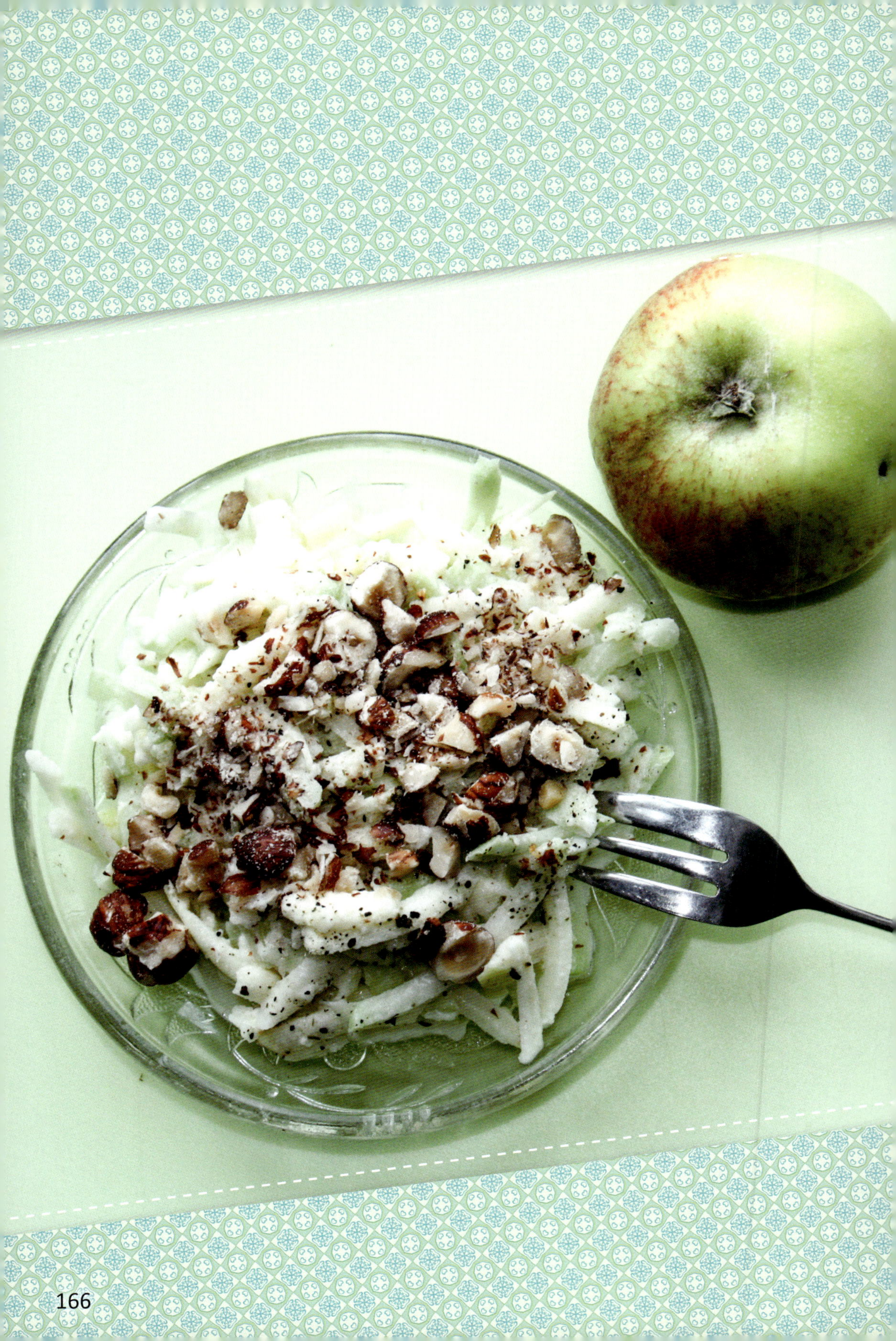

# Kohlrabi-Äpfel-Salat

**Zutaten:**
1 großer Kohlrabi
2 Äpfel
Saft von ½ Zitrone
1 Becher (150 g) Schlagsahne
1 Teelöffel Agavendicksaft
½ Teelöffel Salz
3 Esslöffel grob gehackte Haselnüsse
2 Prisen Zitronenpfeffer

**Zubereitung:**
Den Kohlrabi schälen, die Äpfel vom Kerngehäuse befreien und beides grob raspeln. Sofort den Zitronensaft, den Agavendicksaft und das Salz hinzufügen und alles gründlich vermischen. Die ungeschlagene Schlagsahne unterrühren und die Haselnüsse darüber streuen. Zuletzt mit dem Zitronenpfeffer bestreuen.

**Hinweis:**
Dieser Salat schmeckt auch ohne die Schlagsahne köstlich.

*Für 4 Personen*

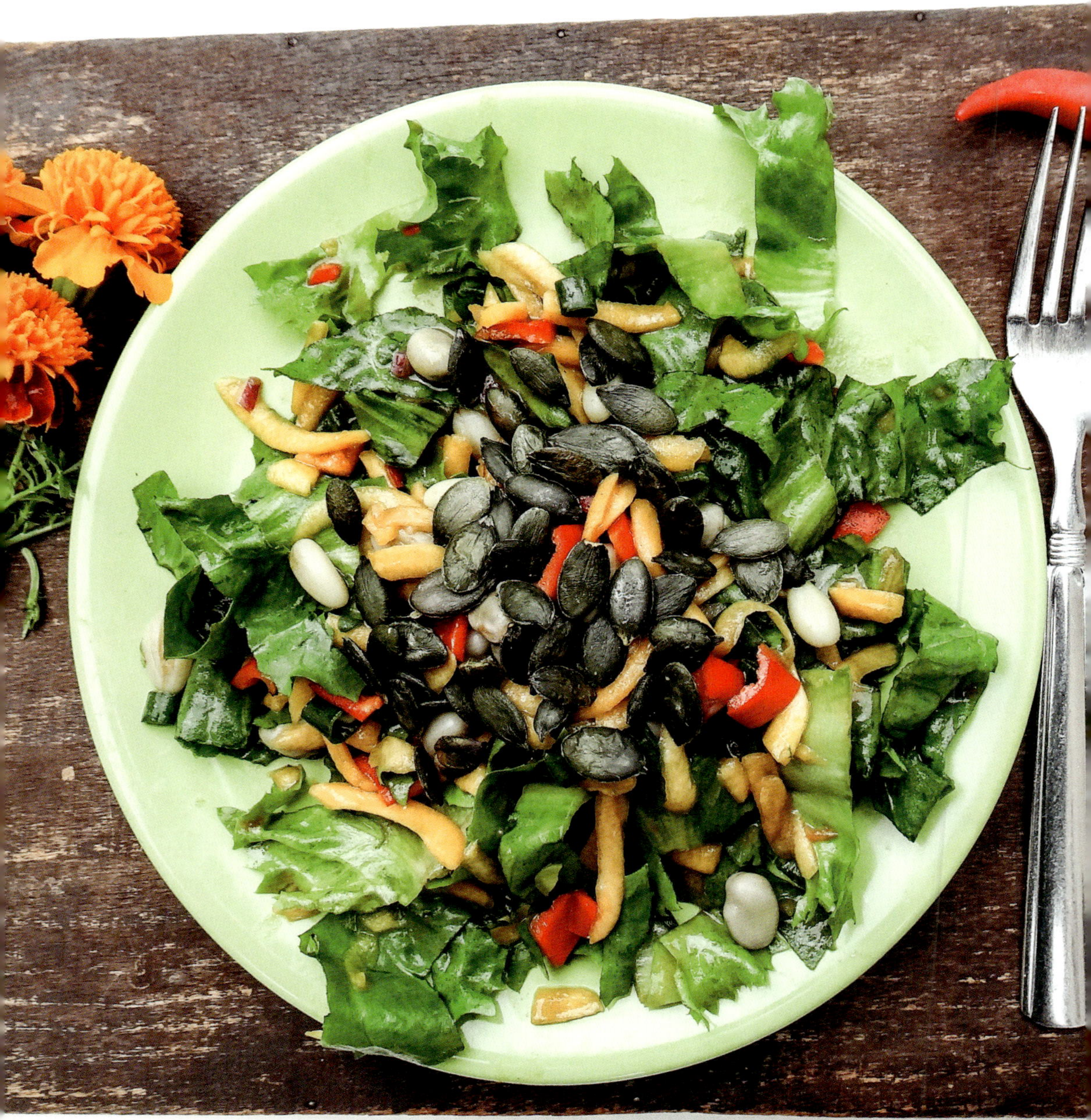

# Kürbissalat mit Senfsoße

**Zutaten:**

1 Tasse mit getrockneten Weißen Bohnen (oder andere dicke Bohnen)
ca. 1 Pfund Kürbis
ca. 200 Gramm fester Salat (Endivie, Eisberg oder Batavia)
1 rote Spitzpaprikaschote
1 Lauchzwiebel
1 kleine Chilischote
1 Esslöffel Olivenöl
1 Esslöffel Balsamicoessig
½ Teelöffel Salz
1 Esslöffel Agavendicksaft
1 Teelöffel Senf
1 Prise Kreuzkümmel
2 Esslöffel Kürbiskerne

**Zubereitung:**

Die Weißen Bohnen über Nacht in reichlich Wasser einweichen und am nächsten Tag kochen, bis sie weich sind (ca. ½ Stunde). Abgießen, abkühlen lassen, in eine große Schüssel geben und das Salz darunter rühren. Den Kürbis schälen, von den Kernen befreien, grob raspeln und zu den Bohnen geben. Paprika und Zwiebel reinigen, in dünne Streifen schneiden. Den Salat waschen und abtropfen lassen, in Streifen schneiden und mit dem anderen Gemüse ebenfalls hinzufügen. Aus Öl, Senf, Kreuzkümmel, Agavendicksaft und Balsamico eine Soße zubereiten. Die Chilischote von den Kernen befreien und sehr klein schneiden, mit in die Soße geben und vermischen. Diese Soße zuletzt unter den Salat rühren. Den Salat auf Salatteller verteilen und jede Portion mit Kürbiskernen bestreuen.

*Für 4 Personen*

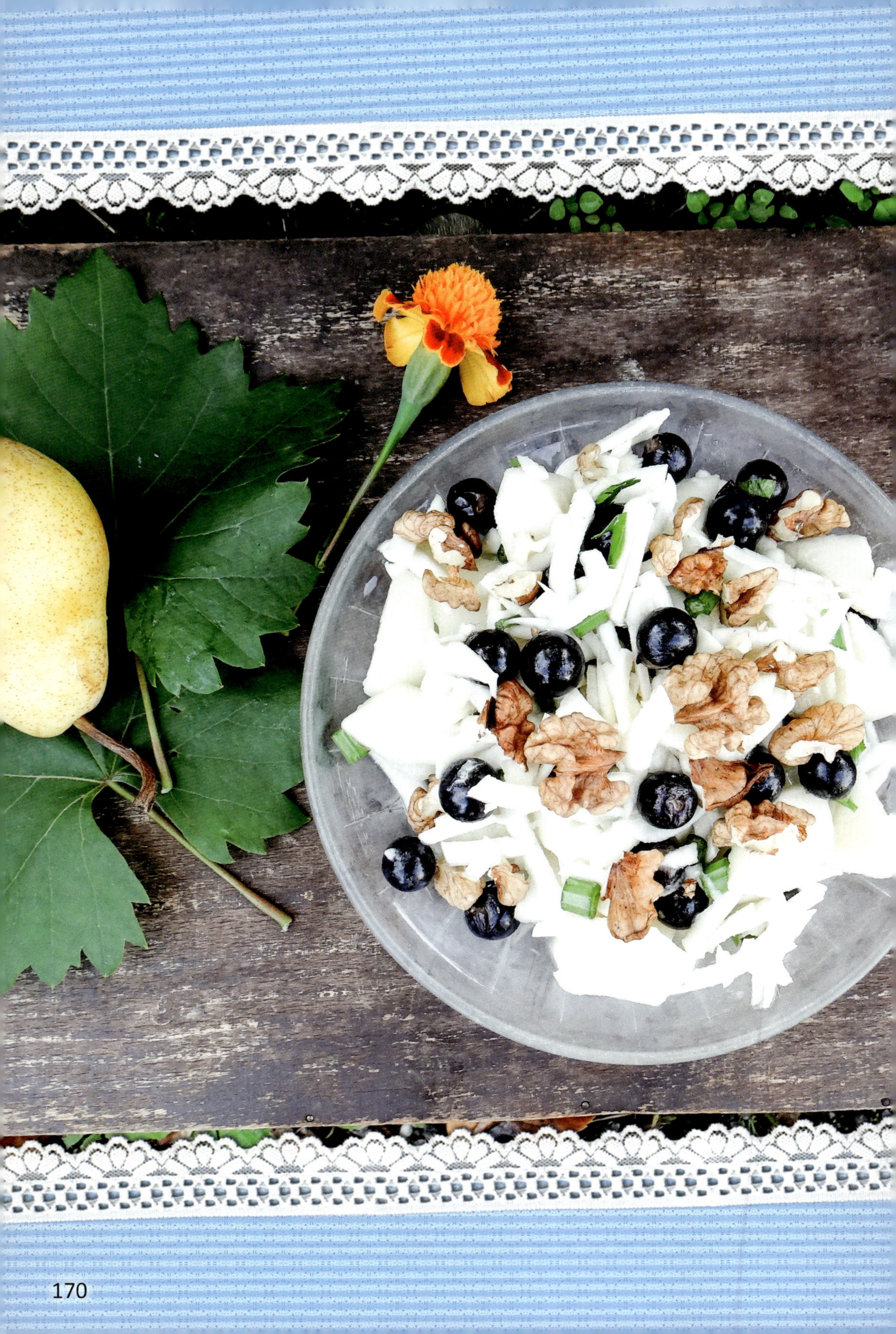

# Sellerie-Birnen-Salat

**Zutaten:**
1 Knollensellerie
1 Stange Bleichsellerie
2 Birnen
Beeren von 1 kleinen Weintraube
Saft von 1 Zitrone
1 Esslöffel Nussöl
1 Teelöffel Ahornsirup
3 Prisen Salz
Nüsse nach Wahl (besonders gut schmecken dazu Walnüsse)

**Zubereitung:**
Den geschälten Knollensellerie grob raspeln und sofort mit dem Zitronensaft vermischen. Den Stangensellerie in kleine Stücke und die Birnen in dünne Scheiben schneiden. Beides zum Sellerie geben. Mit Salz und Öl abschmecken. Zuletzt die Nüsse darüber streuen.

*Für 4 Personen*

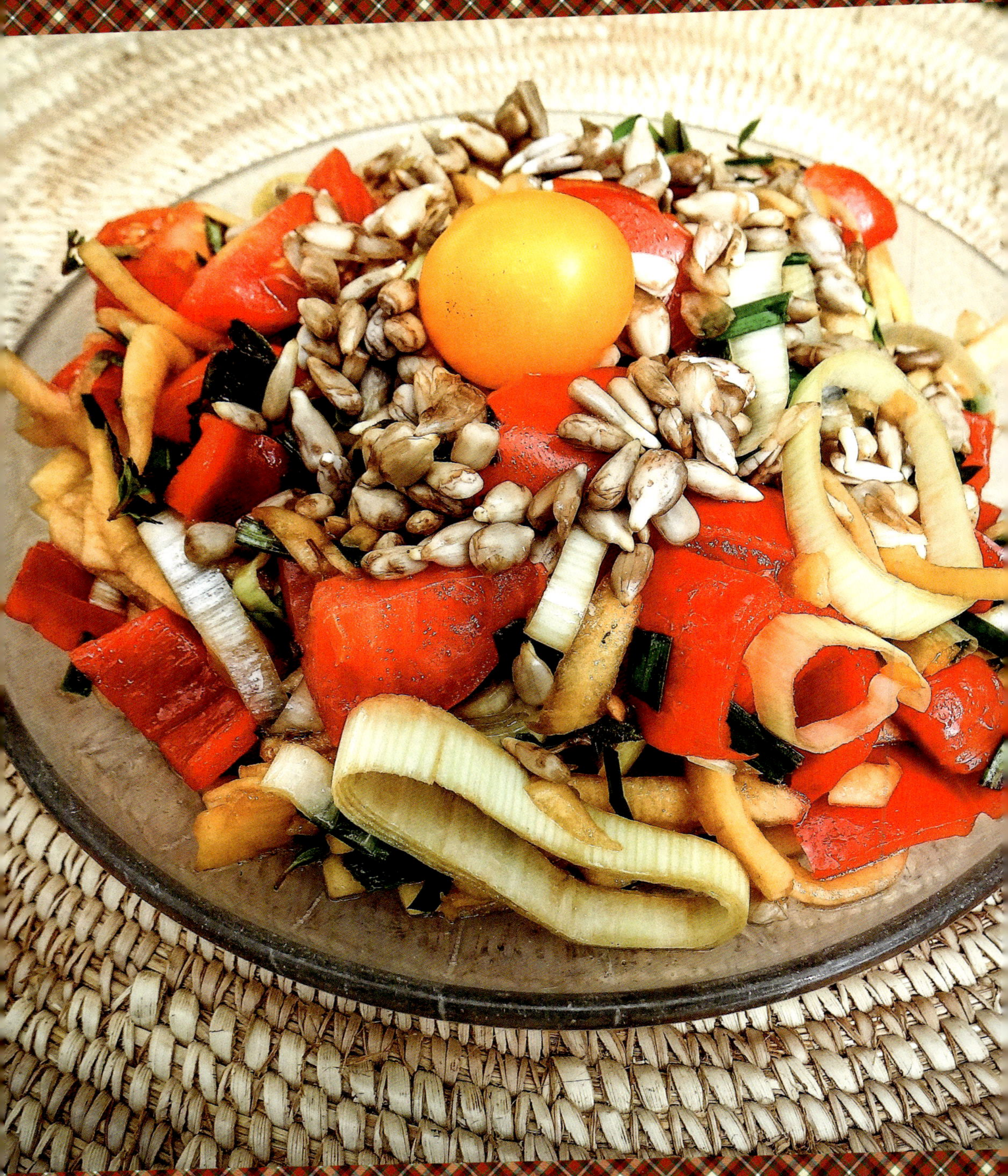

# Kürbis-Salat mit den Früchten des Herbstes

**Zutaten:**

ca. ½ Pfund Kürbis
2 Paprikaschoten
1 kleine Zwiebel oder ein kleines Stück Porree
4 Tomaten
1 Peperonischote
3 Stängel Basilikum
1 Stängel Rosmarin
1 Stängel Salbei
einige Blättchen Thymian
1 kleiner Bund Knolau
1 Esslöffel Olivenöl
1 Esslöffel Balsamico
½ Teelöffel Salz
1 Tasse voll Kürbiskerne oder Sonnenblumenkerne

**Zubereitung:**

Den Kürbis von Schale und Kernen befreien und grob raspeln. Die Paprikaschote entkernen und in kleine Stücke schneiden. Die Zwiebel (Porree) schälen und in kleine Stückchen schneiden. Alles zusammen in eine große Schüssel geben. Die Kräuterblättchen von den Stängeln zupfen und zusammen mit dem Knolau klein schneiden. Die Peperoni entkernen und in winzige Stücke schneiden. Alles unter das Gemüse mischen. Aus Öl, Essig und Salz eine Soße bereiten und darunter mengen. Zuletzt die Kürbiskerne darüber verteilen.

*Für 4 Personen*

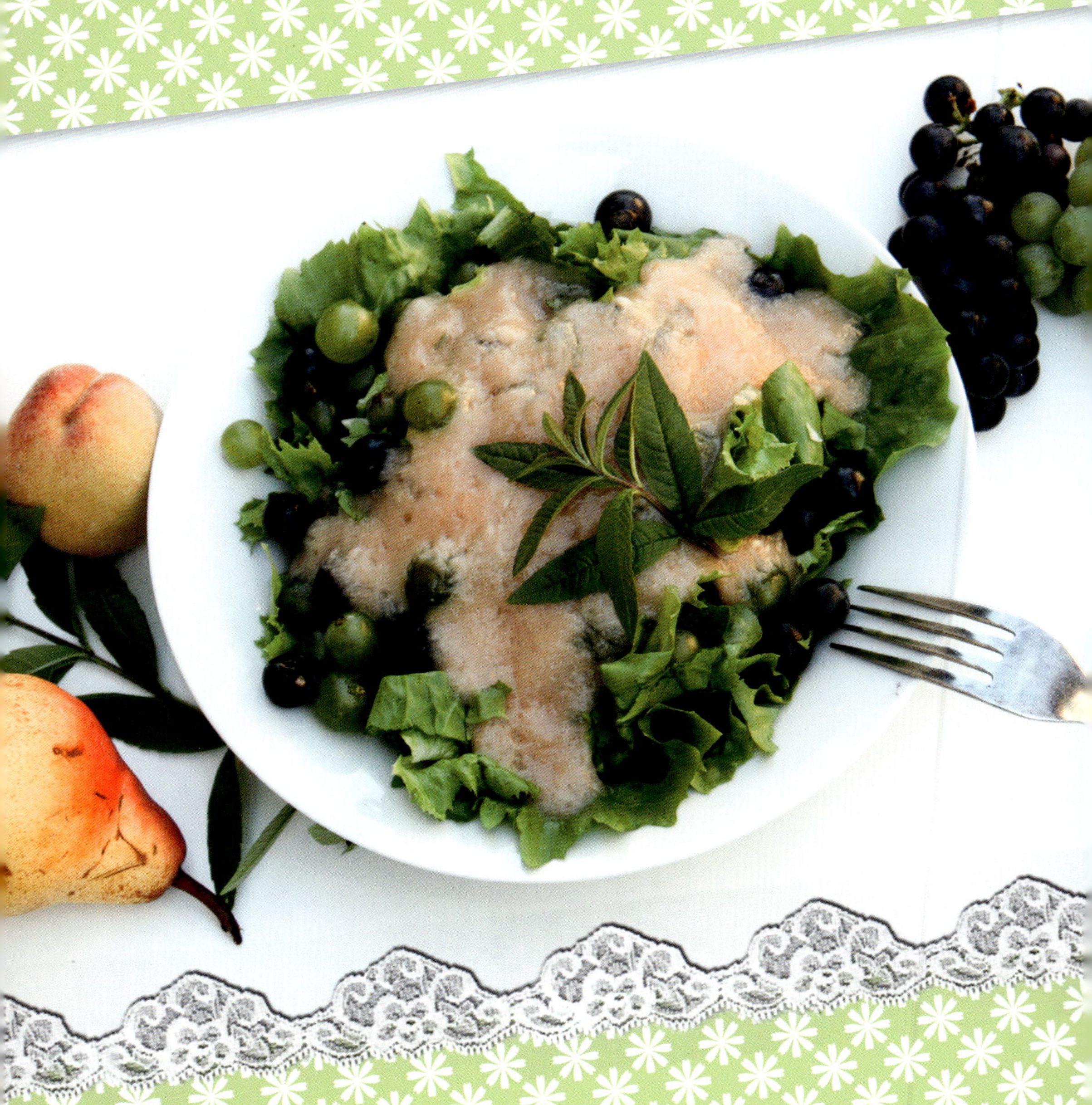

# Weintrauben-Salat

*Nichts lässt uns den Geschmack des Herbstes in so köstlicher Weise schmecken wie die Beeren der Traube.*

**Zutaten:**
1 Kopfsalat oder in ähnlicher Menge die Blätter eines anderen Blattsalates
1 Traube gelber Weinbeeren
1 Traube blauer Weinbeeren
8 reife, saftige Birnen oder die Hälfte der Birnen durch heimische Pfirsiche oder Hameln ersetzen
Saft von ½ Zitrone oder 1 Limette
1 Esslöffel Honig
ca. 10 Blättchen Zitronen-Verbene oder –Melisse
1 Esslöffel Traubenkernöl oder anderes neutral schmeckendes Öl
1 Prise Salz

**Zubereitung:**
Den Kopfsalat waschen, auf jeden Portionsteller ein großes Salatblatt legen. Die Beeren von den Trauben abmachen und gründlich waschen, in eine große Schüssel legen. Sehr große Beeren können auch in der Mitte durchgeschnitten werden. Die restlichen Salatblätter etwas klein zupfen und unter die Beeren mischen. Auf den Salattellern verteilen. Die Pfirsiche mit kochendem Wasser ganz kurz überbrühen, dann mit kaltem Wasser abschrecken und die Schale abziehen und die Kerne herausschneiden. Die Birnen von Schale und Kerngehäuse befreien und zusammen mit den Pfirsichen und den Verbene-Blättchen pürieren. Zitronensaft, Öl und Salz darunter rühren. Die Soße über dem Traubensalat verteilen. Bei Bedarf das Ganze mit Verbene-Blättchen oder Weinlaub verzieren.

**Hinweise:**
Dieser Salat sollte schnell verzehrt werden, da sich die Soße nicht lange frisch hält. Anstelle von Birnen und Pfirsichen können auch eine große Mango oder Mango und Birnen zusammen verwendet werden.

*Für 4 Personen*

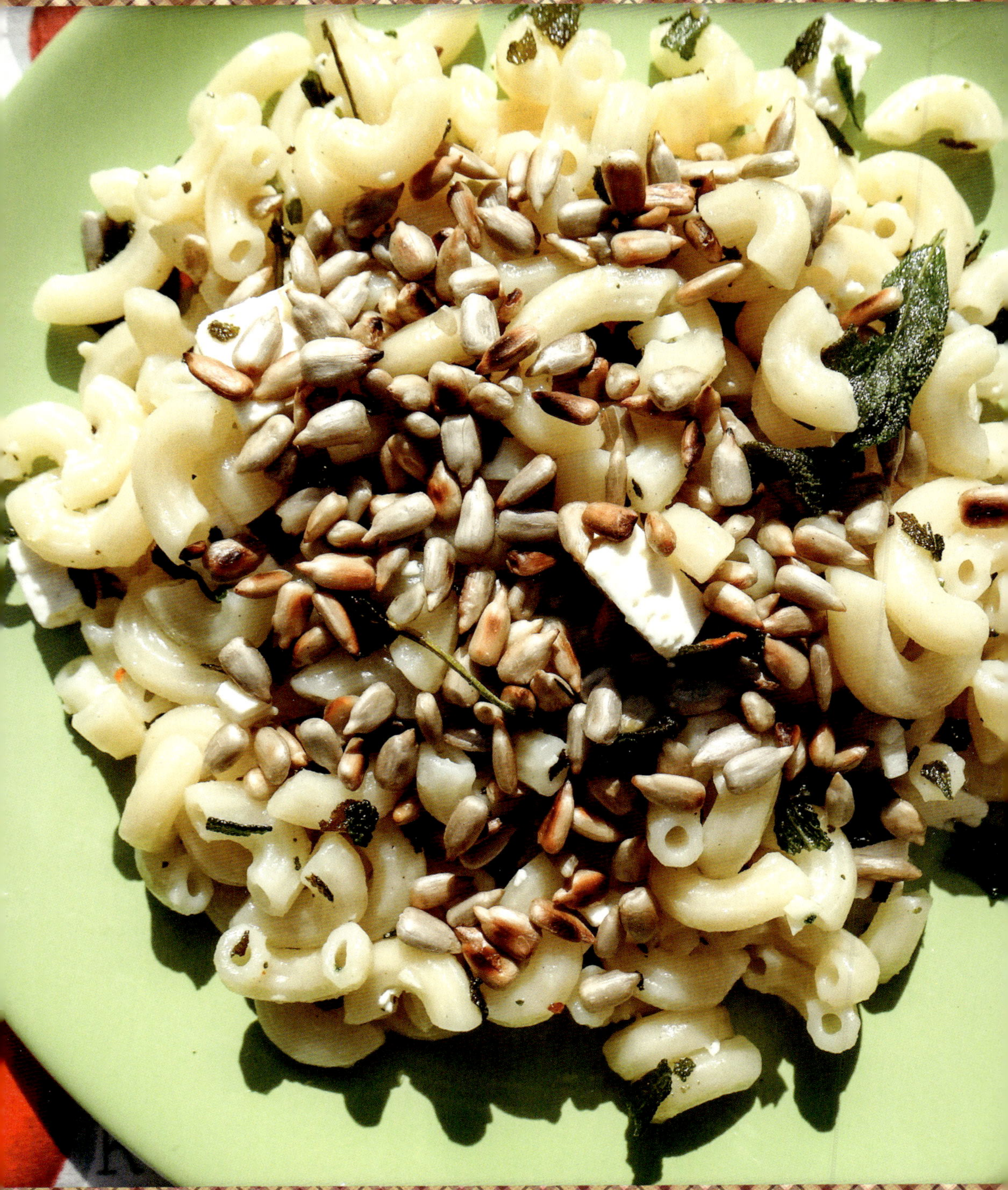

# Salbei-Nudel-Salat

**Zutaten:**
500 Gramm Hörnchen-Nudeln oder ähnliche Nudeln
4 Knoblauchzehen
1 kleine Chilischote
1 Hand voll Salbei-Blätter (lieber mehr als weniger)
½ Teelöffel Salz
2 Esslöffel Olivenöl
ca. 150 g Feta-Käse
1 kleine Tasse Sonnenblumenkerne (zu diesem Salat schmecken sie angeröstet besser)

**Zubereitung:**
Die Nudeln in Salzwasser al dente kochen, abgießen und mit kaltem Wasser abspülen, in eine große Schüssel geben und abkühlen lassen. Die Salbei-Blätter in einer Pfanne mit 1 Esslöffel Olivenöl backen und anschließend zu den Nudeln geben. Die Chilischote von den Kernen befreien, die Knoblauchzehen schälen, beides in sehr kleine Stückchen schneiden und mit dem Salz und dem 2. Löffel Olivenöl zu den Nudeln geben. Alles gründlich vermischen. Den Feta-Käse in Würfel schneiden und vorsichtig unterheben. Zuletzt den Salat mit Sonnenblumenkernen bestreuen.

*Für 4 Personen*

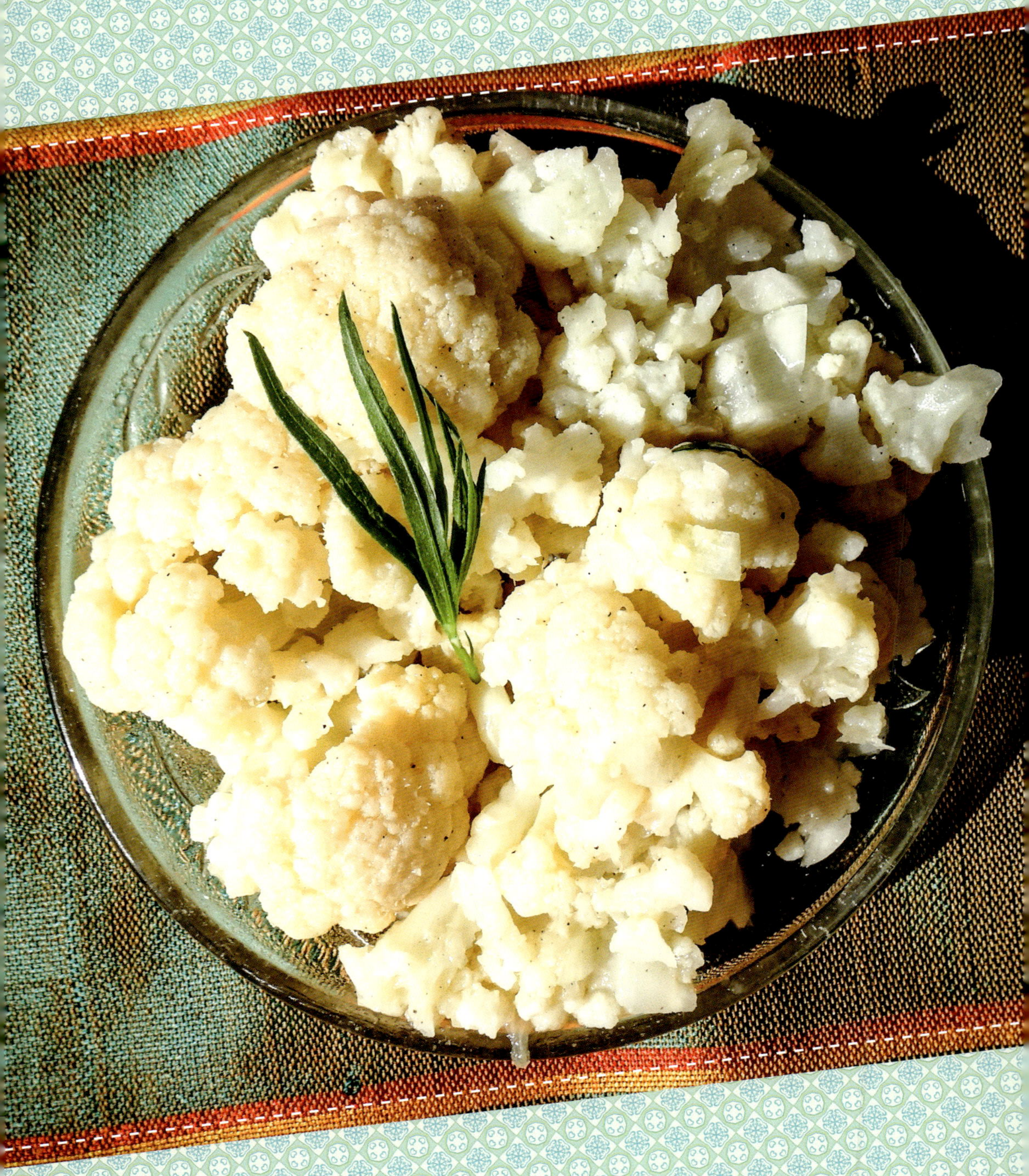

# Süßsaurer Blumenkohl-Salat

**Zutaten:**
1 Blumenkohl
1 große Zwiebel
4 Blättchen Estragon
½ Teelöffel Salz
1 Teelöffel brauner Zucker
2 Esslöffel Kräuter- oder Apfelessig
1 Esslöffel Rapsöl
2 Prisen (Zitronen-)Pfeffer

**Zubereitung:**
Den Blumenkohl waschen, in Salzwasser kochen, abgießen und abkühlen lassen, in eine große Schüssel geben und die Strunk-Teile in etwas kleinere Teile schneiden. Die Zwiebel schälen und in kleine Würfel schneiden, zu dem Blumenkohl geben und unterrühren. Öl, Essig, Salz, Zucker und die sehr klein geschnittenen Estragon-Blättchen zu einer Soße verrühren. Diese Soße vorsichtig unter den Blumenkohl mischen. Den Salat ungefähr einen Tag lang im Kühlschrank durchziehen lassen.

*Für 4 Personen*

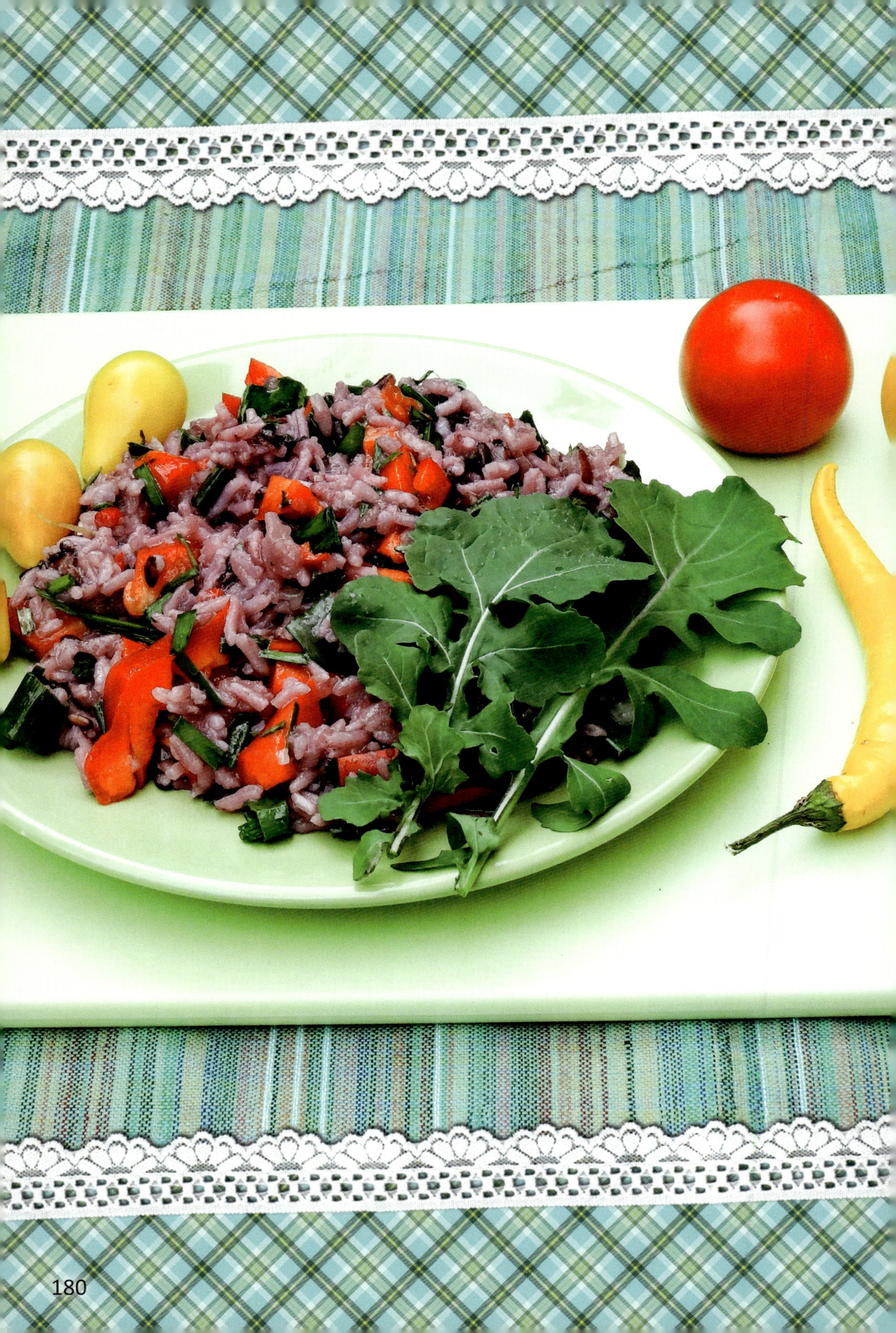

# Herbstlicher Reissalat

*Wenn Reis vom Vortag übrig ist, eignet sich dieser vorzüglich für diesen köstlichen Salat.*

**Zutaten:**
1 bis 2 Portionen gekochten und erkalteten Reis
2 große Paprikaschoten
2 Lauchzwiebeln
1 kleine Peperonischote
¼ Teelöffel Salz
1 Teelöffel Agavendicksaft
1 Esslöffel Olivenöl
1 Esslöffel Apfel-oder Kräuteressig
verschiedene Kräuter, wie z. B. Thymian, Majoran, Basilikum, Rosmarin, Knolau

**Zubereitung:**
Den Reis in eine Schüssel geben und lockern. Die Paprikaschoten vom Kerngehäuse befreien und in Stücke oder dünne Streifen schneiden. Die Zwiebeln putzen, waschen und ebenfalls in dünne Streifen schneiden. Die Peperoni ausschälen und in winzige Stückchen schneiden. Alles zu dem Reis geben. Die Kräuter von allen Stängeln befreien und hacken. Zusammen mit Öl, Essig, Salz und Agavendicksaft zu einer Soße bereiten und untermischen. Auf Portionstellern verteilen und je nach Geschmack mit Kräutern oder kleinen Tomatenscheiben verzieren.

*Für 4 Personen*

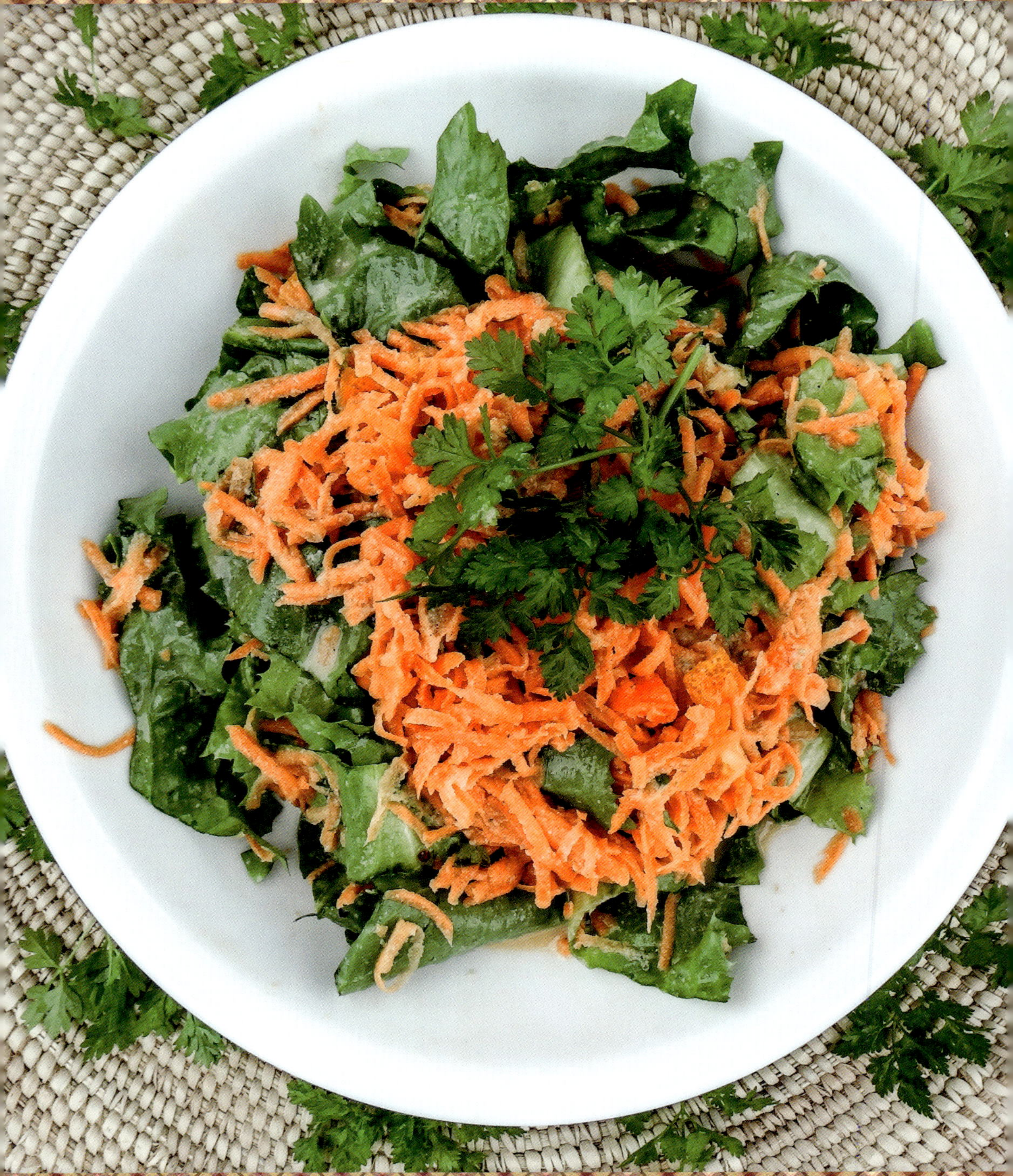

# Möhrensalat mit Sesamsoße

**Zutaten:**
4 große Möhren
2 Hände voll festen Salates (Endivie oder Romana o.a.)
1 große Apfelsine (möglichst ungespritzt)
2 Esslöffel Limettensaft
2 Esslöffel Tahini (Sesampaste)
1 Stängel Zitronenverbene
einige Blättchen Zitronenthymian
3 Blättchen Zitronenbasilikum
2 Prisen Zitronenpfeffer
2 Prisen Galgant
1 Prise gemahlener Schwarzkümmel (schwarzer Sesam)
1 Teelöffel Honig
¼ Teelöffel Salz
einige Blättchen Kerbel oder glatte Petersilie

**Zubereitung:**
Die Salatblätter gründlich waschen und abtropfen lassen. Für die Salatsoße die Apfelsine gründlich waschen, etwas von der Schale abreiben und in eine kleine Schüssel geben. Den Saft der Apfelsine auspressen und mit dem Limettensaft und der Sesampaste dazugeben. Alles in der Schüssel gründlich verrühren. Die Gewürze, das Salz und die kleingehackten Kräuter - außer dem Kerbel - ebenfalls untermischen. Die Möhren schälen und fein raspeln. Die Soße und die geriebenen Möhren vermischen. Die Salatblätter zerrupfen und auch noch darunter heben. Den fertigen Salat auf den Salattellern verteilen und auf jede Portion noch einige Kerbelblättchen bzw. Petersilie legen.

**Hinweis:**
Je nach Geschmack kann auf den Schwarzkümmel verzichtet werden. Die Apfelsinenschale kann durch 2 gewaschene und sehr klein geschnittene Kumquat-Früchtchen ersetzt werden.

*Für 4 Personen*

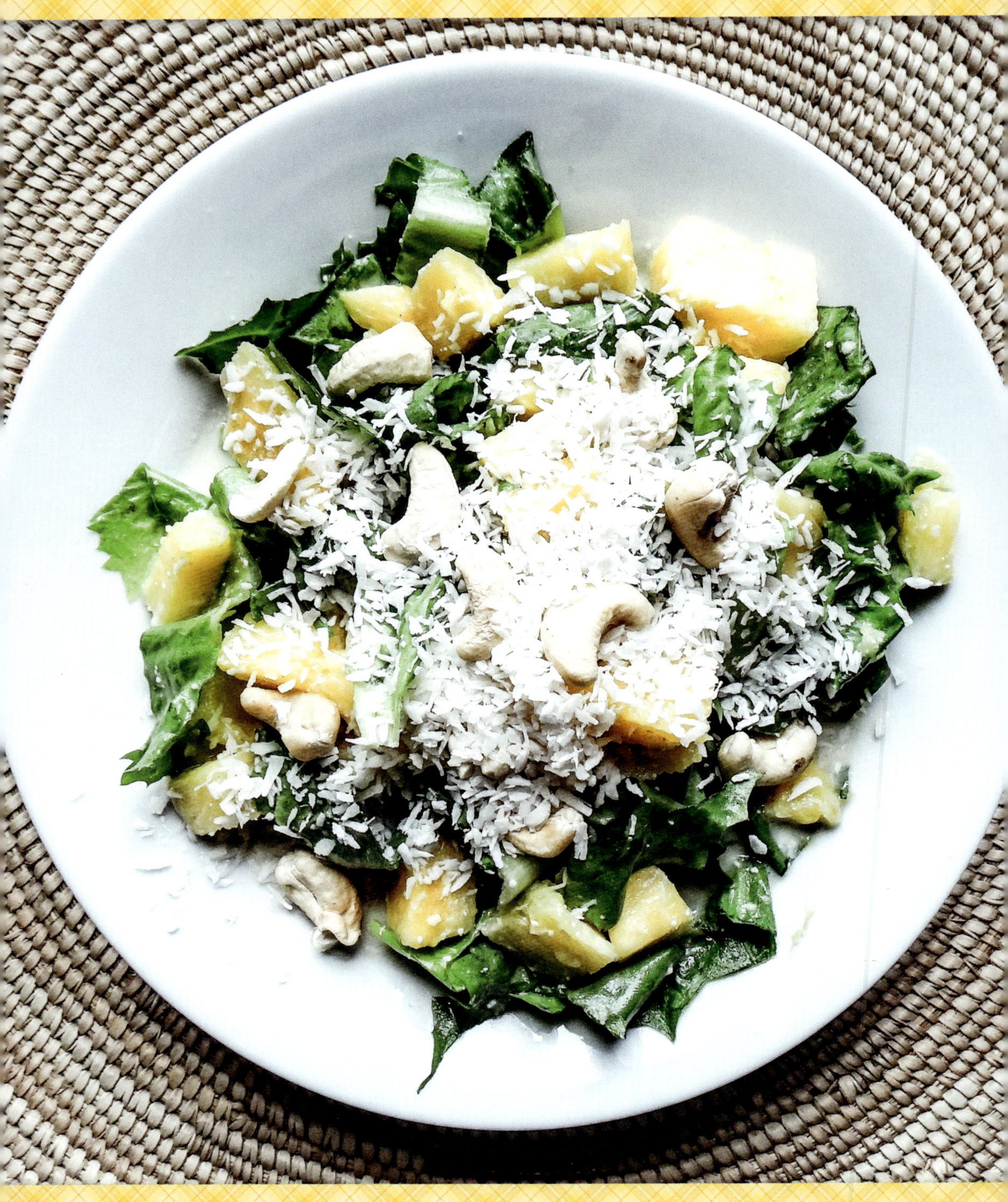

# Ananas-Salat mit Cashewnüssen

**Zutaten:**
1 Kopfsalat o.ä.
1 Ananas
1 große Limette
1 Hand voll Cashewnüsse
2 Esslöffel Cashewnussmus
1 Esslöffel Kokosmilch
2 Esslöffel Kokosflocken
1 Stängel Zitronenverbene oder –melisse
1 Esslöffel Honig
¼ Teelöffel Salz
1 kleine Peperonischote (wer es scharf mag)

**Zubereitung:**
Den Salat waschen und abtropfen lassen. Die Limette gründlich waschen, etwas von der Schale abreiben und in eine kleine Schüssel geben. Den Saft aus der Limette pressen und zusammen mit dem Cashewnussmus, der Kokosmilch, dem Honig, dem Salz und den klein gehackten Blättchen der Zitronenverbene dazugeben und alles gründlich mischen, bis eine feine Soße entstanden ist. Wer es scharf liebt, kann noch die entkernte und sehr klein geschnittene Peperonischote hinzufügen. Die Ananas schälen und in Stücke schneiden. Die Salatblätter in möglichst kleine Stücke zupfen und mit den Ananasstücken vermischen. Auf den Salattellern verteilen und die Soße darüber gießen. Obenauf mit den Cashewnüssen und Kokosflocken garnieren.

*Für 4 Personen*

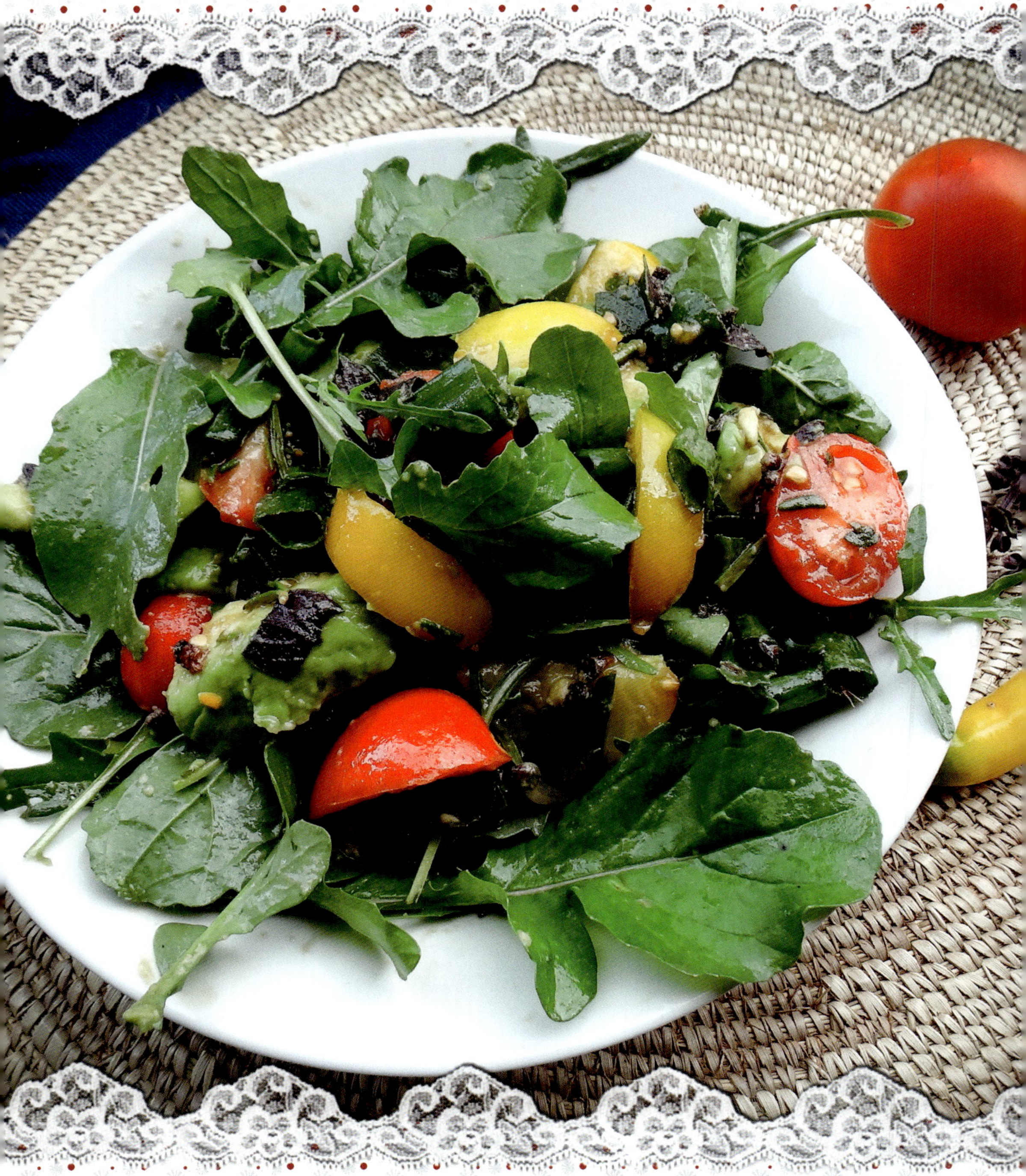

# Tomatensalat mit Avocado

**Zutaten:**
8 große Tomaten
1 Avocado
1 große Zwiebel
2 Hände voll Rucola
2 Stängel Basilikum
1 Stängel Rosmarin
ein wenig Zwiebellauch
1 ½ Esslöffel Balsamico
1 Esslöffel Olivenöl
½ Teelöffel Salz
evtl. ein wenig Peperonischote

**Zubereitung:**
Rucola waschen und abtropfen lassen. Die Zwiebel schälen und mit den Tomaten waschen und zerschneiden. Alles in eine große Schüssel geben. Die Blättchen von den Kräutern zupfen, zusammen mit den Zwiebelröhren etwas klein schneiden und zu den Tomaten geben. Die Avocado von Schale und Kern befreien und in Stücke geschnitten hinzufügen. Balsamico, Öl und Salz hineinrühren. Zuletzt den Rucola darunter mischen. Wer es scharf liebt, kann noch ein wenig sehr klein geschnittene Peperoni dazugeben.

*Für 4 Personen*

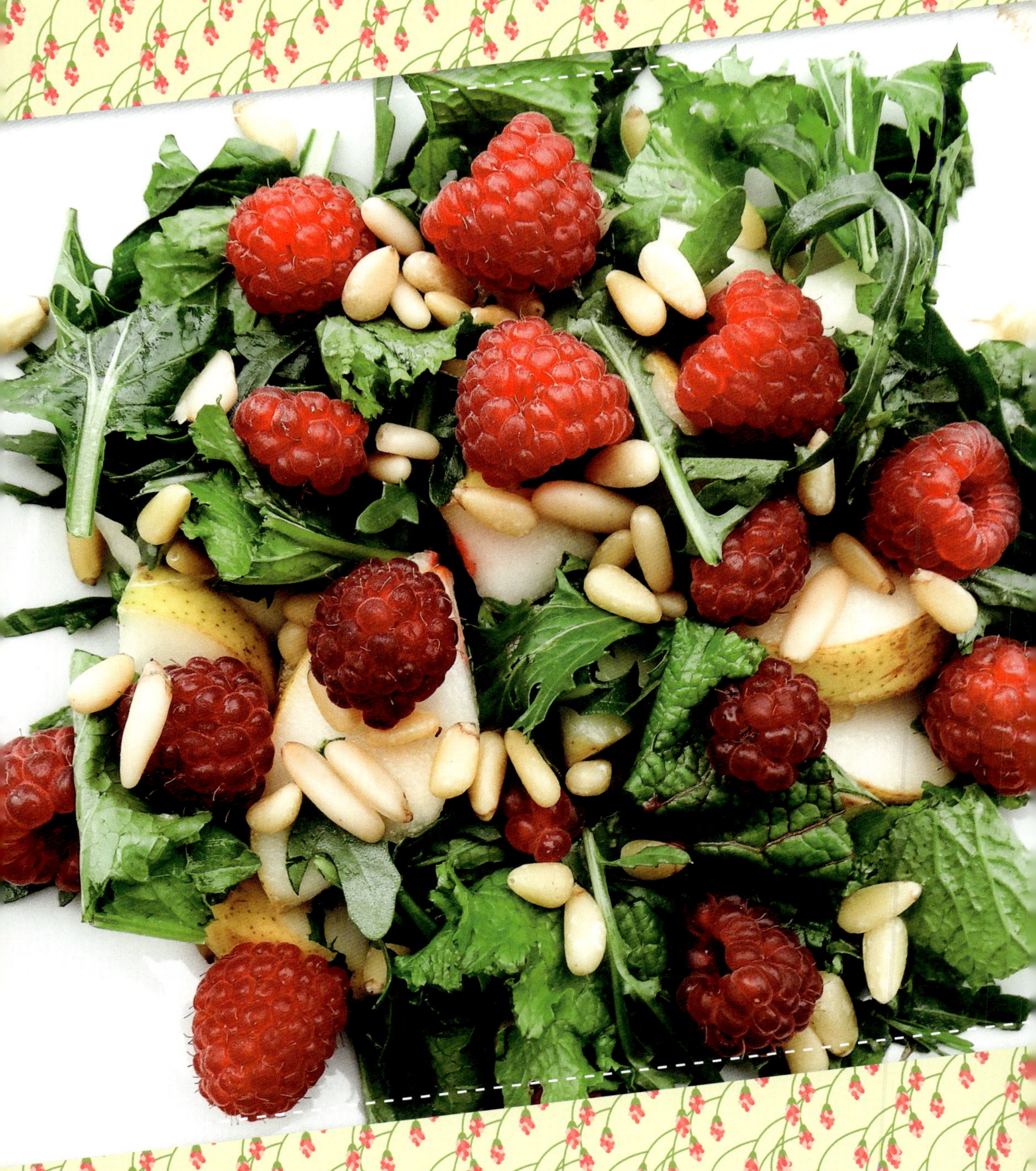

# Birnensalat mit Himbeeren

**Zutaten:**
2 Hände voll mit Babyleaf- und/oder Rucolablättern
4 Birnen
2 Tassen mit frischen Himbeeren
Saft von 1 Zitrone
2 Esslöffel Ahornsirup
2 Prisen Salz
4 Esslöffel Pinienkerne

**Zubereitung:**
Den Zitronensaft mit dem Ahornsirup und dem Salz in einer kleinen Tasse verrühren. Die Birnen nach dem Waschen von dem Kerngehäuse befreien, in Scheiben schneiden und in eine Schüssel geben. Den gesüßten Zitronensaft untermischen. Babyleaf und Rucola waschen und abtropfen lassen, danach ein wenig zerkleinern und zu den Birnen geben. Diesen Salat auf den Salattellern verteilen und mit den Himbeeren und Pinienkernen bestreuen.

*Für 4 Personen*

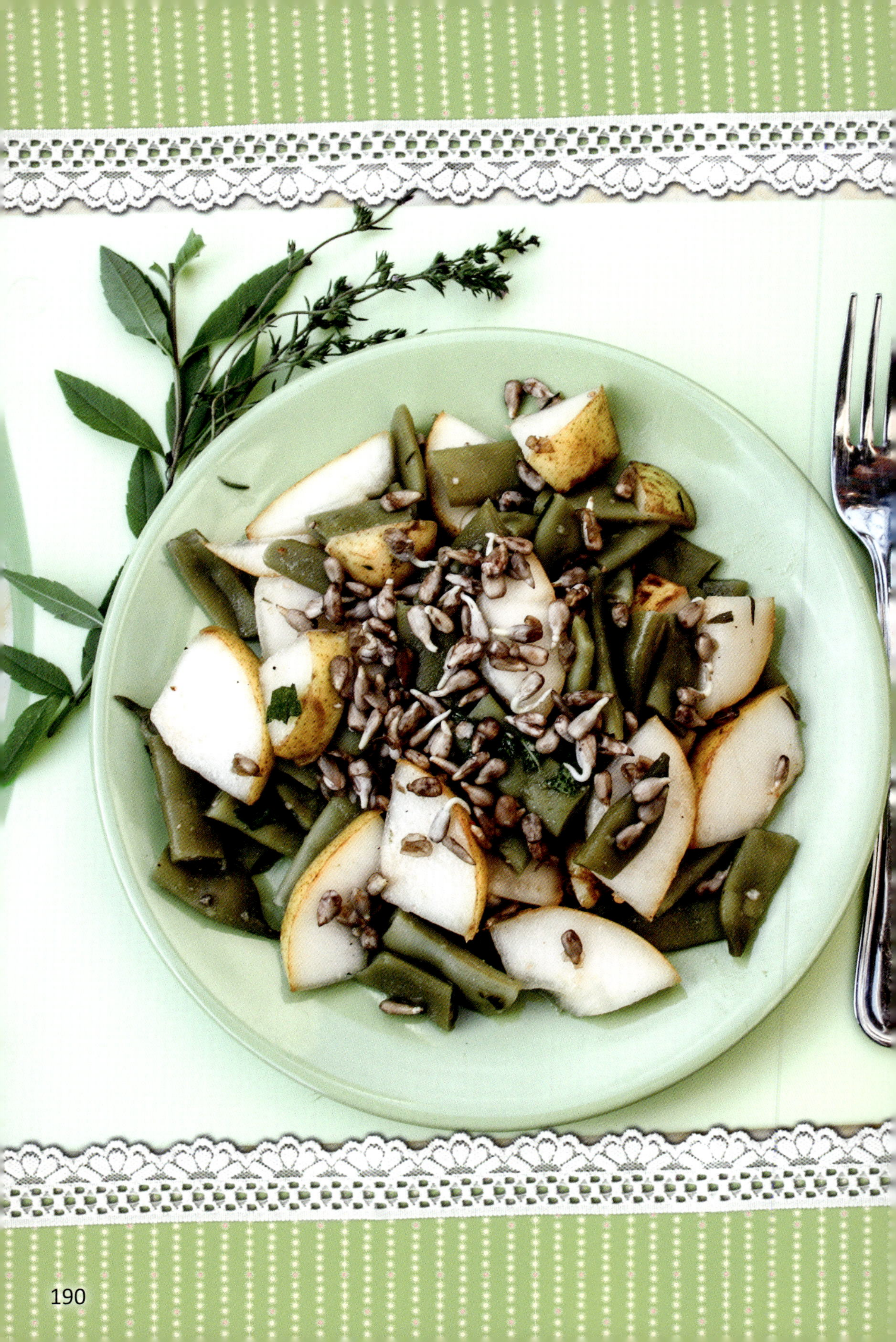

# Birnen-Bohnen-Salat

**Zutaten:**

1 Pfund grüne Bohnen
1 Teelöffel Salz
3 saftige Birnen
2 Stängel Bohnenkraut
1 Stängel Zitronenverbene
Saft von ½ Zitrone
1 Teelöffel Ahornsirup oder Agavendicksaft
1 Esslöffel Mandelöl o.ä.
2 Prisen Orangen-oder Zitronenpfeffer
½ Tasse mit Sonnenblumenkernen bzw. –keimen

**Zubereitung:**

Die Bohnen in Stücke schneiden und mit dem Bohnenkraut in Salzwasser weich kochen, abgießen und abkühlen lassen und in eine große Schüssel füllen. Den Zitronensaft mit dem Öl, dem Ahornsirup, dem Orangenpfeffer und der klein geschnittenen Verbene vermischen. Diese Soße unter die Bohnen geben. Die Birnen nach dem Waschen und Entkernen in Scheiben schneiden und ebenfalls zu den Bohnen geben. Alles gründlich vermischen und auf den Salattellern verteilen. Zuletzt mit den Sonnenblumenkernen bestreuen.

*Für 4 Personen*

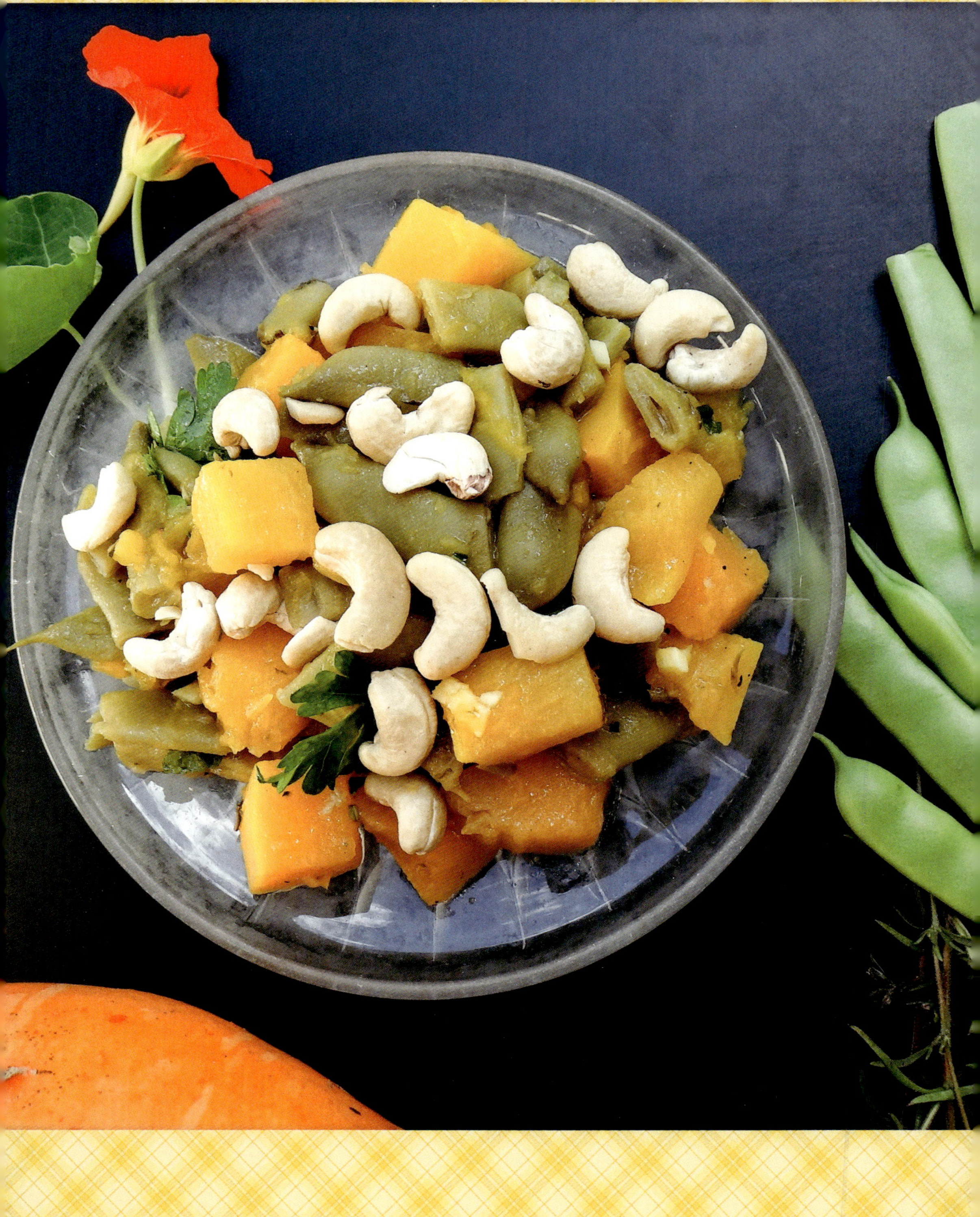

# Bohnensalat mit Kürbiskompott

*Für Liebhaber der asiatischen Küche bietet dieser Salat die passende Note. Wenn im Garten die „Bohnen- und Kürbisschwemme" ansteht, eine besonders gute Abwechslung.*

**Zutaten:**
etwa 2 Kompottschüsseln süßsaures Kürbiskompott vom Vortag
ca. ½ Pfund grüne Bohnen
2 Stängel Bohnenkraut
1 kleines Stück frischer Ingwer (oder 3 Prisen gemahlener Ingwer)
1 Esslöffel Rapsöl
1 Esslöffel Zitronensaft
Salz für das Kochwasser und ½ Teelöffel Salz
1 Stängel Zitronenverbene oder– melisse
5 Blättchen Estragon
5 Blättchen Thai-Basilikum oder Zitronen-Basilikum
10 Stängel glatte Petersilie
5 Blättchen Stevia oder anderes Süßungsmittel
1 Prise gemahlener Koriander
1 Prise Curry
1 Prise Zimt
3 Prisen Zitronen- oder Orangenpfeffer
1 Hand voll Cashewnüsse

**Zubereitung:**
Die Bohnen nach dem Waschen in kleine Stücke schneiden und mit dem Bohnenkraut und etwas Salz in Wasser weich kochen. Abgießen und abkühlen lassen, dann in eine große Schüssel geben. Den Ingwer schälen und den nicht holzigen Teil in ganz kleine Würfel schneiden, zu den Bohnen in die Schüssel tun. Zitronensaft, Öl und Salz unter die Bohnen rühren. Die Blättchen der Zitronenverbene, des Estragon und Thai-Basilikums klein schneiden, die Blättchen der Petersilie nur abzupfen, die Stevia-Blättchen sehr klein schneiden, und alle Kräuter unter die Bohnen rühren. Koriander, Curry, Zimt und Pfeffer ebenfalls zu den Bohnen geben und umrühren. Zuletzt vorsichtig das Kürbiskompott ohne die Kompottflüssigkeit unter die Bohnen mischen. Den Salat wenigstens 1 Stunde durchziehen lassen. Auf Salattellern verteilen und die Cashewnüsse über die Portionen streuen.

**Hinweis:**
Aus der Ingwerschale lässt sich ein leckerer Ingwer-Tee kochen (1 Tasse).

*Für 4 Personen*

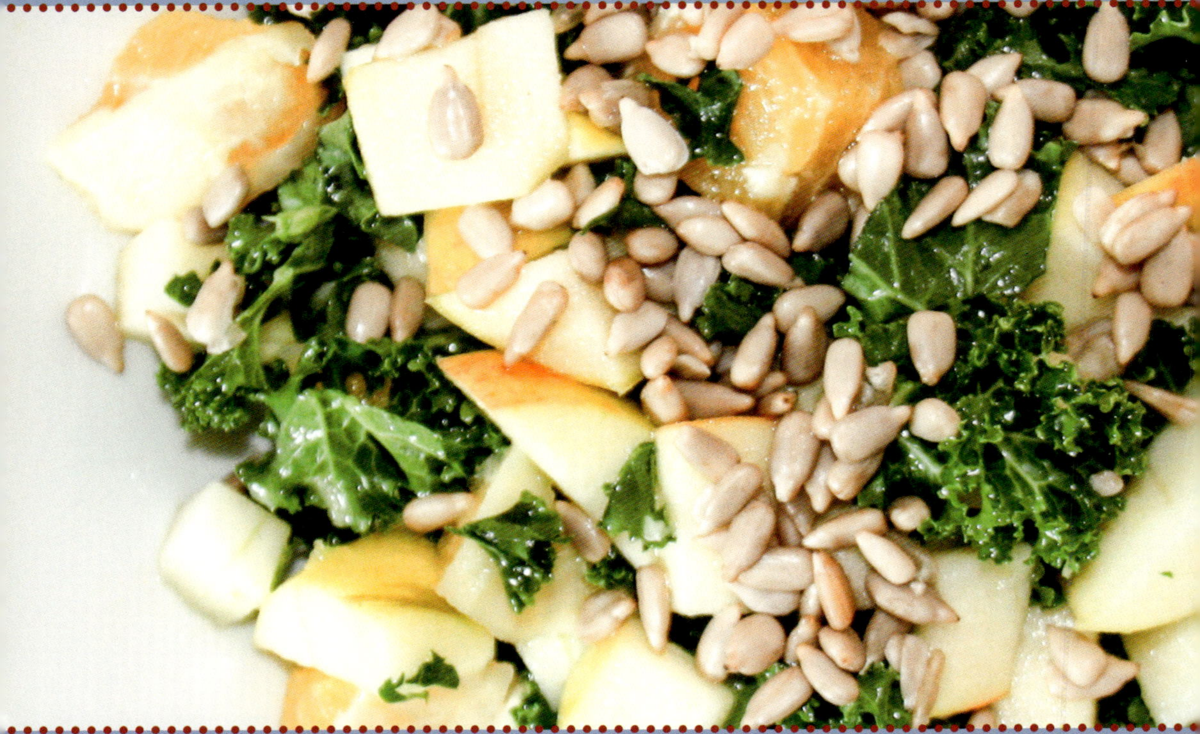

# Winter

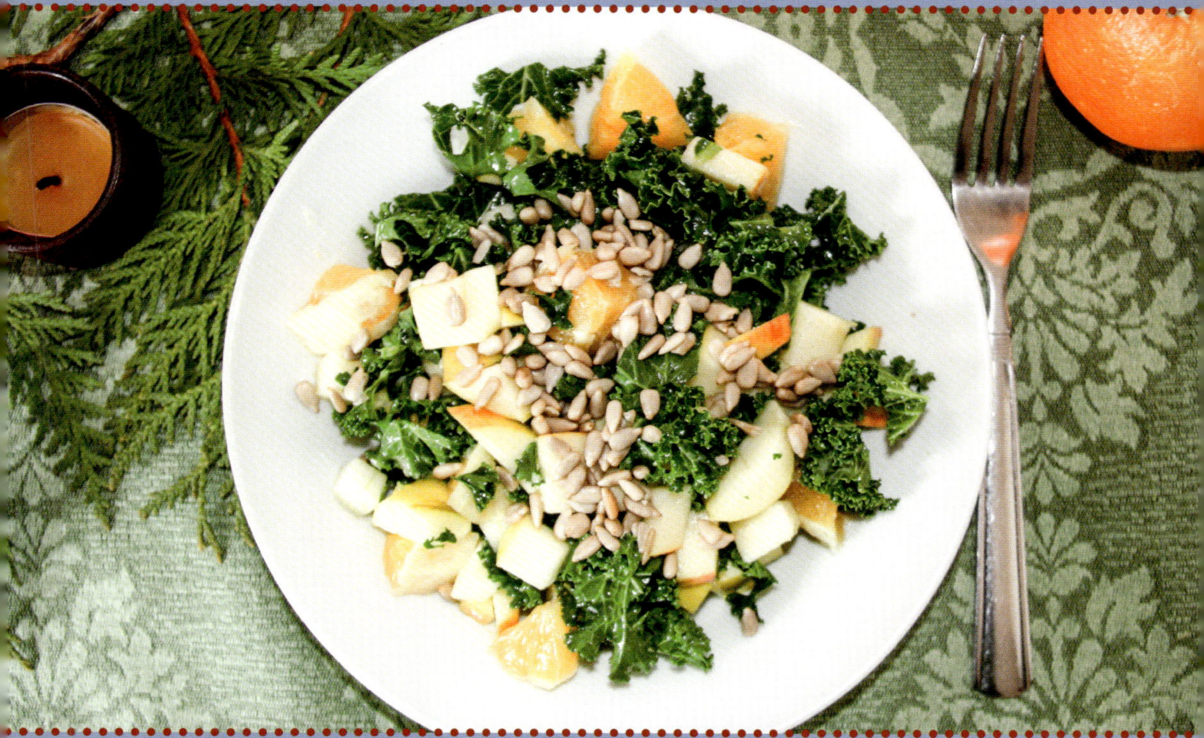

So geht unter Arbeit das Frühjahr vorbei,
da erntet der Bauer das duftende Heu;
er mäht das Getreide, dann drischt er es aus:
Im Winter, da gibt es manch fröhlichen Schmaus.

*Aus dem Volkslied „Im Märzen der Bauer"*
*Das aus Nordmähren stammende Lied wurde in den 1920er Jahren unter dem Titel „Bauernlied" erstmals in der Sammlung „Das Aufrecht Fähnlein" von Walther Hensel veröffentlicht.*

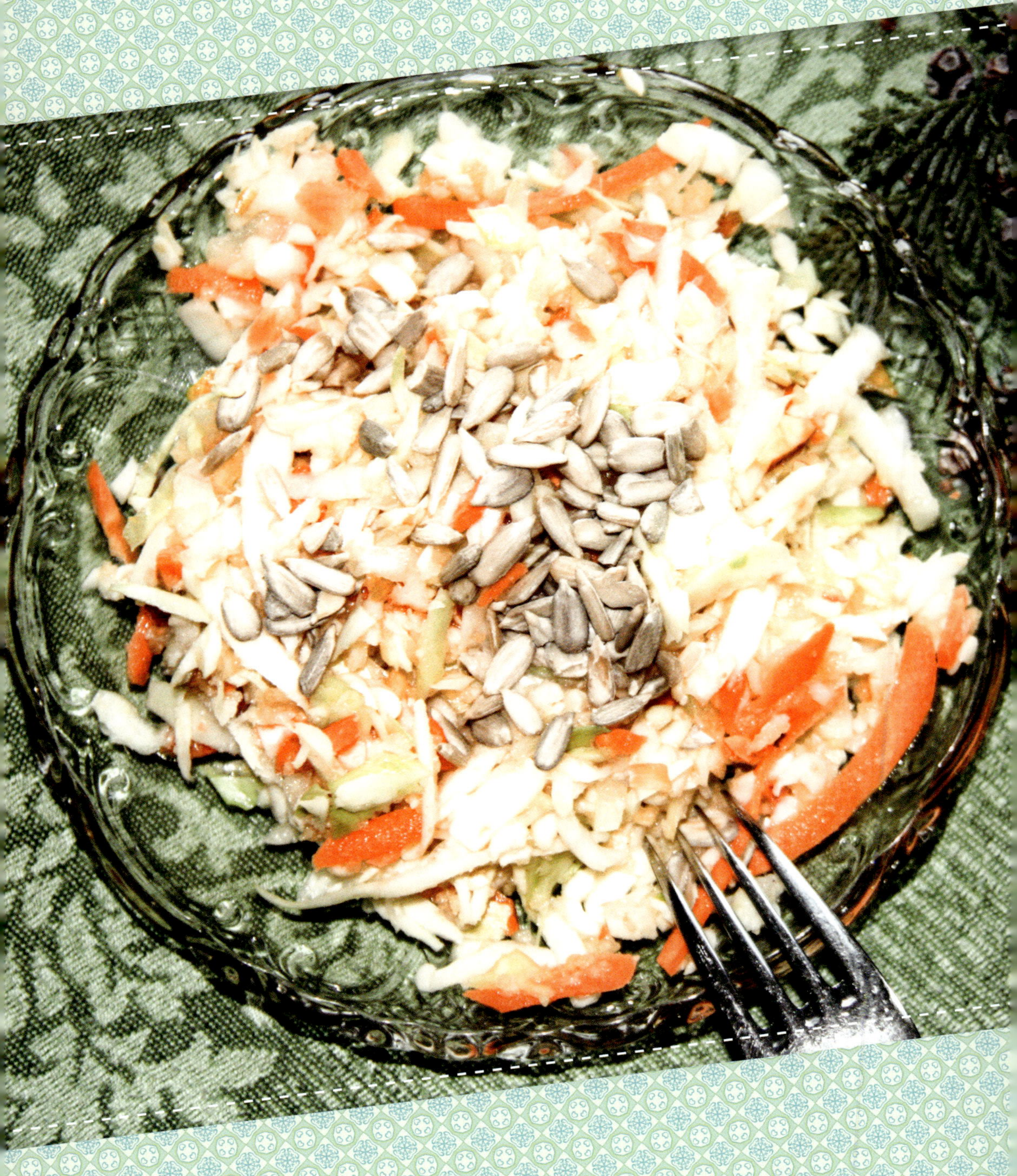

# Weißkohl-Salat

**Zutaten:**
1 Apfel
1 Zwiebel
¼ Weißkohlkopf
1 Esslöffel Pflanzenöl
1 ½ Esslöffel Apfelessig
4 Prisen Pfeffer
½ Teelöffel Salz
1 Tasse Sonnenblumenkeime

**Zubereitung:**
Den Apfel ohne Kerngehäuse zu Brei rühren und mit Öl, Apfelessig, Salz und Pfeffer vermischen. Den Kohl und die Zwiebel grob raspeln. Alles vermischen. Nochmals abschmecken und eventuell nachwürzen. Zuletzt mit den Sonnenblumenkeimen bestreuen.

**Hinweise:**
Als Varianten können entweder noch 1 geraspelte Möhre oder 1 Paprikaschote in Stückchen geschnitten dazugegeben werden. – Wie oben beschrieben kann auch mit ¼ Rotkohl ein leckerer Rotkohl-Salat bereitet werden (dann besser ohne Möhre und Paprika).

*Für 4 Personen*

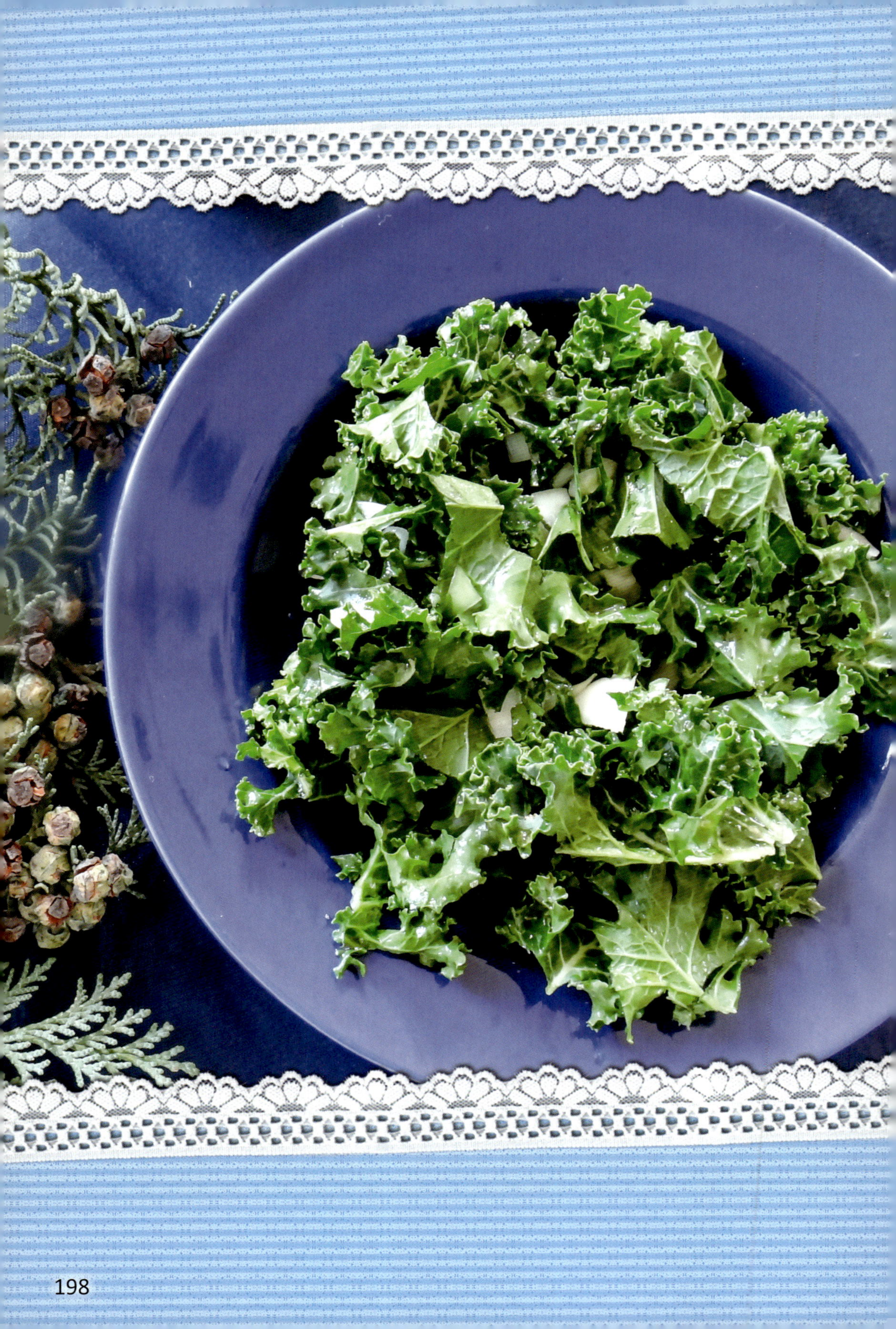

# Grünkohl-Salat

**Zutaten:**
6-8 Grünkohlblätter
1 große Zwiebel
Saft von 1 Zitrone
1 Esslöffel Rapsöl
1/8 Teelöffel Salz
1 Esslöffel brauner Zucker
evtl. ein Stück Schafskäse

**Zubereitung:**
Die Blätter des Grünkohls von den harten Stängeln abtrennen, gründlich waschen, abtropfen lassen, in dünne Streifen schneiden und in eine große Schüssel geben. Die Zwiebel schälen und in kleine Würfel schneiden, in eine kleine Schüssel geben. Den Zitronensaft, das Öl, das Salz und den Zucker mit den Zwiebelwürfeln vermischen. Diese Soße unter die Grünkohlblätter geben. Nach Belieben etwas Schafskäse darüber streuen oder als Beigabe dazustellen.

*Für 4 Personen*

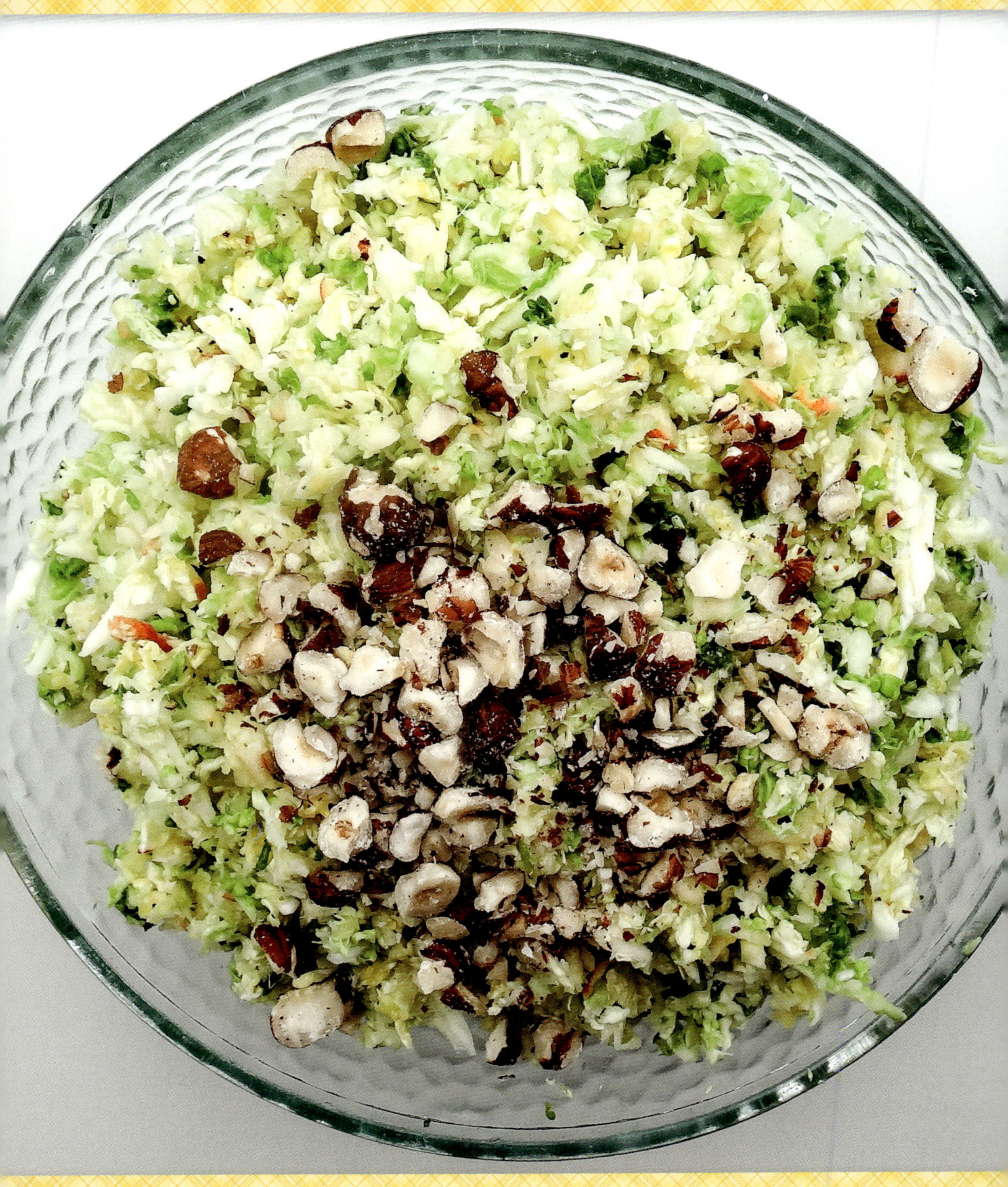

# Wirsingkohl-Salat

**Zutaten:**

1 halber Wirsingkohlkopf
1 Zwiebel
1 Apfel
1 Esslöffel Öl
½ Teelöffel Salz
1 Esslöffel Apfelessig oder Saft von ½ Zitrone
1 Esslöffel Rapsöl
Pfeffer
3 Esslöffel gehackte Haselnüsse

**Zubereitung:**

Den Apfel zu Mus reiben und mit dem Zitronensaft bzw. Essig, dem Öl, Salz und Pfeffer mischen. Wirsing und Zwiebel grob raspeln (Küchenmaschine). Die Apfelsalatsoße darunter mischen. Zuletzt die Haselnüsse darüber streuen.

*Für 4 Personen*

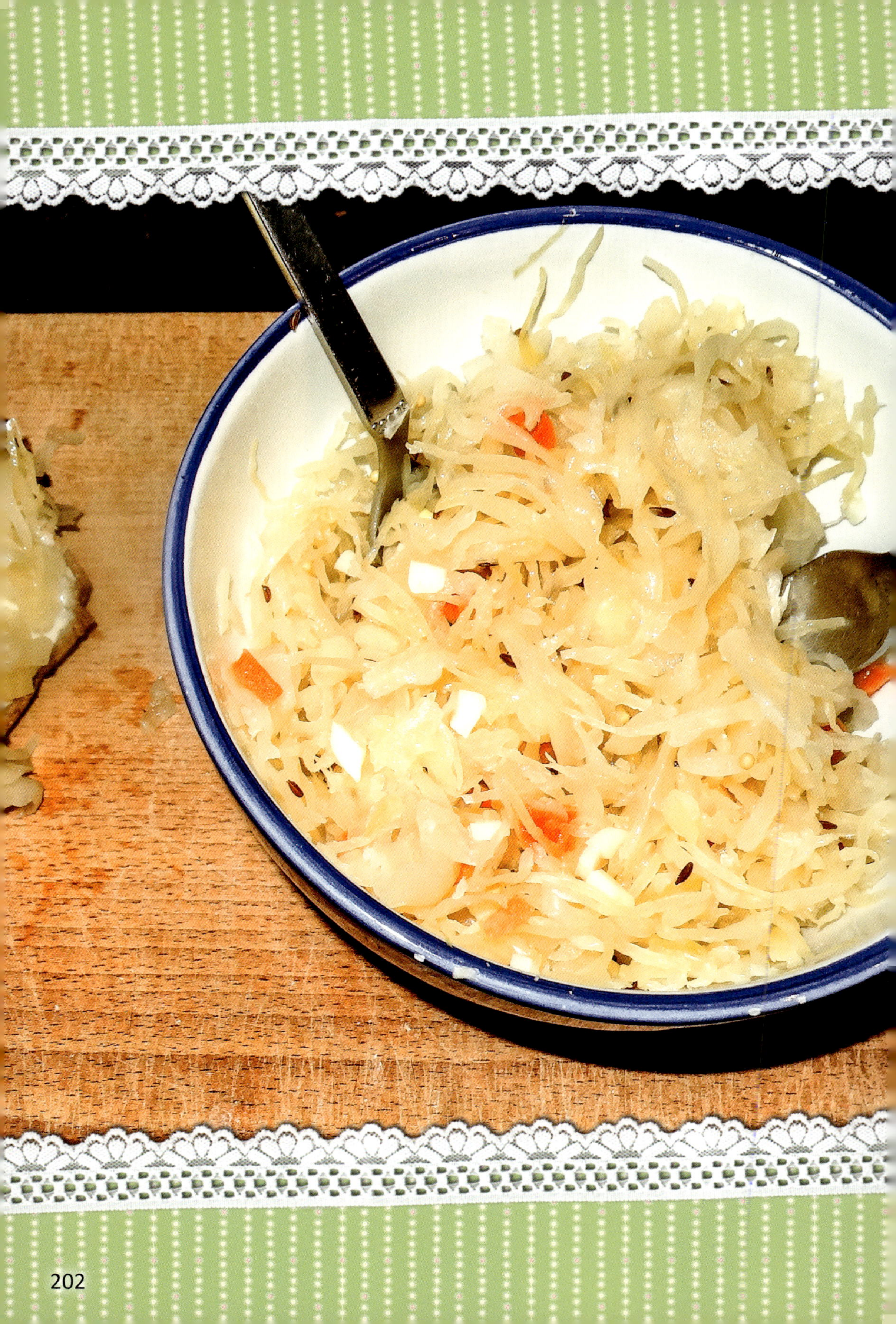

# Sauerkraut-Salat mit Knoblauch

**Zutaten:**
reichlich 1 Pfund Sauerkraut
1 kleine Möhre
3 Knoblauchzehen
1 Esslöffel Rapsöl

**Zubereitung:**
Die Möhre schälen und grob in eine Schüssel raspeln. Das Sauerkraut dazu geben und mit 2 Gabeln alles lockern und vermischen. Die Knoblauchzehen schälen und in ganz kleine Stückchen schneiden, dann auch mit dem Öl zu dem Sauerkraut geben. Alles gründlich mischen.

**Hinweis:**
Dieser Salat mundet vorzüglich zu frischem Brot – mit Butter bestrichen – als Brotbelag.

*Für 4 Personen*

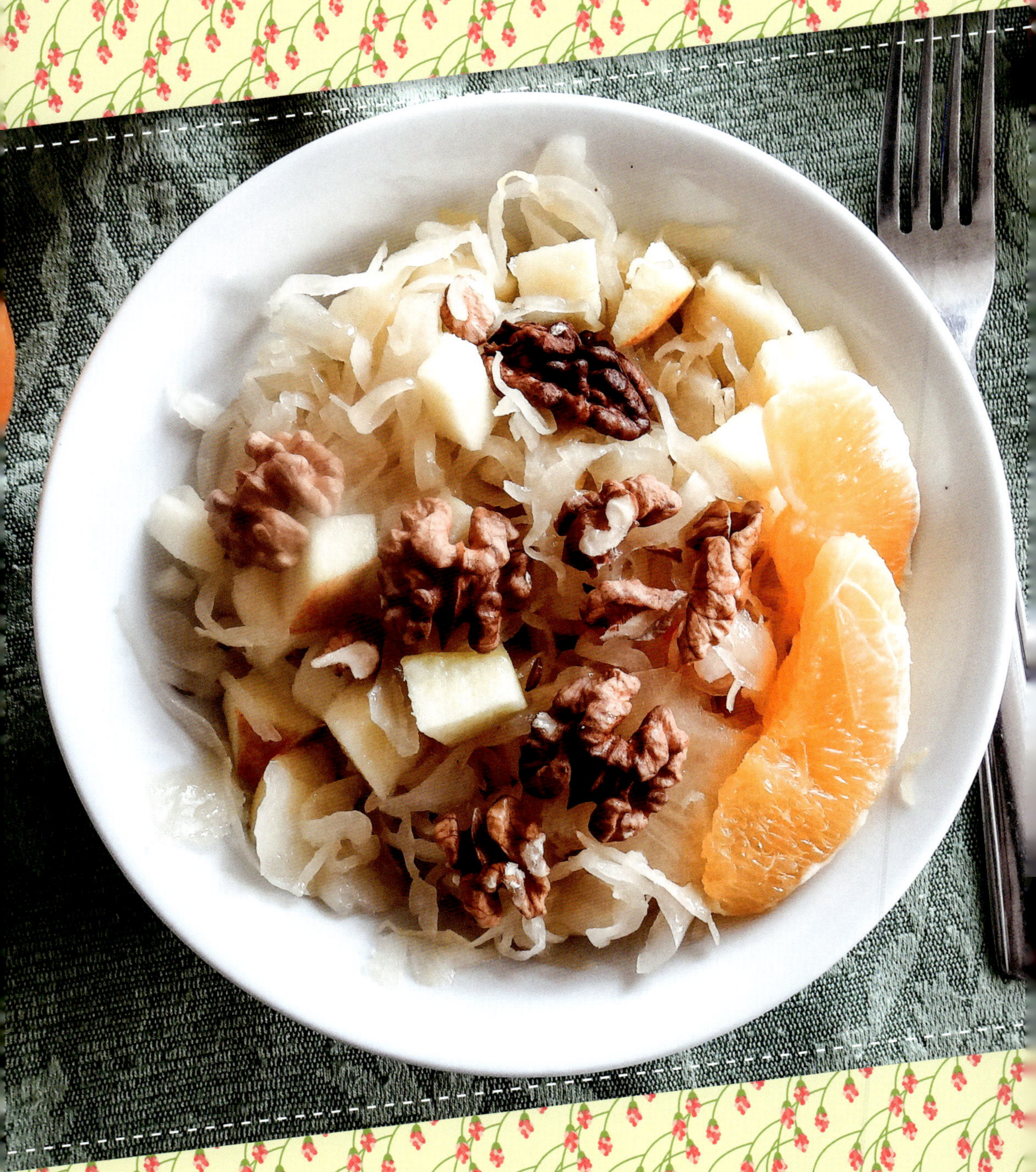

# Sauerkraut-Salat mit Apfel

**Zutaten:**
1 Pfund Sauerkraut
1 kleiner Apfel
1 Zwiebel
1 Esslöffel Rapsöl
evtl. einige Walnüsse

**Zubereitung:**
Den Apfel waschen, vom Kerngehäuse befreien, klein schneiden und sofort unter das Sauerkraut mischen. Die Zwiebel ebenfalls in kleine Stücke schneiden und mit dem Öl dazugeben. Nach Belieben mit einigen Walnüssen schmücken.

**Hinweis:**
Eine in kleine Stücke geschnittene Apfelsine kann als Krönung hinzugegeben werden.

*Für 4 Personen*

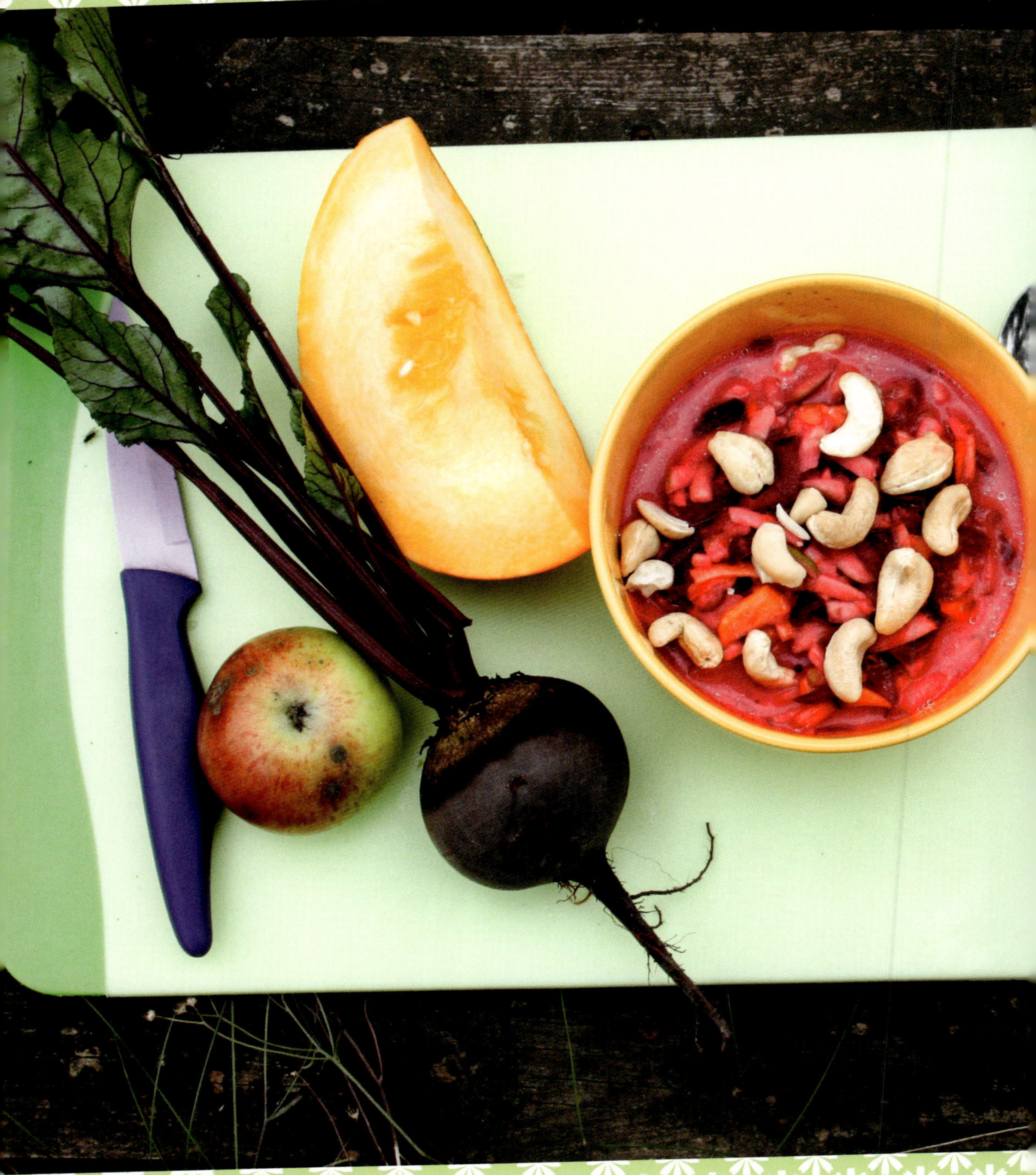

# Rote-Bete-Kürbis-Salat

**Zutaten:**
1 große Rote Rübe
ca. 200 g Kürbis
1 großer Apfel
1 Becher Saure Sahne
1 Teelöffel flüssiger Honig
2 Esslöffel Apfelsinensaft
½ Teelöffel Salz
2 Esslöffel Cashewnüsse

**Zubereitung:**
Aus der Sauren Sahne, dem Apfelsinensaft, Honig und Salz eine Soße zubereiten. Die Rote Rübe waschen und schälen. Den Kürbis von der dicken Schale und den Kernen sowie den Apfel vom Kerngehäuse befreien. Alle Zutaten grob raspeln und in eine große Schüssel geben. Sofort die Soße darunter rühren. Zuletzt über alles die Cashewnüsse streuen.

*Für 4 Personen*

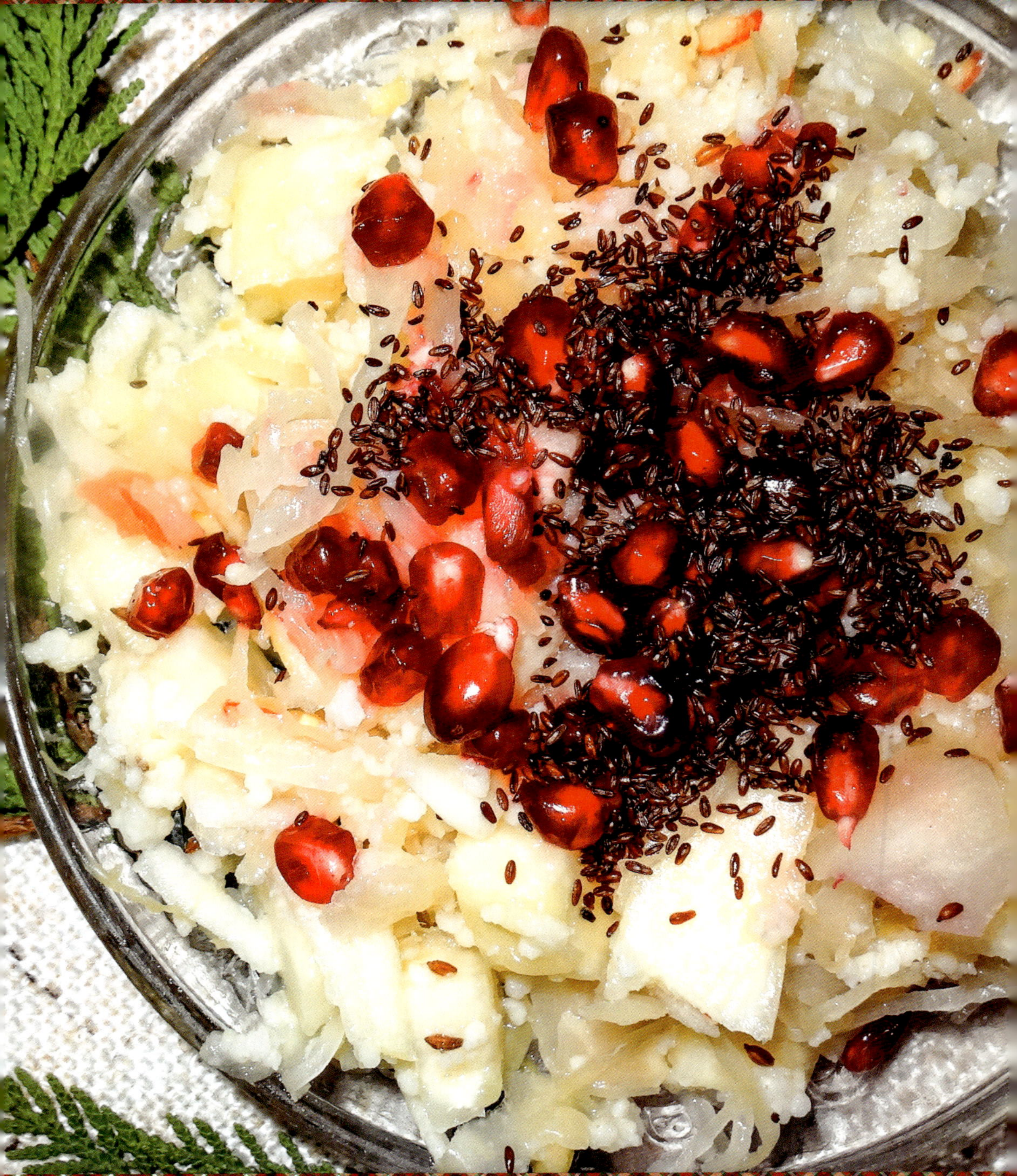

# Sauerkraut-Ananas-Hirse-Salat

**Zutaten:**
ca. 200 g Sauerkraut (vorzugsweise ohne Kümmel)
¼ Ananas oder eine Baby-Ananas
1 Apfel
100 g Hirse
½ Teelöffel Salz
1 Esslöffel Nussöl
2 Esslöffel Flohsamen
evtl. ½ Granatapfel

**Zubereitung:**
½ Liter Wasser zum Kochen bringen, das Salz und die Hirse hinzufügen, ca. 10 Minuten auf kleiner Flamme köcheln und noch etwas nachquellen lassen, bis die Hirse weich ist. Inzwischen das Sauerkraut in eine Schüssel geben. Die Ananas nach dem Schälen klein schneiden und hinzufügen. Den Apfel vom Kerngehäuse befreien und ebenfalls in Stücke schneiden und unter das Sauerkraut mischen. Wenn die Hirse abgekühlt ist, auch sie, zusammen mit dem Öl, hinzufügen. Zuletzt den Salat mit Flohsamen bestreuen. Nach Belieben mit Fruchtkernen des Granatapfels verzieren.

*Für 4 Personen*

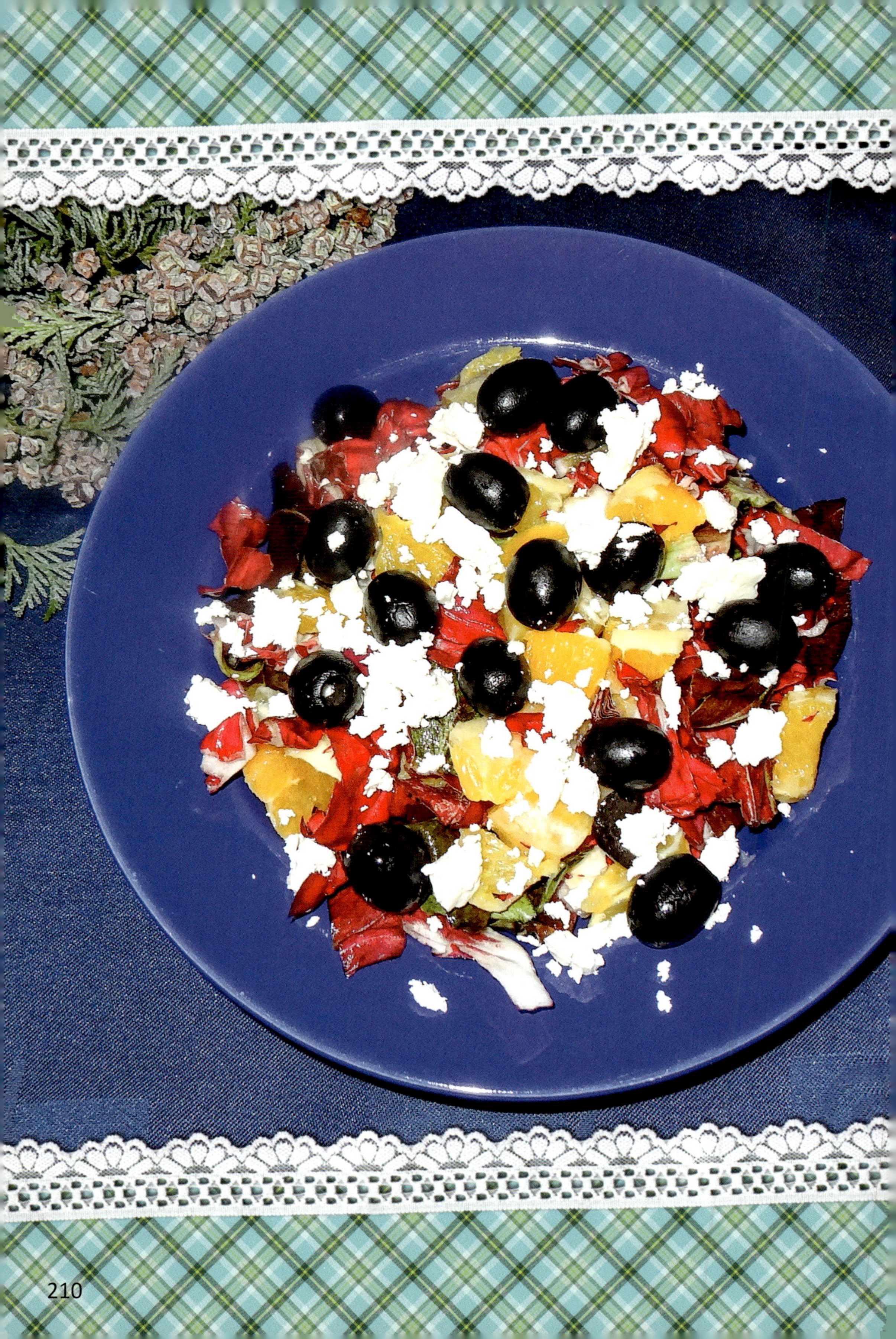

# Orangen-Oliven-Salat

**Zutaten:**
3-4 Apfelsinen
1 kleiner Radicchio oder ½ Chinakohl oder 2 Chicorée
1 Esslöffel Olivenöl
1 Esslöffel Zitronensaft
3 Prisen Salz
1 Teelöffel Agavendicksaft
20 Oliven
1 Schafskäse

**Zubereitung:**
Die Apfelsinen gründlich waschen, schälen und in Stücke schneiden, in eine große Schüssel legen. Den Salat waschen und in Streifen schneiden, unter die Apfelsinen mischen. Zitronensaft, Öl, Agavendicksaft und Salz mischen und unter den Salat geben. Auf jede Portion noch einige Oliven legen und etwas Schafskäse streuen.

*Für 4 Personen*

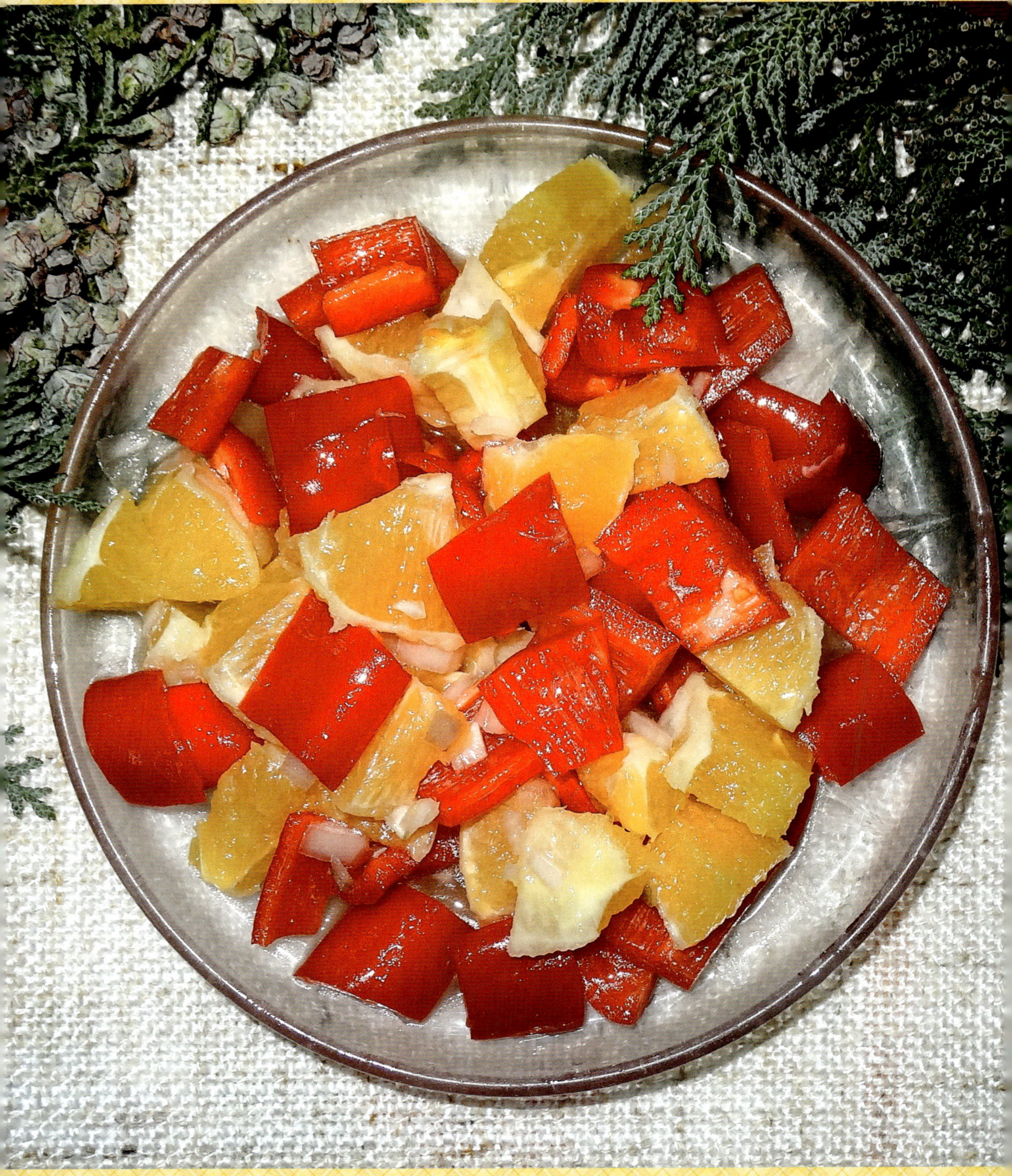

# Paprika-Apfelsinen-Salat

**Zutaten:**

4 rote Spitz-Paprika-Schoten oder 3 große rote oder gelbe Gemüse-Paprika-Schoten
3 Apfelsinen
1 kleine Zwiebel
1 Esslöffel Honig oder Agavendicksaft
¼ Teelöffel Salz
1 Teelöffel Mandel-Öl
1 Esslöffel Zitronensaft

**Zubereitung:**

Paprika waschen und in dünne Streifen schneiden. Apfelsinen nach gründlichem Waschen in Würfel schneiden. Die Zwiebel in sehr kleine Würfel schneiden. Alles zusammen in eine Schüssel geben. Aus den restlichen Zutaten eine Soße zubereiten und unter die Salatzutaten mischen.

*Für 4 Personen*

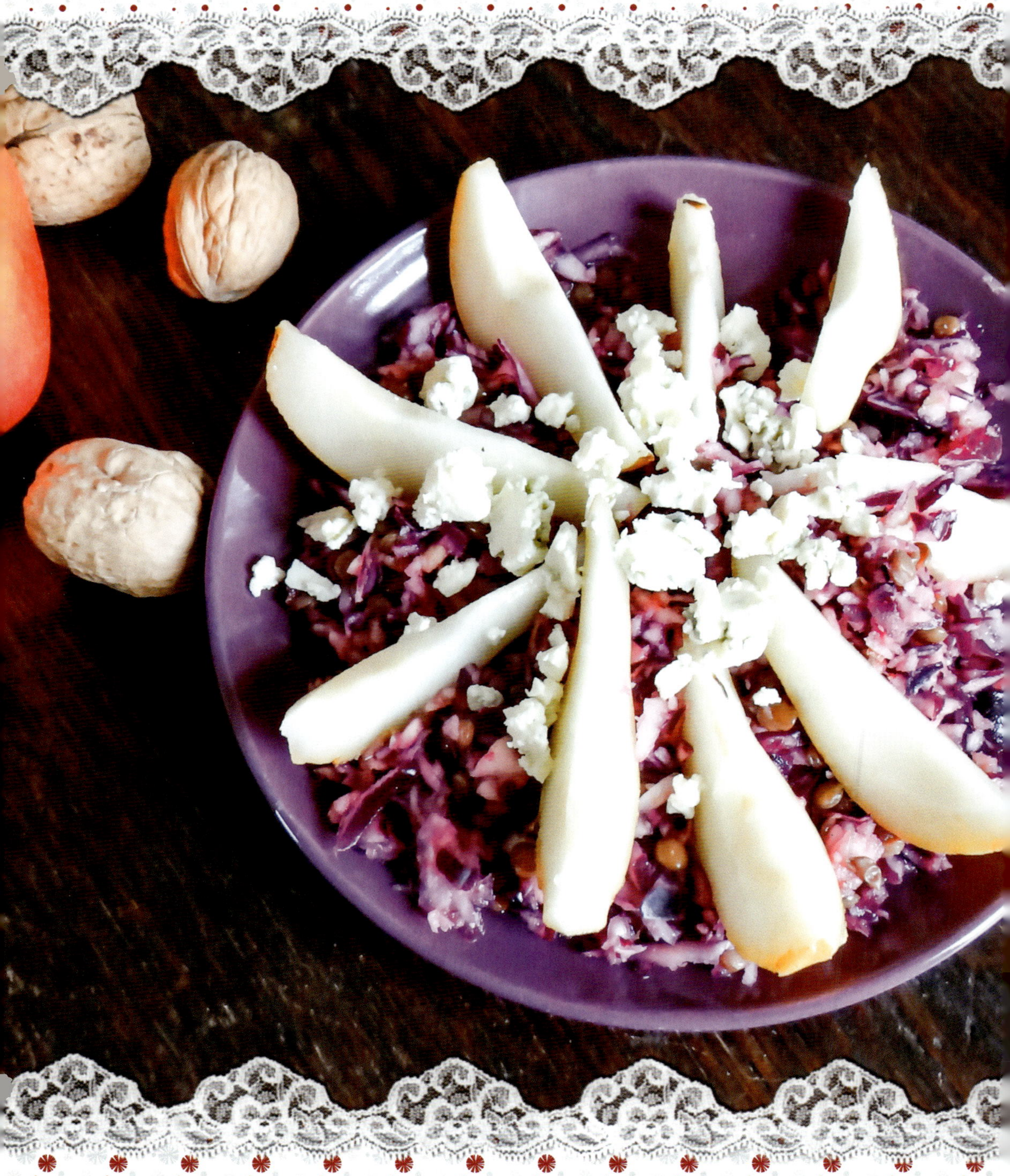

# Rotkraut-Linsen-Salat

**Zutaten:**
¼ Rotkrautkopf
1 kleine Zwiebel
2 große Birnen
1 süßer Apfel
2-3 Esslöffel Apfelessig
1 Esslöffel Nussöl
ca. 100 g braune Linsen
½ Teelöffel Salz
2 Prisen Pfeffer
evtl. ein kleiner Blauschimmelkäse

**Zubereitung:**
Linsen einige Stunden vorher in der doppelten Menge Wasser (am besten über Nacht) einweichen, mit ¼ Teelöffel Salz weich kochen und abkühlen lassen. Das Rotkraut hobeln, die Zwiebel in kleine Stücke schneiden, den Apfel nach Entfernen des Kerngehäuses zu Mus reiben. Rotkraut und Zwiebel in eine große Schüssel geben. Das Apfelmus mit Apfelessig, Öl, ¼ Teelöffel Salz und Pfeffer zu einer Soße verrühren. Diese unter das Kraut mischen. Zuletzt die Linsen dazugeben. Nochmals abschmecken. Die Birnen in dünne Scheiben schneiden und auf dem Salat verteilen. Wer es noch würziger mag, kann noch etwas Blauschimmelkäse darüber streuen.

*Für 4 Personen*

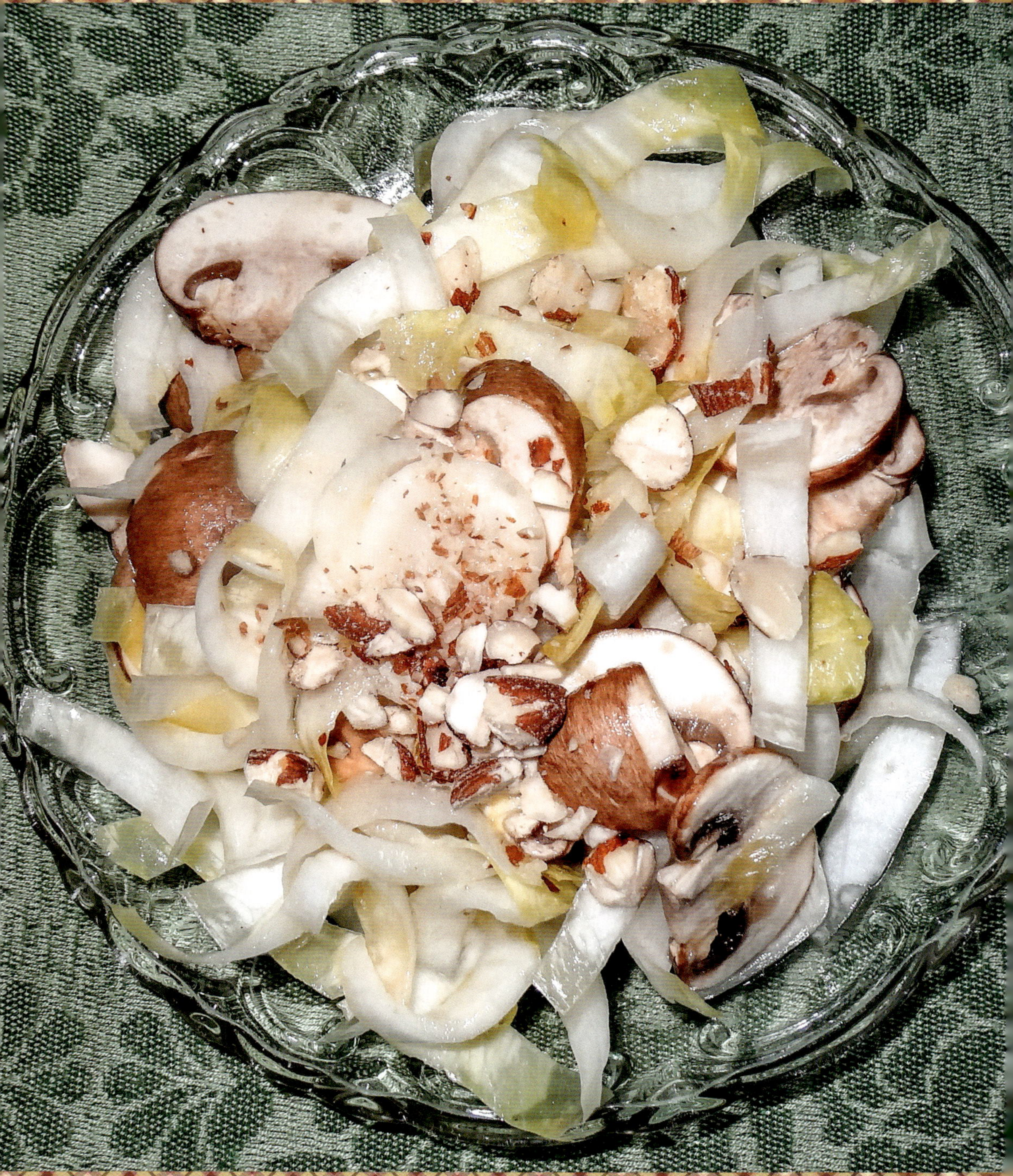

# Chicorée-Champignons-Salat

**Zutaten:**

2 Chicorée
8 Champignonköpfe
Saft von ½ Zitrone
1 Esslöffel Mandelöl
¼ Teelöffel Salz
1 Teelöffel brauner Zucker
2 Esslöffel Mandelblättchen oder –splitter oder gehackte Mandeln

**Zubereitung:**

Chicorée gründlich waschen und in Querstreifen schneiden. Die Champignons waschen und in Scheiben schneiden. Beides in eine Schüssel geben und den Zitronensaft, das Öl, den Zucker und das Salz hinzufügen und unterrühren. Den Salat auf die Salatteller verteilen und jede Portion mit den Mandeln bestreuen.

*Für 4 Personen*

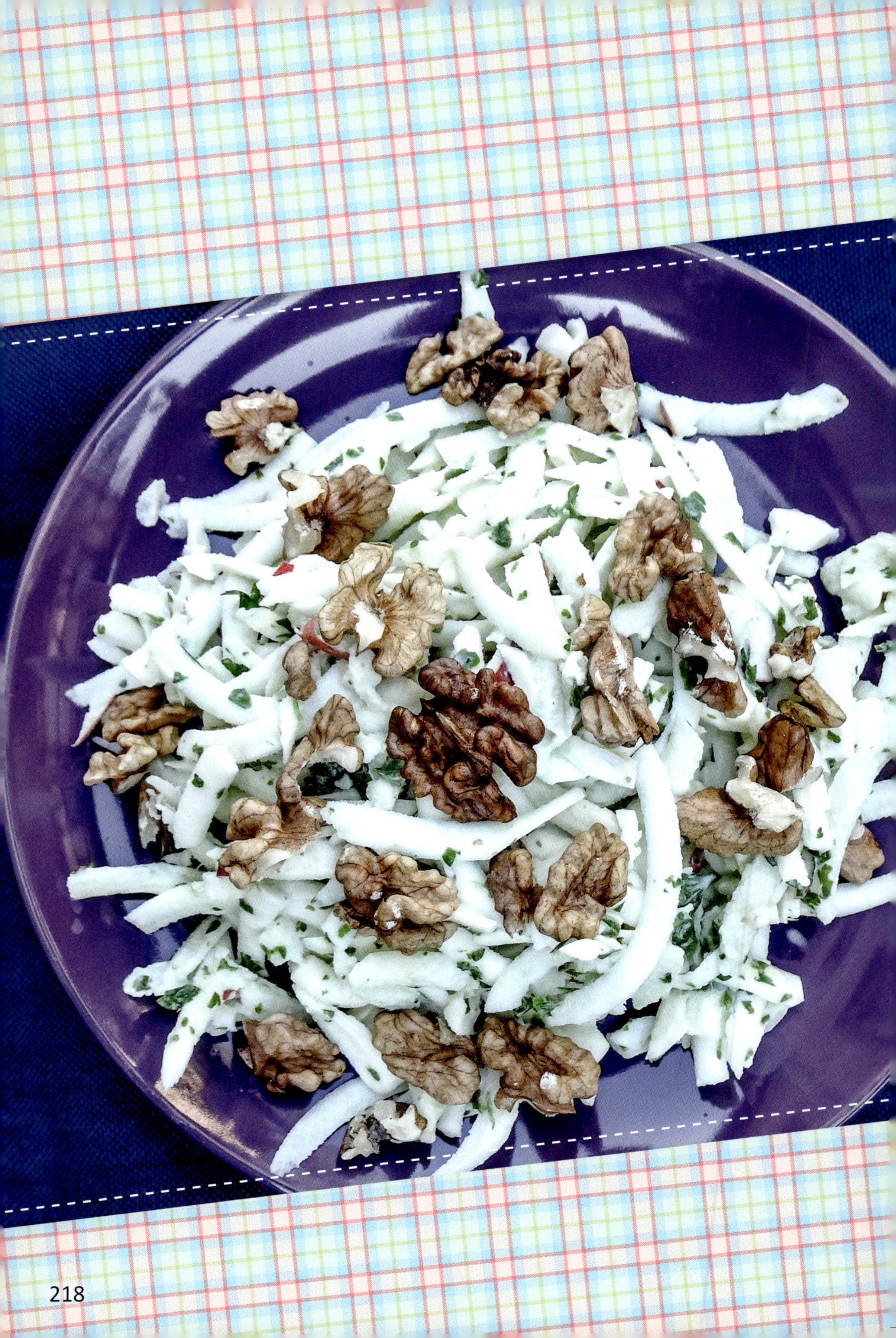

# Pastinaken-Sellerie-Salat

**Zutaten:**
1 nicht zu großer Knollensellerie
1 Pastinake
2 Äpfel
1 Esslöffel eingefrostete und aufgetaute Petersilie
2 Esslöffel Zitronensaft
1 Becher Schlagsahne (150 g)
3 Prisen Salz
1 Hand voll gehackte Walnüsse oder Haselnüsse

**Zubereitung:**
Knollensellerie und Pastinake waschen und schälen, die Äpfel vom Kerngehäuse befreien, alles grob raspeln und in eine große Schüssel geben. Sofort den Zitronensaft unterrühren, dann die Schlagsahne und die Petersilie hinzufügen und alles gründlich mischen. Die gehackten Nüsse darüber streuen.

**Hinweis:**
Anstelle des Knollenselleries können 2 große Möhren verwendet werden.

*Für 4 Personen*

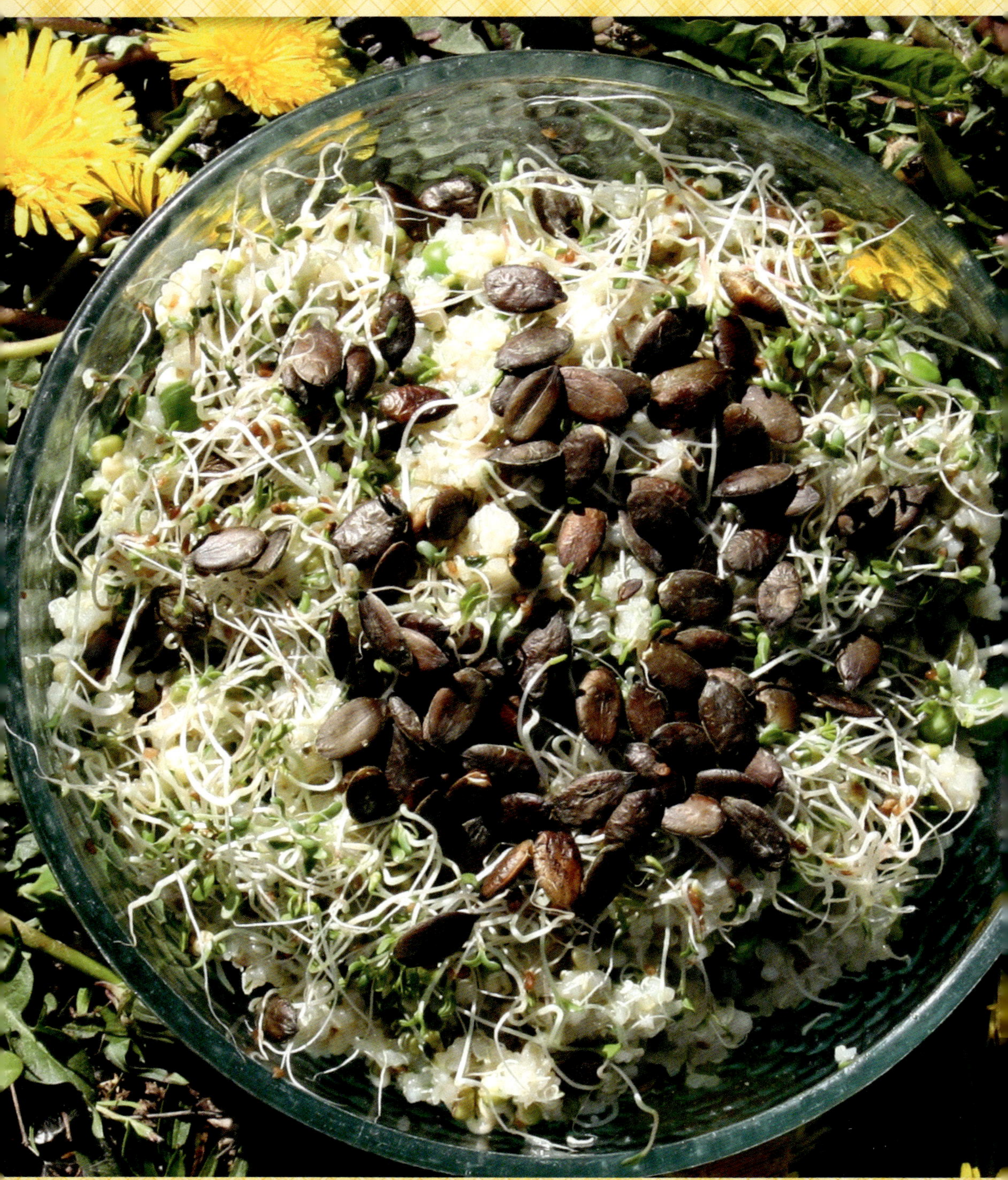

# Grüner Quinoa-Salat

*Die Zubereitung des Salates nach diesem Rezept bedarf einige Tage Vorbereitungszeit. Diese Salatspeise ergibt ein Hauptgericht und besonders am Abend eine leckere Mahlzeit.*

**Zutaten:**
1 Kaffeetasse Quinoakörner
1 Brokkoli
1 Tasse gefrorene Erbsen
¼ Tasse Mungbohnen
2 Esslöffel Alfalfa (=Luzerne)-Keimsamen
3 Esslöffel Kürbiskerne
2 Esslöffel gefrostete und aufgetaute Petersilie
Saft von 1 Limette
1 Esslöffel Kürbiskernöl (oder je nach Geschmack ein anderes Öl)
1 Teelöffel Ahornsirup
½ Teelöffel Salz

**Zubereitung:**
Die Alfalfa-Sprossen brauchen ungefähr 5 Tage, bis die Keime sprießen und verarbeitet werden können. Dafür immer über Nacht in reichlich Wasser einweichen. Dann in ein Sieb gießen. Darin zimmerwarm stehen lassen und täglich zweimal mit kaltem Wasser abspülen. Der Keim soll ungefähr eine Länge von 3 cm bekommen. Ebenso verfährt man mit der Keimung der Mungbohnen. Quinoa in der doppelten Menge Wasser mit etwas Salz ca. 10 Minuten köcheln und noch etwas nachquellen lassen. Abkühlen lassen. Brokkoli in mundgerechte Stücke zerkleinern und zusammen mit den Erbsen ca. 3 Minuten in Salzwasser kochen lassen. Abgießen und abkühlen lassen. Quinoa, das Gemüse und die Petersilie in eine große Schüssel geben und vermischen. Aus Limettensaft, Öl, Ahornsirup und ¼ Teelöffel Salz eine Soße zubereiten und untermischen. Zuletzt den Salat mit den Sprossen bestreuen. Man kann diesen Salat natürlich auch noch mit dem Geschmack anderer Sprossen verfeinern und verändern, z. Bsp. mit Linsen-, Senf- oder Rettichsprossen. Und wenn kein Schnee liegt und Winter-Portulak im Hausgarten heimisch ist, wird man auch während der Wintermonate kleine Blättchen ernten können. Diese passen wunderbar zu diesem Salat und machen ihn noch grüner.

**Hinweis:**
Ein Keimgerät oder eine Sprossenbox (erhältlich im Reformhaus) schafft eine optimale Bewässerung der Alfalfa-Sprossen. Eine solche Keim-Hilfe ist auch deshalb eine lohnende Investition, da im Winter hochwertige Vitamine und Mineralien für eine vollwertige Ernährung aufbereitet werden können.

*Für 4 Personen*

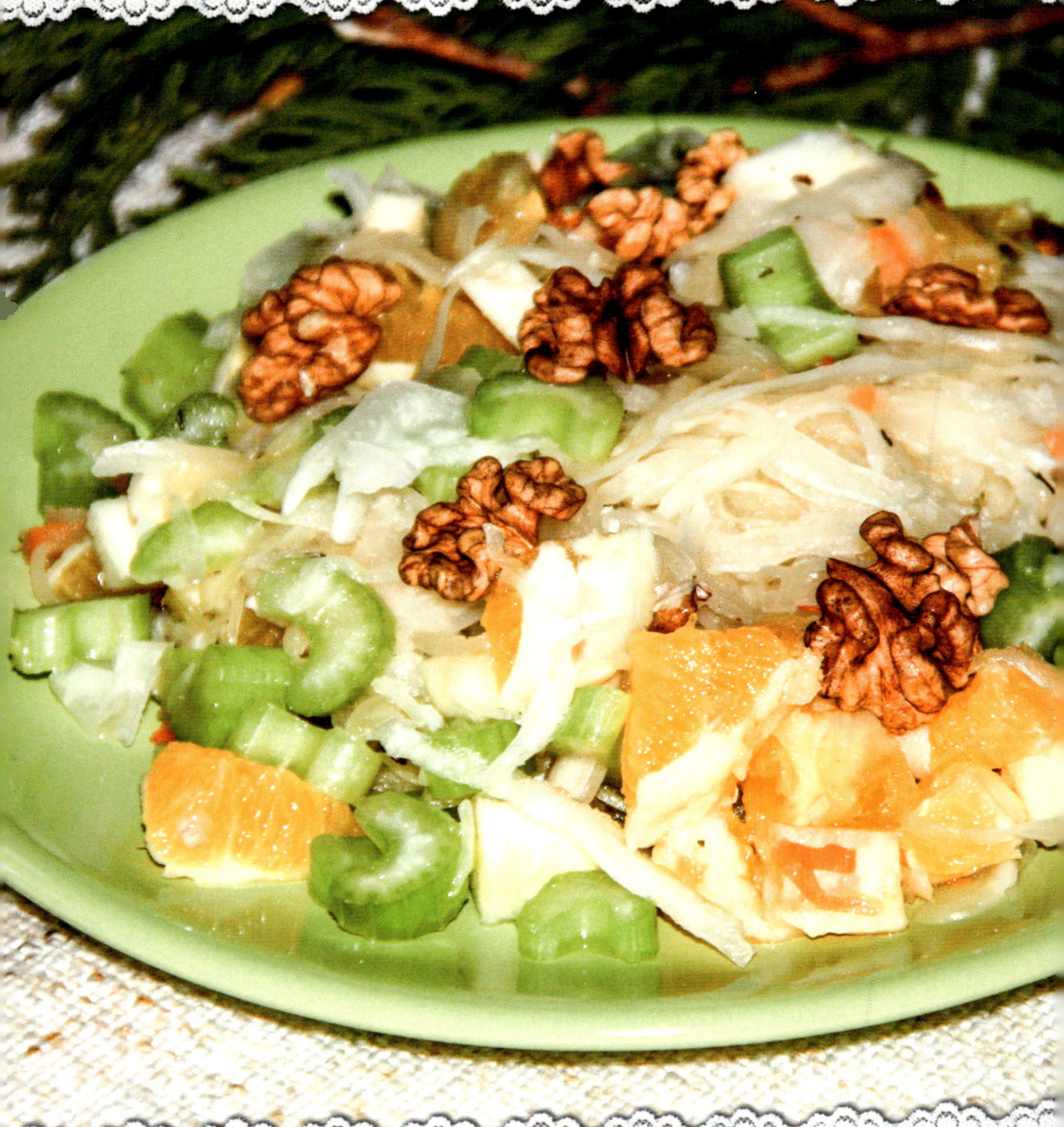

# Stangensellerie-Sauerkraut-Salat

**Zutaten:**
3 Stangen Sellerie
250 Gramm Sauerkraut
1 Apfelsine
1 großer Apfel
1 kleine Zwiebel
1 Hand voll grob gehackte Walnüsse
1 Esslöffel Walnussöl

**Zubereitung:**
Die Stangen Sellerie von den Blättern befreien und in kleine Stücke schneiden. Zusammen mit dem Sauerkraut in eine große Schüssel geben. Die Apfelsine nach dem Schälen in kleine Stücke schneiden und zusammen mit dem vom Kerngehäuse befreiten und klein geschnittenen Apfel zu dem Kraut geben und alles vermischen. Die Zwiebel nach dem Schälen in winzige Stücke schneiden und ebenfalls hinzufügen. Zuletzt das Öl hineingeben und alles gründlich vermischen. Mit den Nüssen bestreuen.

**Hinweis:**
Die Blätter von den Stangen Sellerie können eingefrostet oder getrocknet als Suppenwürze verwendet werden.

*Für 4 Personen*

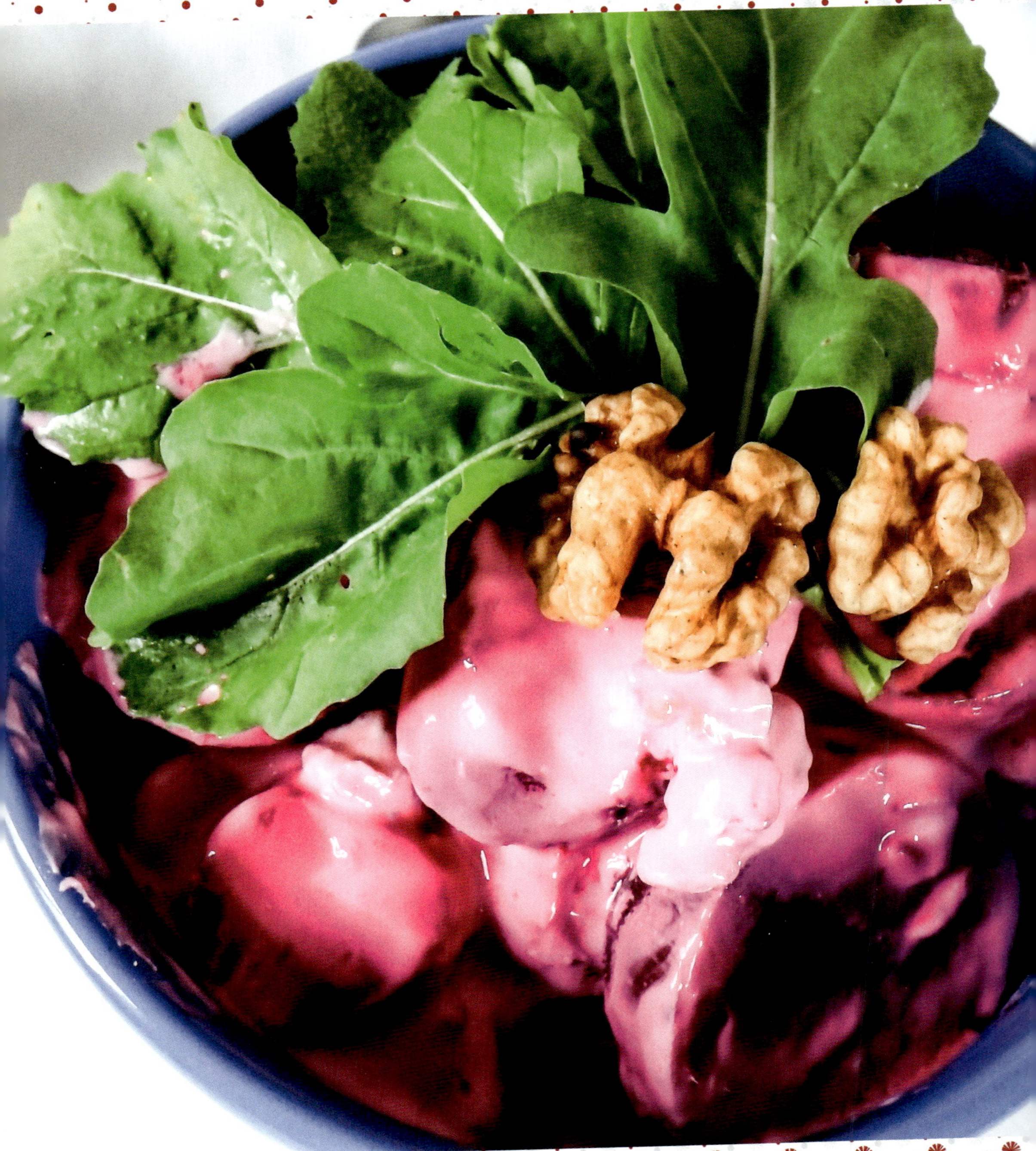

# Rote-Bete-Salat mit Saurer Sahne

**Zutaten:**
4 Rote Rüben
1 Becher (150 g) Saure Sahne oder fettiger Joghurt
½ Teelöffel Salz
1 Hand voll grob gehackte Walnüsse
ca. 200 Gramm Rucola-Salat (den es auch im Winter zu kaufen gibt)

**Zubereitung:**
Die Roten Rüben nach gründlichem Waschen mit der Schale weich kochen, das Wasser abgießen, die Rüben schälen und in Würfel oder Scheiben schneiden. Den Rucola gründlich waschen und abtropfen lassen. Nach dem Abkühlen der Rüben das Salz und die Saure Sahne unterrühren. Die Walnüsse dazugeben. Den Rucola darüber verteilen.

*Für 4 Personen*

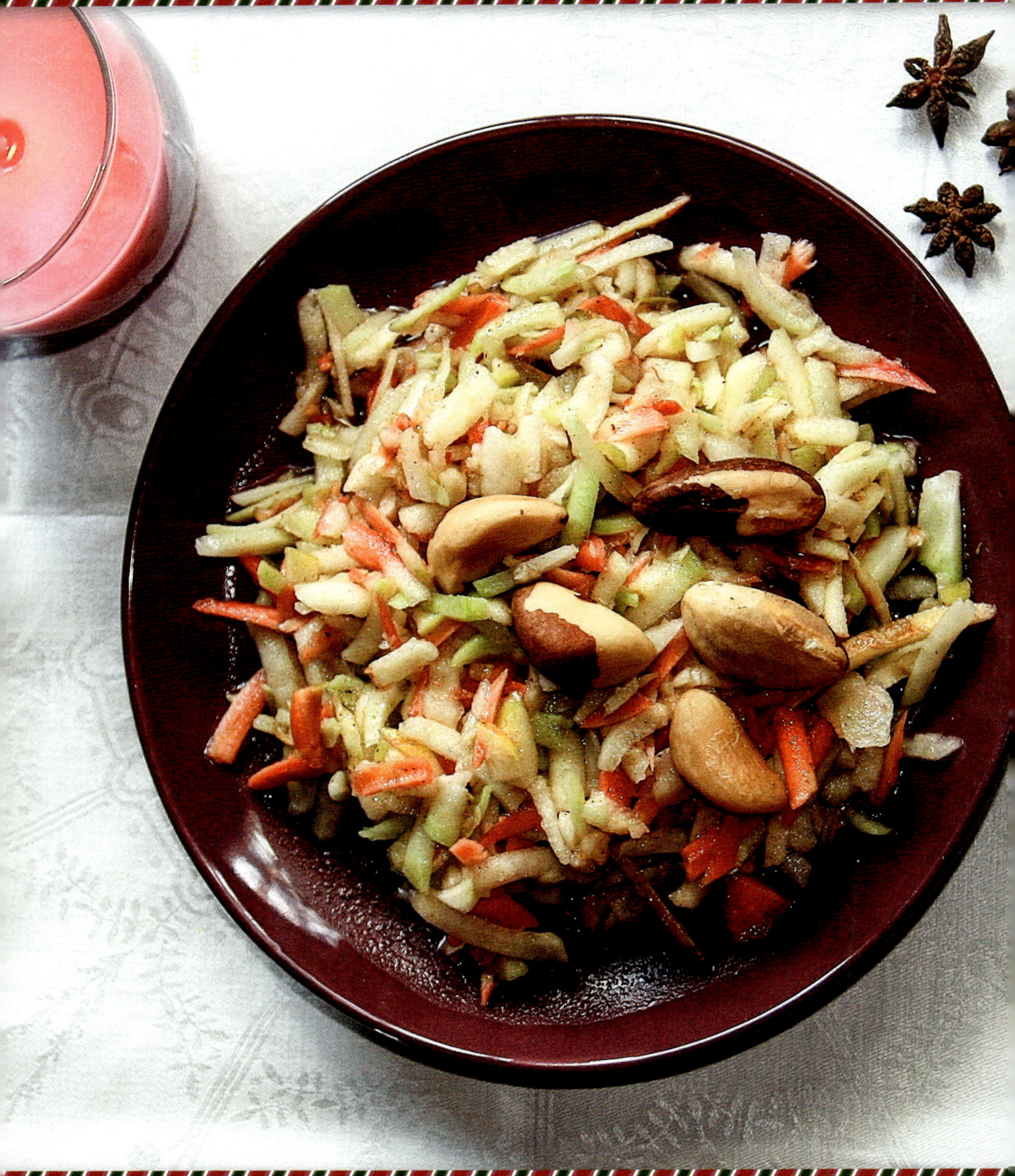

# Kohlrabi-Salat mit dem Geschmack des Orients

**Zutaten:**
1 große Kohlrabi
2 Möhren
1 Apfel
2 Esslöffel Kokosraspel oder einige Paranüsse
Saft von 1 Zitrone
1 Teelöffel flüssiger Honig
1 Esslöffel Nussöl
½ Teelöffel Salz
1 Prise Zimt
1 Prise Nelken
1 Prise Kardamom
1 Prise Galgant
1 Prise Bertram
1 Prise Orangenpfeffer (alternativ: Zitronen-Pfeffer oder Chili-Pulver)

**Zubereitung:**
Aus Zitronensaft, Öl, Salz, Honig und den Gewürzen eine Soße zubereiten. Den Kohlrabi und die Möhren schälen, den Apfel vom Kerngehäuse befreien. Alle Früchte grob raspeln und in eine große Schüssel geben. Sofort die Soße darunter mischen. Zuletzt über alles die Kokosraspel oder Paranüsse streuen.

**Hinweise:**
Je nach Geschmack können Gewürze weggelassen oder eigene Gewürzmischungen kreiert werden.

*Für 4 Personen*

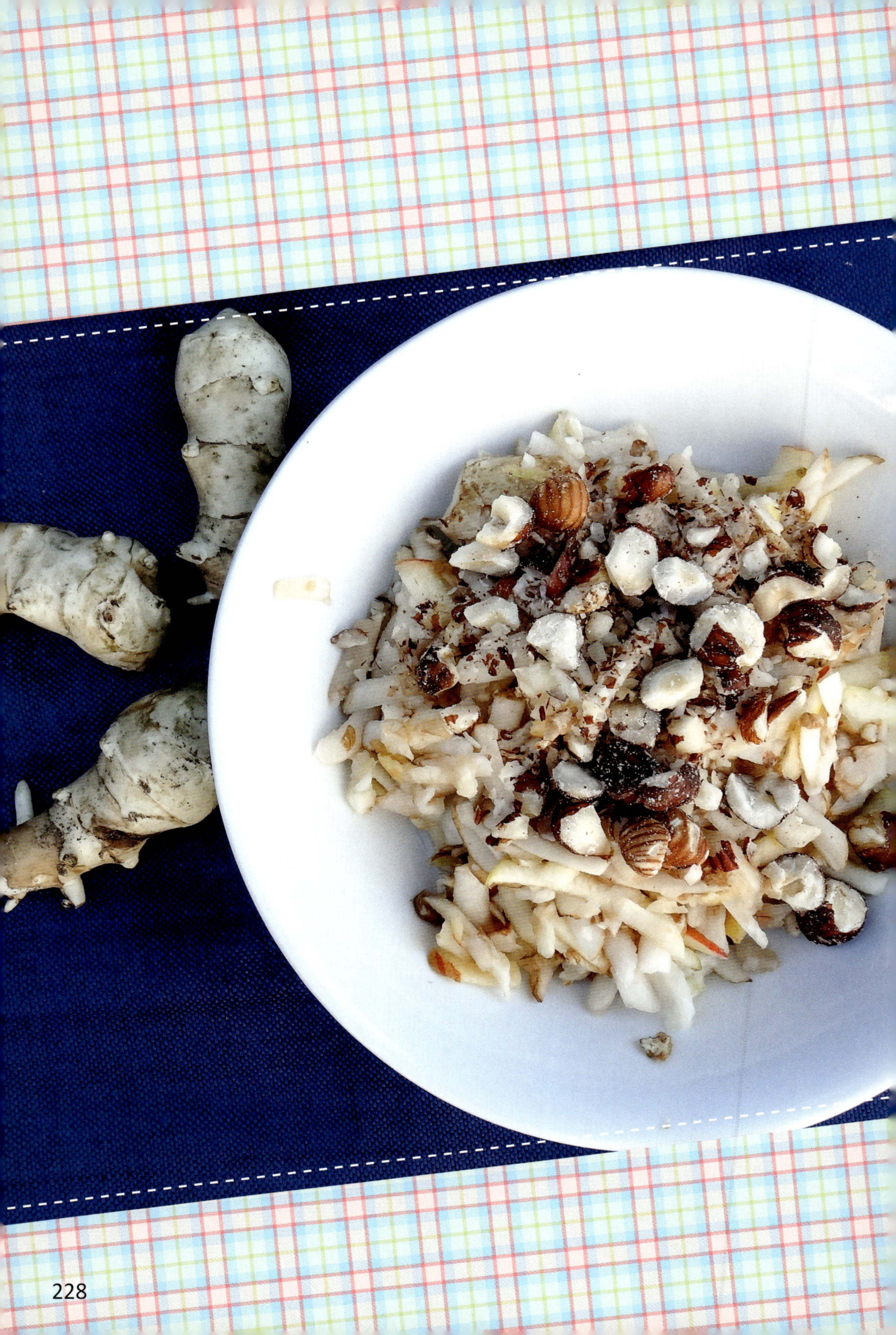

# Topinambur-Apfel-Salat

**Zutaten:**
4 große Topinamburknollen
2 große Äpfel
1 Limette
1 Esslöffel Nussöl
1 Teelöffel Ahornsirup
3 Prisen Salz
1 Hand voll grob gehackte Walnüsse- oder Haselnüsse

**Zubereitung:**
Die Limette gründlich waschen, die Schale abreiben und zur Seite stellen. Den Saft aus der Limette ausdrücken, die abgeriebene Limettenschale, Öl, Ahornsirup und Salz hinzufügen und mischen. Die Topinamburknollen gründlich unter fließenden Wasser abbürsten (evtl. schälen). Die Äpfel vom Kerngehäuse befreien. Beides grob raspeln. Sofort die Soße hinzufügen und alles gut vermischen. Die Nüsse darauf streuen.

*Für 4 Personen*

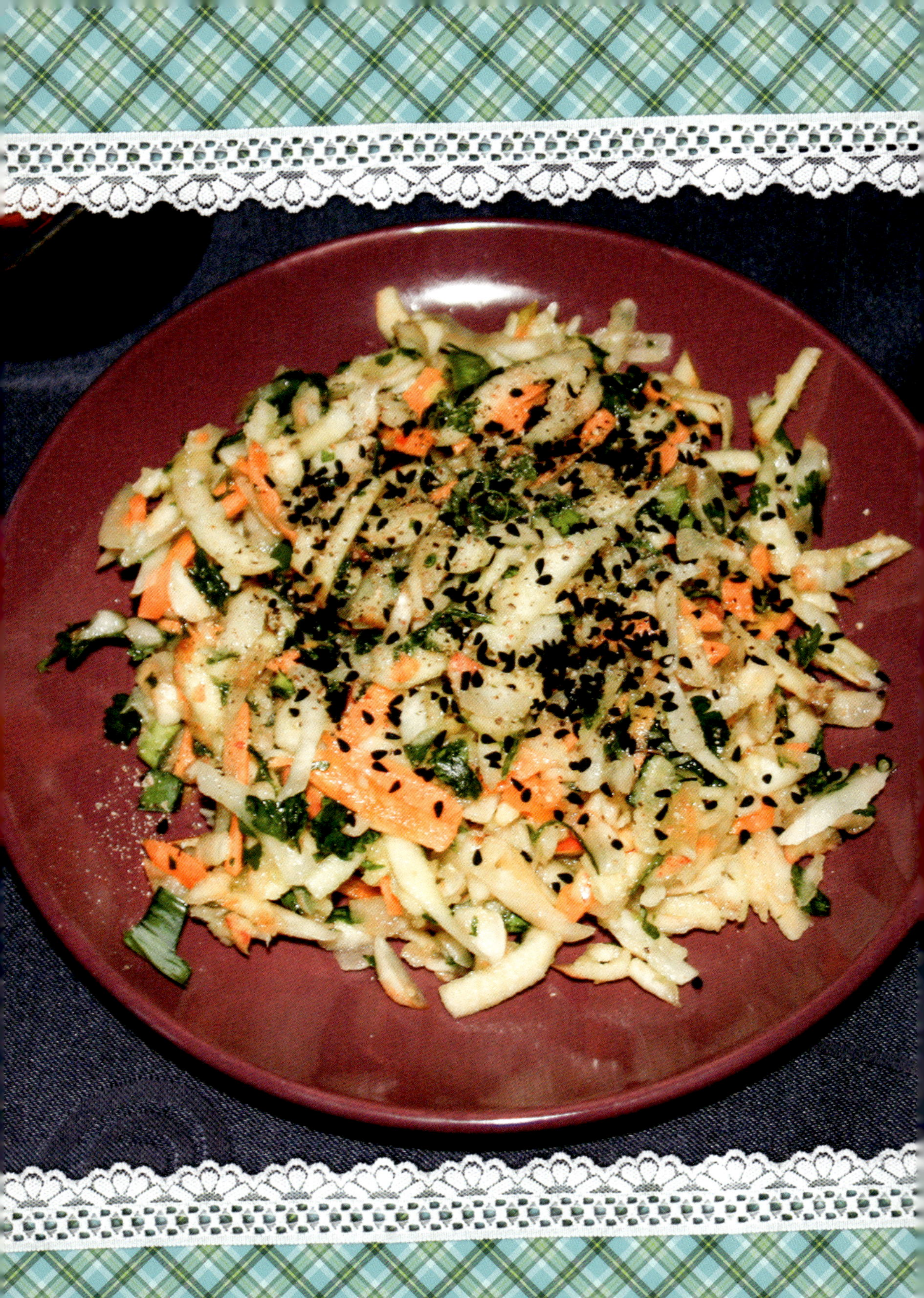

# Würziger Topinambur-Salat

**Zutaten:**
4 große Topinamburknollen
2 Möhren
1 großer Apfel
1 kleine Stange Porree
Kräuter aus der Tiefkühltruhe (z. B. Petersilie oder Majoran)
1 Esslöffel Zitrone
1 Esslöffel Rapsöl
¼ Teelöffel Salz
2 Prisen Zitronen-Pfeffer
1 Esslöffel Schwarzkümmel oder Sesam

**Zubereitung:**
Aus Zitronensaft, Öl, Salz, den aufgetauten Kräutern und Pfeffer eine Soße zubereiten. Die Topinamburknollen gründlich waschen, abbürsten und schälen und zusammen mit den geschälten Möhren und den vom Kerngehäuse befreiten Äpfeln grob raspeln. Alles in eine große Schüssel geben und sofort mit der Salatsoße vermischen. Die Porree-Stange von den verwelkten und harten Blättern befreien, reinigen und in dünne Streifen schneiden, zu den anderen Zutaten geben und vermischen. Zuletzt über alles den Schwarzkümmel streuen.

*Für 4 Personen*

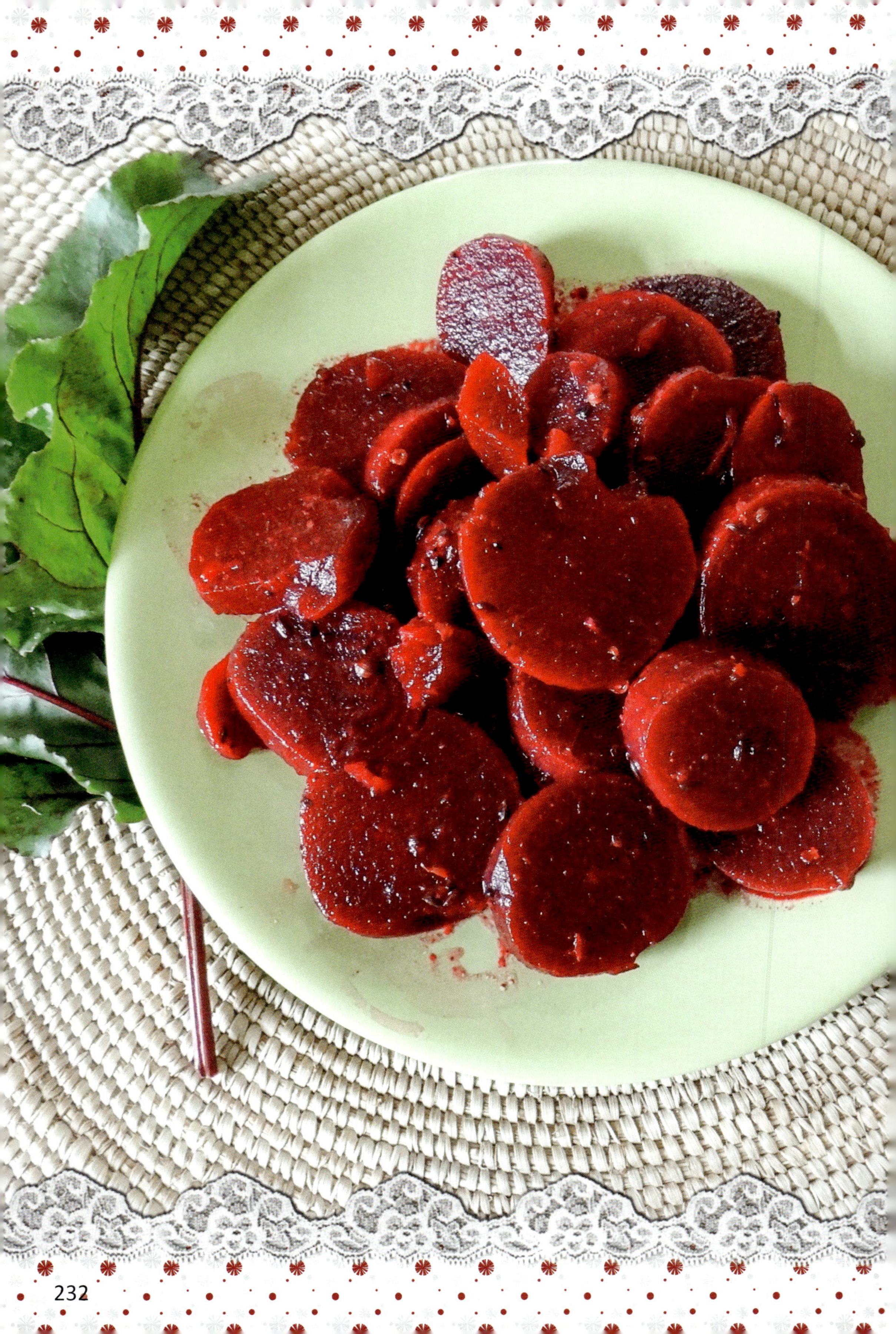

# Rote-Bete-Salat mit Kreuzkümmel

**Zutaten:**
4 Rote Rüben
2 Schalotten
1 ½ Esslöffel Apfelessig
1 Esslöffel Nussöl
½ Teelöffel Salz
1 Teelöffel Kreuzkümmelsamen
1 Teelöffel Koriandersamen
2 Prisen Pfeffer
(Wer den Geschmack von Kreuzkümmel oder Koriandersamen nicht mag, bereite diesen Salat einfach mit deutschem Kümmel zu.)

**Zubereitung:**
Die Roten Rüben gewaschen und ungeschält in Wasser kochen, bis sie weich sind (ca. 1 Stunde), das Wasser abgießen, die Rüben schälen, in Scheiben schneiden und in eine große Schüssel geben. Die Kreuzkümmel- und Koriandersamen in einen kleinen Tiegel ohne Fett geben und erhitzen, bis sie hüpfen. Die Schalotten schälen und in kleine Würfel schneiden, unter die Roten Rüben rühren. Das Öl, den Essig, das Salz und die Gewürze hinzufügen und alles gründlich vermischen. Die Gewürzsamen im Ganzen hinzufügen oder mit dem Mörser etwas zerkleinern. Möglichst im Kühlschrank über Nacht durchziehen lassen und nochmals abschmecken.

**Hinweis:**
Als Ersatz für Kreuzkümmel- und Koriandersamen dienen 3 Prisen gemahlener Kreuzkümmel und ½ Teelöffel gemahlener Koriander.

*Für 4 Personen*

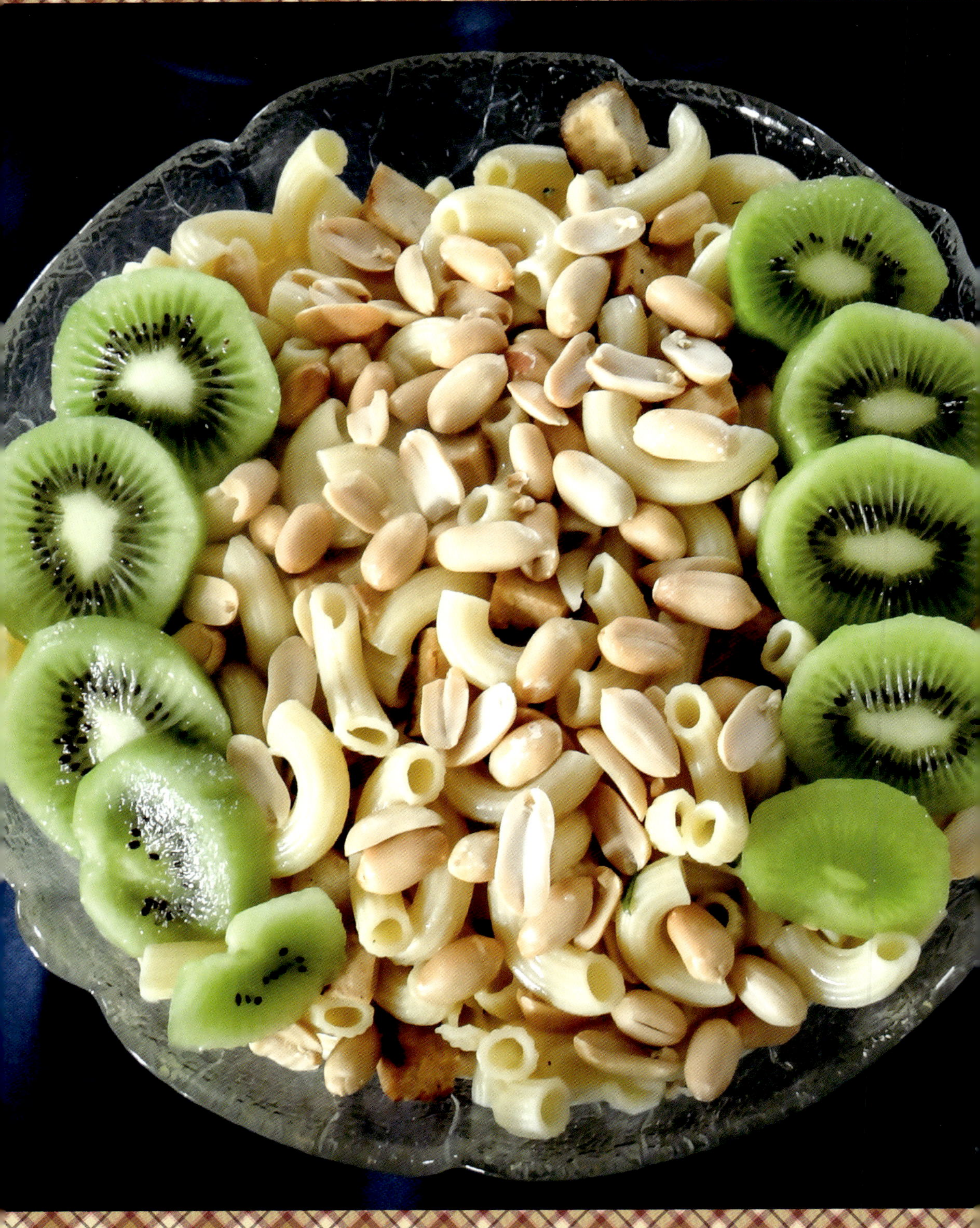

# Nudelsalat mit Tofu

**Zutaten:**

250 g Hörnchen-Nudeln o.ä.
150 Gramm Tofu
1 Tasse Erdnüsse
1 Chili-Schote
1 Tasse Kokosmilch
Saft von ½ Limette
1 Teelöffel Honig
2 Sternanis-Früchte
1 Stange Zitronengras
1 kleines Stück Zimtrinde
1 Nelke
2 Esslöffel Erdnuss- oder Sesamöl
Salz für das Kochwasser, den Tofu und ½ Teelöffel für den Salat
einige Blättchen Koriander und Zitronenverbene (wenn in der Tiefkühltruhe vorrätig)
evtl. ½ Mango oder ¼ Ananas oder andere Früchte

**Zubereitung:**

Die Nelke, das Zitronengras, die Zimtrinde und die Sternanis-Früchte in Wasser auf kleiner Flamme köcheln lassen. Die Flüssigkeit in einen anderen Topf abgießen und mit 1 Teelöffel Salz wieder zum Kochen bringen. Die Nudeln darin al dente kochen und abgießen. Den Tofu in Streifen schneiden, etwas salzen und in dem Erdnussöl braten. Nach dem Abkühlen die Nudeln in eine große Schüssel geben und den Limettensaft, das Salz, den Honig, die sehr klein geschnittene Chili-Schote, die Kokosmilch und die Kräuter hinzufügen und alles gründlich vermischen. Zuletzt den Tofu darunterheben. Nochmals abschmecken. Die Erdnüsse darüber streuen. Dazu passen einige Scheiben frische Mango oder Ananas oder andere Fruchtscheiben.

*Für 4 Personen*

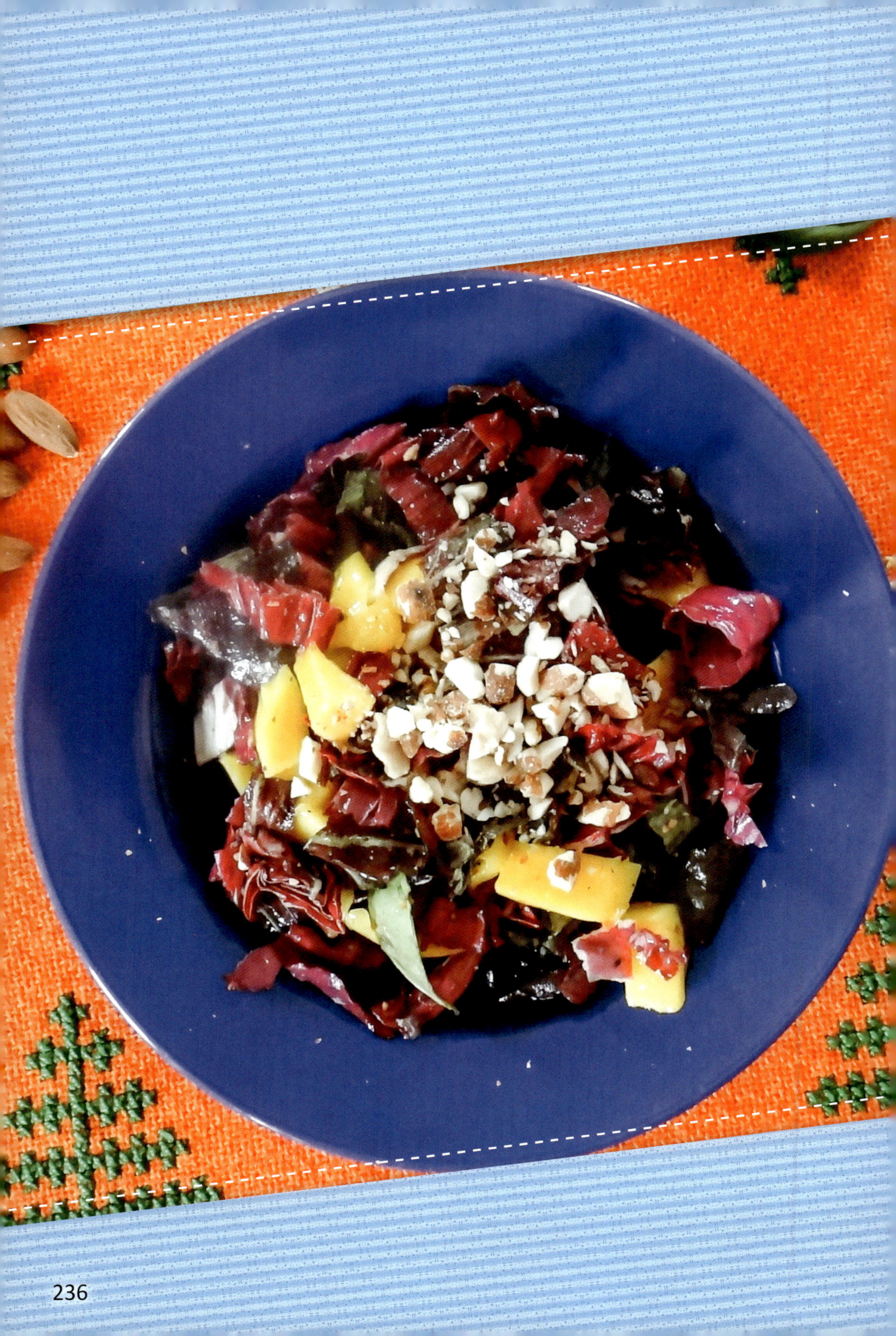

# Chicorée-Salat mit Mango

**Zutaten:**

3 Chicorée-Stauden oder 2 kleine Radicchio-Köpfe
1 Mango-Frucht
1 Limette
1 Esslöffel Mandelöl
½ Esslöffel Honig oder Ahornsirup
4 Prisen Salz
2 Prisen gemahlener Ingwer
2 Prisen gemahlener Koriander
2 Prisen Zitronen-oder Orangenpfeffer
1 Hand voll gehackte Mandeln oder fertige Mandelstifte

**Zubereitung:**

Den Chicorée bzw. Radicchio waschen und in Scheiben bzw. Streifen schneiden, in eine große Schüssel geben. Die Limette waschen und die Schale abreiben. Die Limette auspressen. Den Limettensaft mit der abgeriebenen Schale, dem Öl, dem Honig, dem Salz und den Gewürzen zu einer Soße verarbeiten. Die Soße unter den Chicorée bzw. Radicchio rühren. Die Mango nach dem Waschen schälen, in Stücke schneiden und zu dem Chicorée bzw. Radicchio hinzufügen. Am Ende über alles die gehackten Mandeln streuen.

**Hinweis:**

Anstelle von Mango können auch Birnen verwendet werden.

*Für 4 Personen*

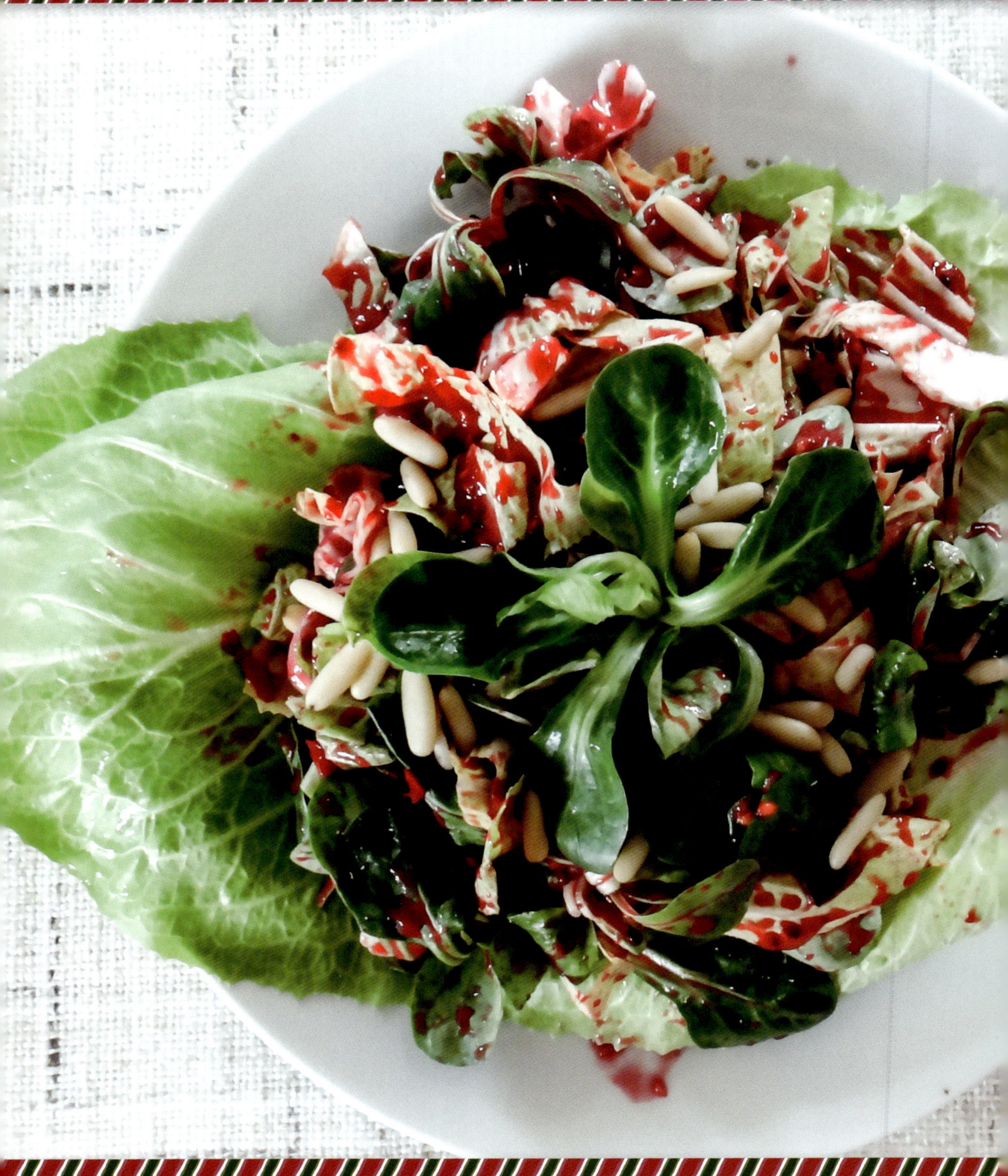

# *Winter-Salat mit Beerensoße*

**Zutaten:**
250 g Feldsalat
250 Winterendivie oder anderer Wintersalat
ca. 2 Tassen Beeren: Himbeeren, rote und/oder schwarze Johannisbeeren, Brombeeren, Heidelbeeren, Erdbeeren,... (je nach den Beerenvorräten in der Tiefkühltruhe)
1 Esslöffel Mandelöl
1-2 Esslöffel Ahornsirup – je nach Säure der Beeren
3 Prisen Salz
1 Prise Cayennepfeffer oder Chilipulver
3 Esslöffel Sonnenblumenkeime oder Pinienkerne

**Zubereitung:**
Die Rapünzchen und Salatblätter gründlich waschen und abtropfen lassen. Die Salatblätter etwas klein schneiden. Alles in eine große Schüssel geben. Die Beeren mit dem Öl, dem Ahornsirup, Salz und Cayennepfeffer pürieren, nochmals abschmecken und evtl. nachwürzen. Die Salatmischung mit der Beerensoße vermischen. Zuletzt jede Portion mit Sonnenblumenkeimen bzw. Pinienkernen bestreuen.

*Für 4 Personen*

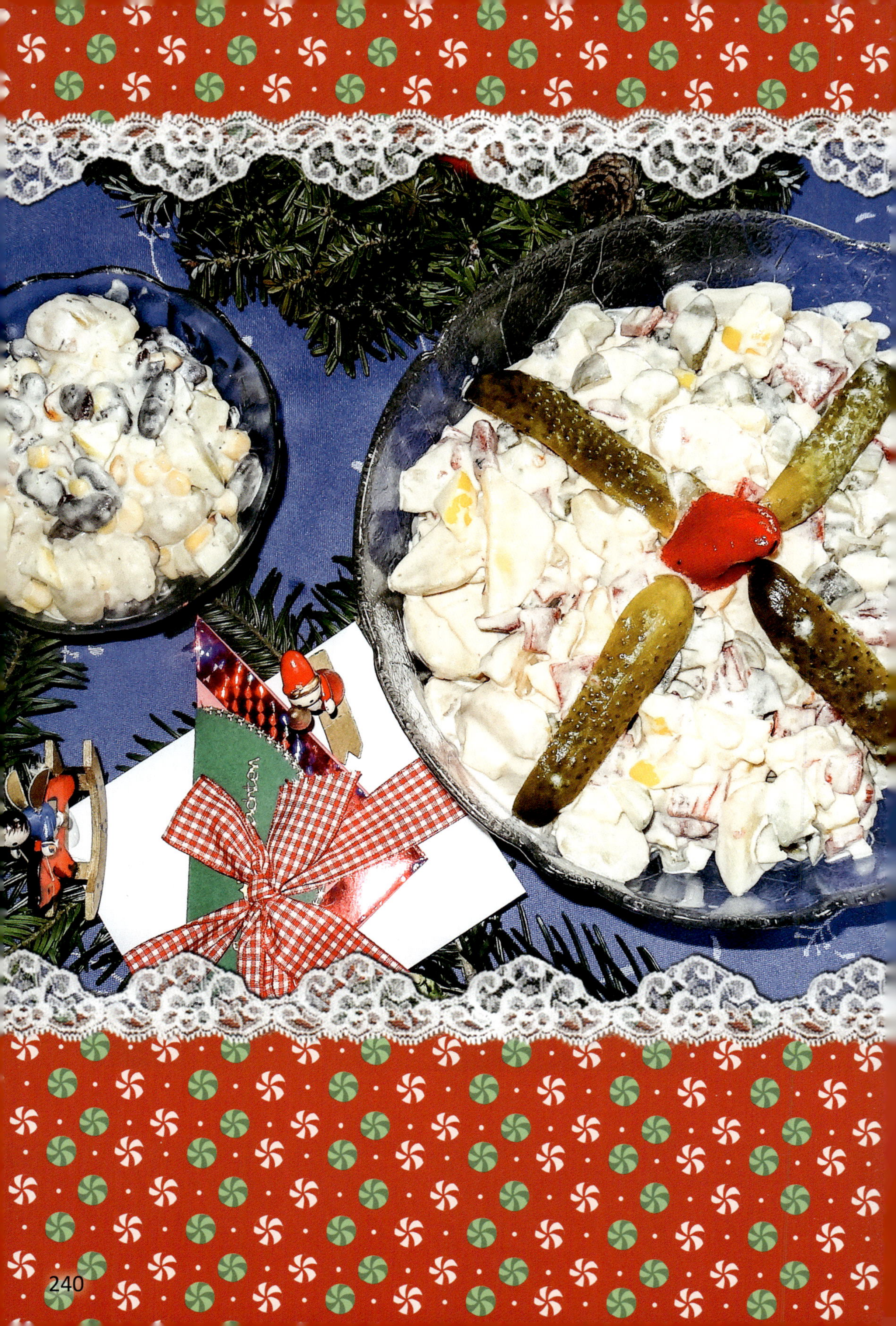

# Weihnachts-Kartoffelsalat

**Zutatenfür die Mayonnaise:**
1 Ei
1 Esslöffel Senf
2 Esslöffel Apfelessig
½ Teelöffel Salz
1 Teelöffel Zucker
½ Teelöffel Pfeffer
viel Öl

**Zutaten für den Salat:**
ca. 10 gekochte und geschälte Pellkartoffeln vom Vortag
ca. 10 kleine Gewürzgurken
2 Zwiebeln
1 kleiner Apfel
3-4 Stücke süß-sauer eingelegte rote Paprikaschoten (aus dem Glas)
½ Becher Saure Sahne
Salz und Pfeffer zum Nachwürzen

**Zubereitung:**
Das Ei mit dem Essig, Salz, Zucker, Pfeffer und Senf in die Küchenmaschine (mit Messer) geben und alles kräftig mixen. Noch während die Maschine läuft, ganz langsam so viel Öl dazugeben, bis eine feste Mayonnaise entstanden ist. Die geschälten Kartoffeln in Scheiben schneiden und in eine Schüssel geben. Die geschälten Zwiebeln sowie Gurken, Paprika und den geschälten und vom Kerngehäuse befreiten Apfel in kleine Stücke schneiden und zu den Kartoffeln geben. Die Saure Sahne und ca. 4 Esslöffel Mayonnaise unter den Salat rühren. Den Salat gut durchziehen lassen und danach noch einmal mit Salz und evtl. etwas Pfeffer nachwürzen.

**Hinweise:**
Die restliche Mayonnaise kann im Kühlschrank für einen leckeren Eiersalat o.ä. aufbewahrt werden. Sie bleibt dort bedenkenlos etwa eine Woche haltbar.
Dieser Salat mundet auch dann ausgezeichnet, wenn statt Paprika gekochte und abgekühlte Möhren und Erbsen verwendet werden. Eine weitere Kreation entsteht bei Verwendung von Mais, gekochten dicken Bohnen oder Kidney-Bohnen und einigen Erdnüssen.

*Für 4 Personen*

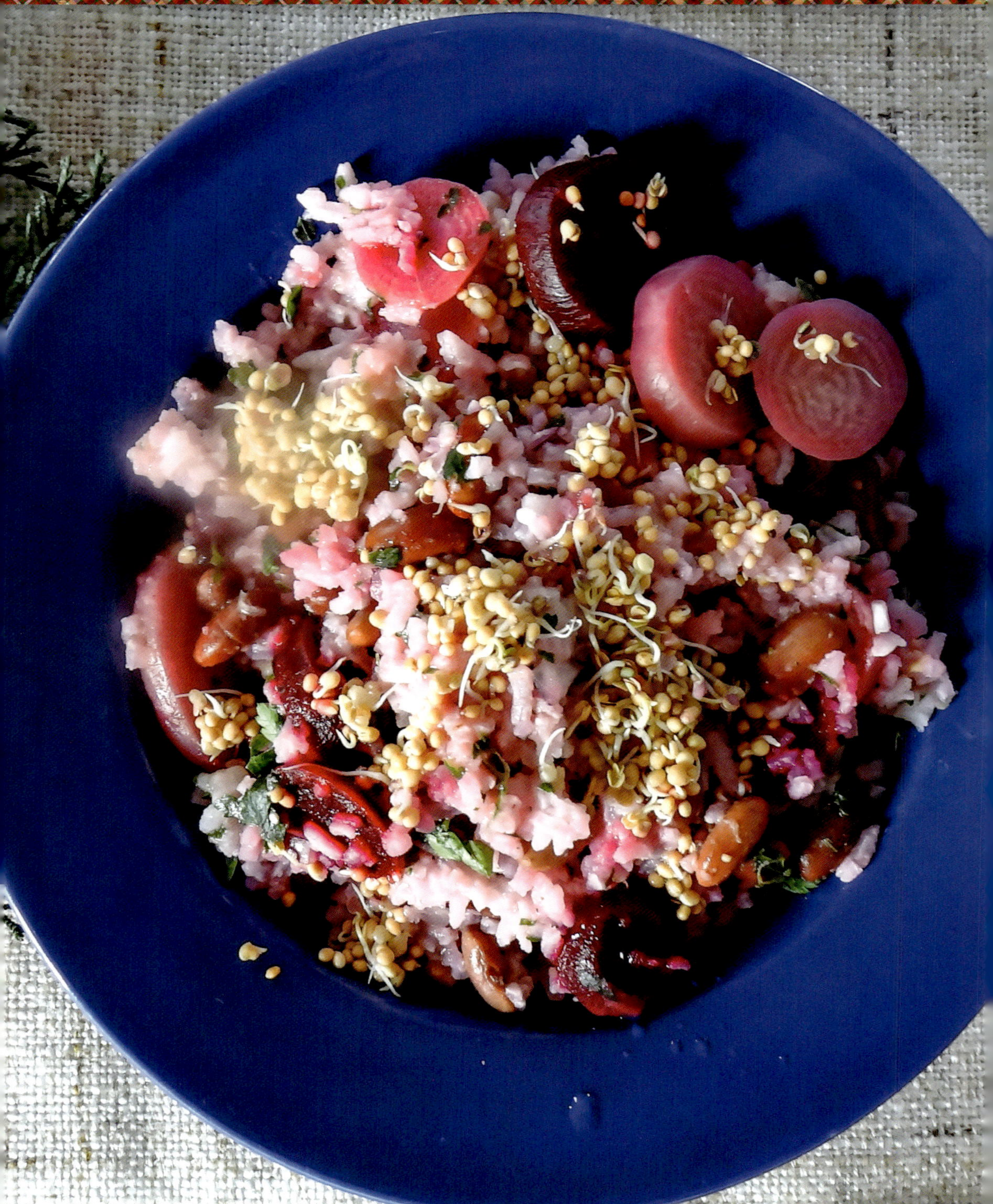

# Reissalat mit Roten Rüben

*Dieser Salat ergibt eine Hauptmahlzeit.*

**Zutaten:**
200 g Jasminreis
2 Rote Rüben
1 kleine Zwiebel
1 Tasse dicke Bohnen
1 kleine Tasse Apfelsinensaft
1 Teelöffel Zitronensaft
1 Esslöffel Nussöl
2 Teelöffel Senf
Salz für das Kochwasser und ½ Teelöffel Salz
2 Prisen Pfeffer
2 Prisen Kreuzkümmel
½ Teelöffel gemahlener Koriander
etwas Petersilie aus der Tiefkühltruhe
1 Tasse Senfsprossen

**Zubereitung:**
Einige Tage vorher ½ Tasse Senfsamen über Nacht in einer Tasse mit Wasser einweichen. Am nächsten Morgen in ein kleines Sieb abgießen. Täglich zwei- bis dreimal unter fließendem Wasser im Sieb abspülen und das Sieb auf eine Tasse stellen. So wachsen die Keimlinge heran. Am Vorabend die dicken Bohnen in einem Töpfchen mit der doppelten Menge Wasser einweichen, am Morgen kochen, bis sie weich sind, dann abgießen. In der Zwischenzeit den Reis in Salzwasser bissfest garen und die gewaschenen Roten Rüben mit der Schale kochen, das Wasser abgießen, die Rüben schälen und in Scheiben schneiden. Zusammen mit dem garen Reis in einer Schüssel vermischen. Die dicken Bohnen hinzufügen. Die Zwiebel schälen und sehr klein schneiden. Wenn die Reismischung erkaltet ist, die Zwiebel unter den Salat rühren. Aus dem Apfelsinen- und Zitronensaft, dem Salz, dem Öl, dem Senf, dem Pfeffer, dem Kreuzkümmel und dem gemahlenen Koriander eine Soße zubereiten und in den Salat mischen. Zuletzt die Petersilie hinzufügen. Den Salat einige Zeit durchziehen lassen und dann die Senfkeimlinge darüber streuen.

**Hinweis:**
Zum Keimen von Samen empfiehlt sich die Anschaffung eines Keimgerätes bzw. einer Sprossenbox.

*Für 4 Personen*

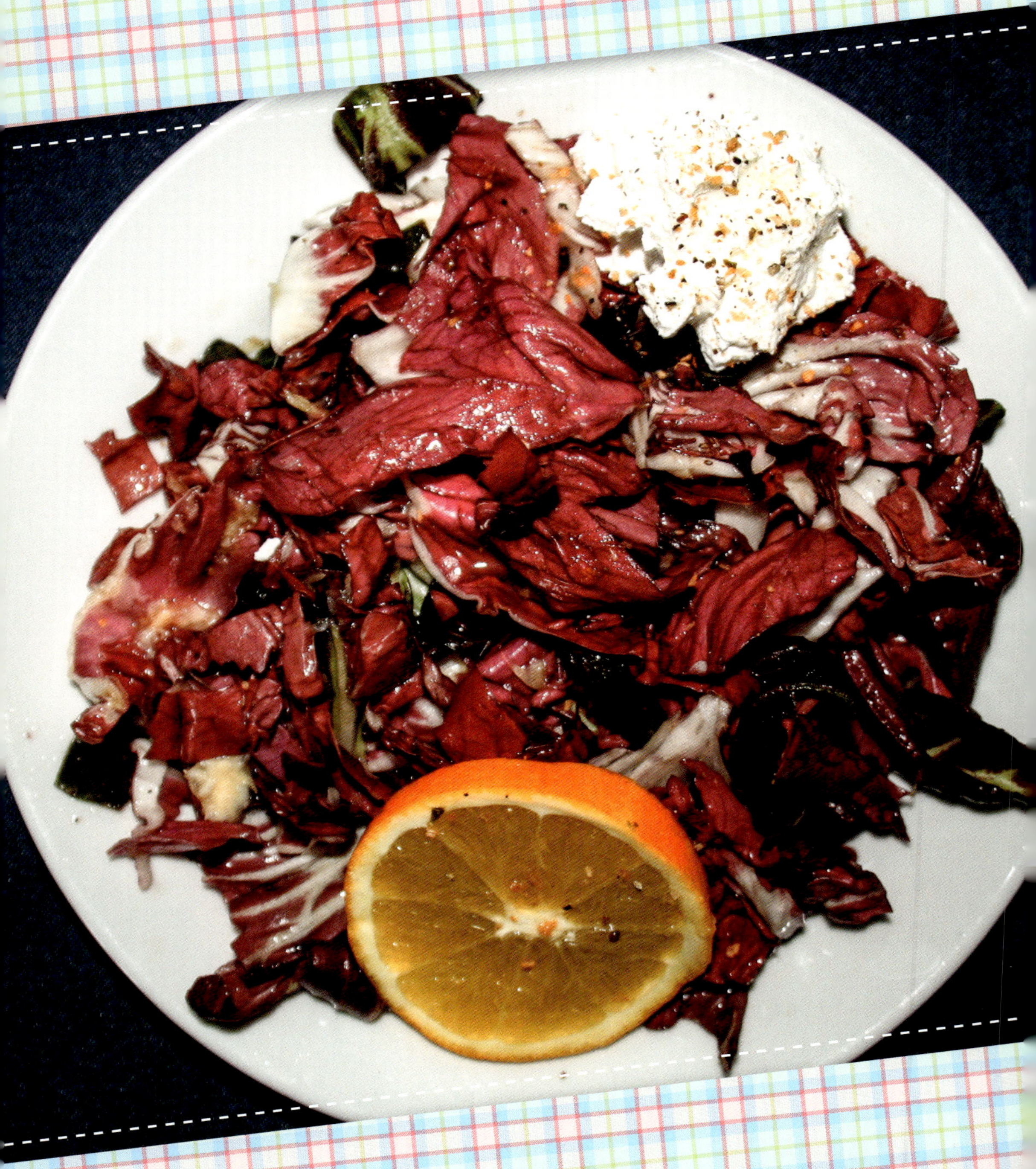

# Radicchio-Salat mit Apfelsinensoße

**Zutaten:**

1 Radicchio
1-2 saftige Apfelsinen zum Auspressen
1 kleine Apfelsine zum Garnieren
1 Vanilleschote oder Vanillepulver oder 1-2 Päckchen Vanillezucker
1 Teelöffel Zitronensaft
1 Esslöffel Walnussöl
3 Prisen Salz
¼ Teelöffel Orangen-oder Zitronenpfeffer
evtl. 1 Packung Ziegenfrischkäse

**Zubereitung:**

Radicchio gründlich waschen, abtropfen lassen und etwas zerkleinern, in eine große Schüssel geben. Die Apfelsinen auspressen. Die Vanilleschote längs aufschneiden und das Mark herauskratzen und zu dem Saft geben. Öl, Salz, Pfeffer und Zitronensaft daruntermischen. Diese Soße vorsichtig unter den Radicchio heben. Auf den Salattellern verteilen. Evtl. an den Rand jeder Portion einen Esslöffel Ziegenfrischkäse geben. Die kleine Apfelsine gründlich waschen und mit der Schale in Ringe schneiden. Jede Portion mit 2 Ringen verzieren.

**Hinweis:**

Dieser Salat kann natürlich auch zu anderen Jahreszeiten mit verschiedensten Blattsalaten zubereitet werden.

*Für 4 Personen*

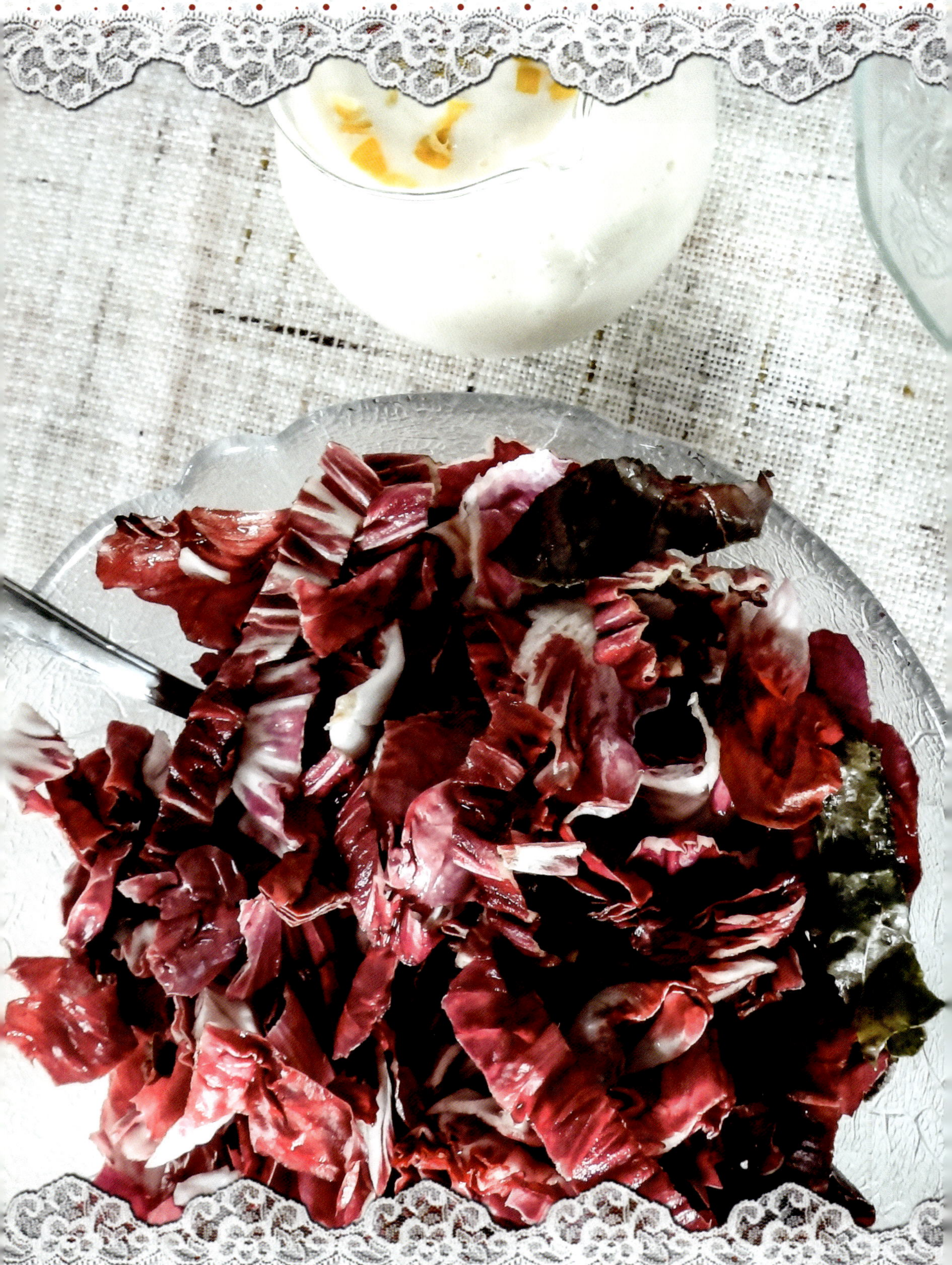

# Radicchio-Salat mit Bananensoße

**Zutaten:**
1 Radicchio
1 Limette
1-2 Bananen
1 kleine gelbe Chilischote
1 Becher (150 g) sahniger Joghurt
3 Prisen Salz

**Zubereitung:**
Radicchio waschen, abtropfen lassen, etwas zerkleinern oder in Streifen schneiden und in eine große Schüssel geben. Die Limette gründlich waschen, die Schale abreiben und in eine kleine Schüssel geben. Danach den Saft der Limette auspressen und hinzufügen. Die Bananen schälen und mit dem Saft, dem Joghurt und dem Salz pürieren. Die Chilischote nach dem Entkernen in ganz dünne Streifen schneiden. Die Bananensoße in ein kleines Kännchen füllen und die Chilistreifen darüber verteilen. Jeder kann sich nun selbst Salat und Soße nehmen.

**Hinweis:**
Wer den Salat nicht so scharf mag, sollte die Chilischote weglassen. – Statt des Zitronensaftes kann das Fruchtfleisch von 2 Maracujafrüchten mit püriert werden. Bei dieser Mischung auf Chili verzichten.

*Für 4 Personen*

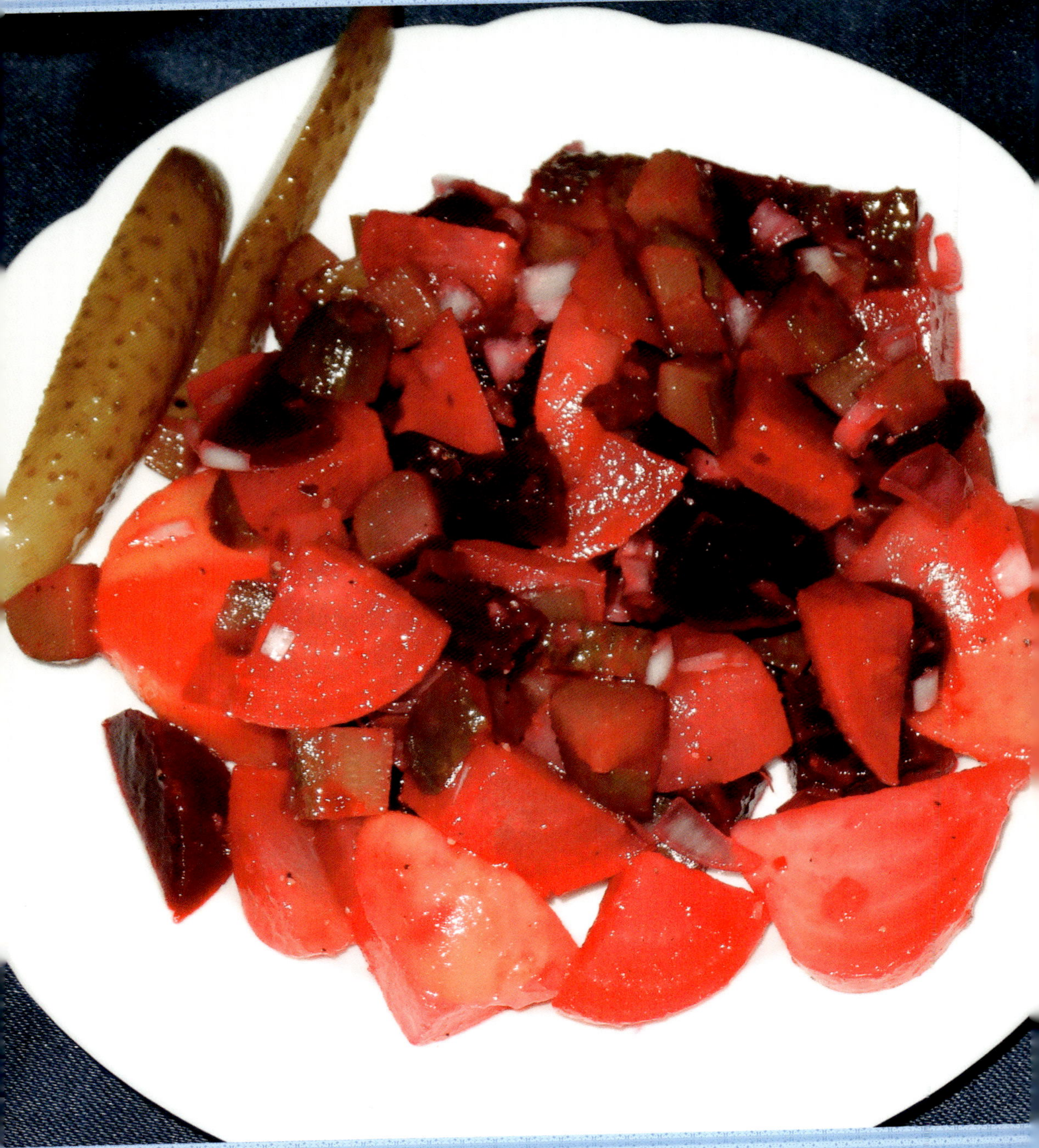

# Russischer Rote-Bete-Salat

**Zutaten:**
3 bis 4 gekochte Rote Rüben
etwa 6 gekochte Kartoffeln
1 große Zwiebel
6 Gewürzgurken
1 Esslöffel Rapsöl
2 Esslöffel Apfelessig
½ Teelöffel Salz
¼ Teelöffel Pfeffer

**Zubereitung:**
Die gekochten Rüben und Kartoffeln schälen und in kleine Würfel schneiden. Alles in eine große Schüssel geben. Die Zwiebel schälen und zusammen mit den Gewürzgurken in sehr kleine Würfel schneiden und hinzufügen. Rapsöl, Apfelessig, Salz und Pfeffer verrühren und unter den Salat mischen. Alles mindestens eine Stunde lang kühl stellen und durchziehen lassen, nochmals abschmecken und evtl. nachwürzen.

*Für 4 Personen*

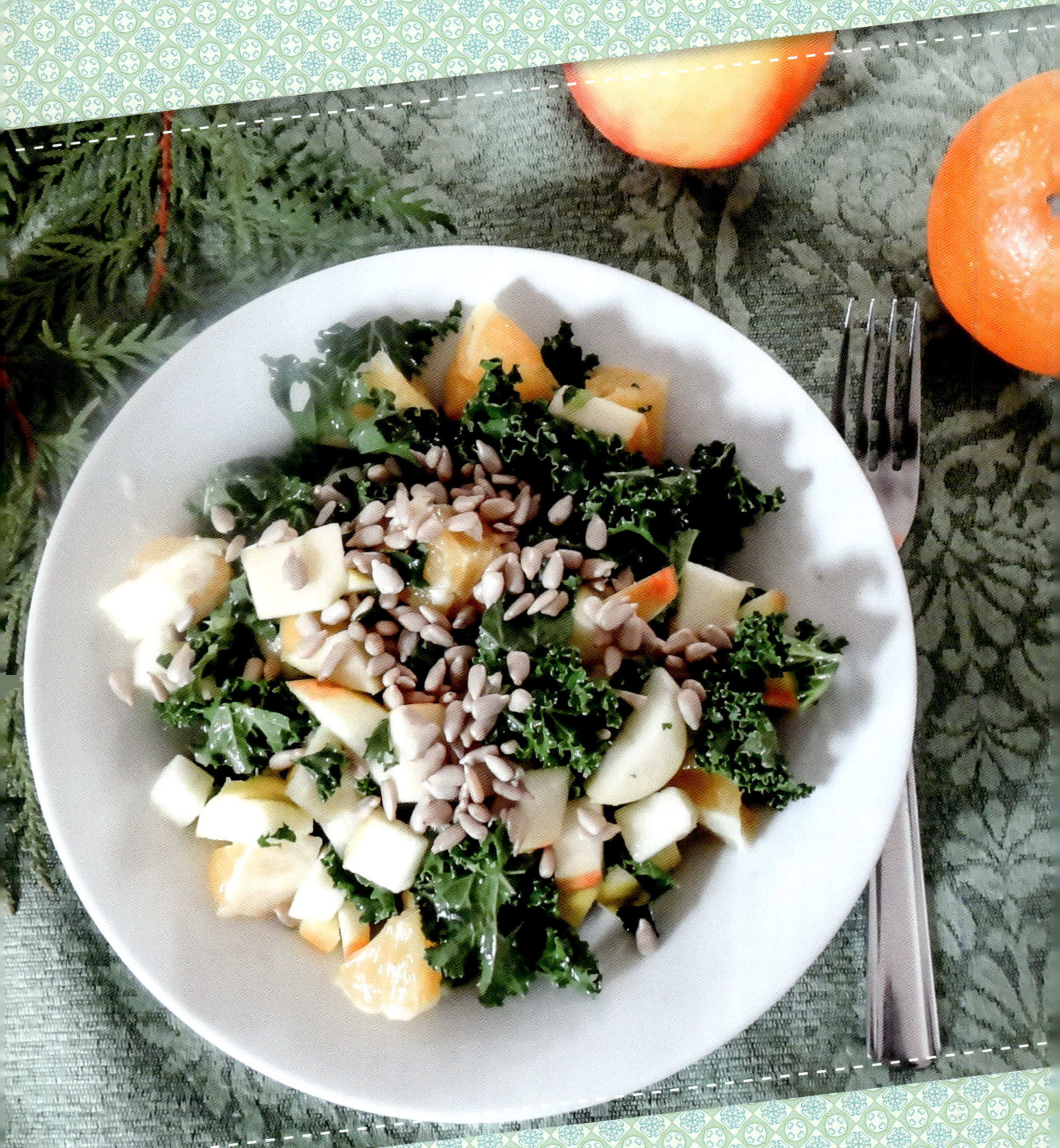

# Grünkohl-Salat mit frischem Obst

**Zutaten:**
3 bis 4 große Blätter Grünkohl
2 große saftige Apfelsinen
2 große Äpfel
Saft von 1 Limette
1 Esslöffel Nussöl
1 Esslöffel Ahornsirup o.ä.
2 Prisen Salz
1 Tasse mit Sonnenblumenkernen oder –keimen

**Zubereitung:**
Den Grünkohl gründlich waschen, die Stile entfernen und die Blätter sehr klein schneiden, in eine große Schüssel geben. Die Apfelsinen waschen, schälen und die einzelnen Scheiben klein schneiden, hinzufügen. Die Äpfel waschen, vom Kerngehäuse befreien und in dünne Scheiben schneiden, sofort mit dem Zitronensaft unter die anderen Zutaten heben. Das Öl, den Ahornsirup und das Salz dazugeben und alles gründlich mischen. Den Salat auf Salattellern verteilen und jede Portion mit einigen Sonnenblumenkeimen bestreuen.

*Für 4 Personen*

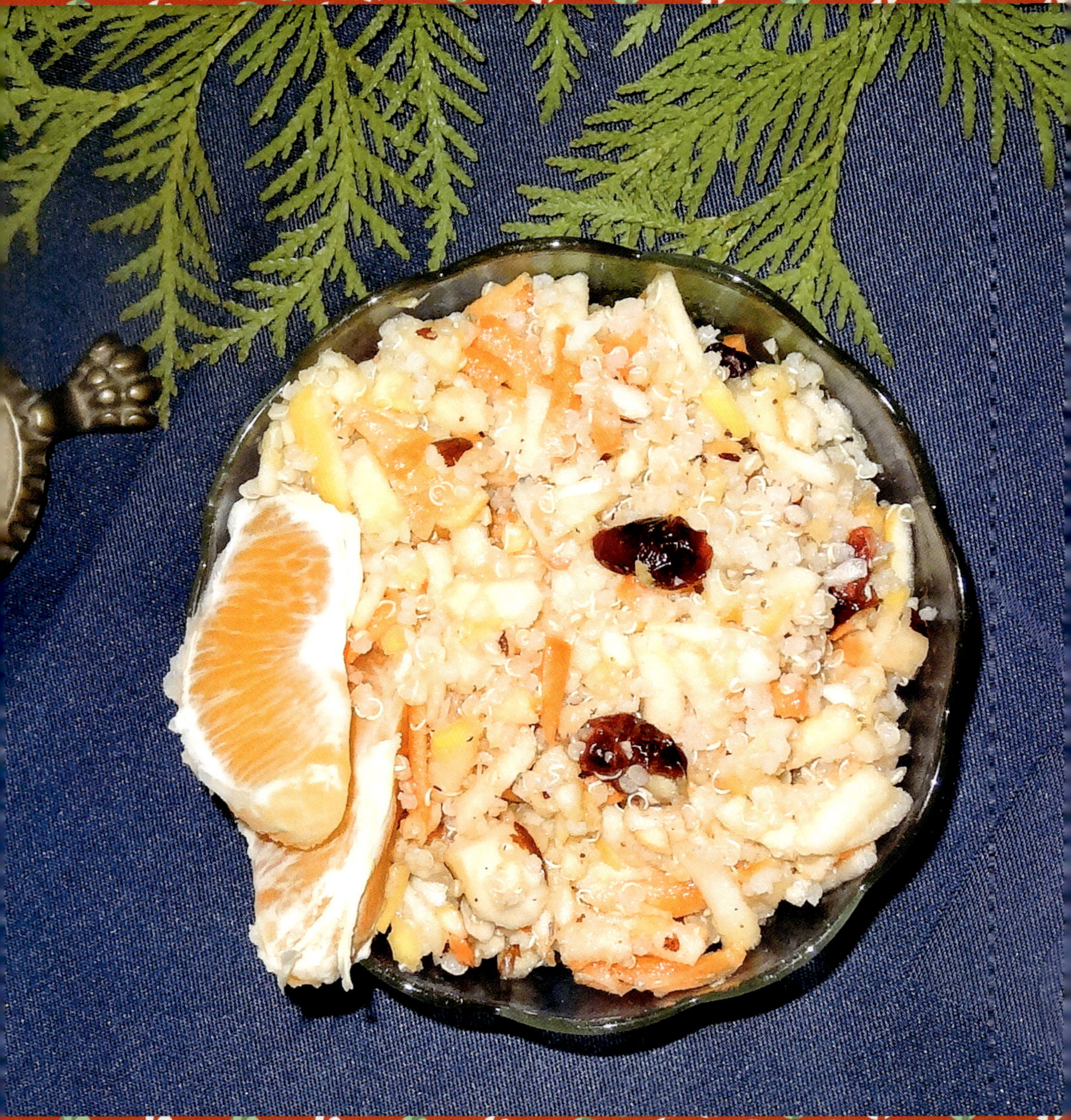

# Weihnachtlicher Quinoa-Salat

*Dieser Salat eignet sich sehr gut als Frühstück.*

**Zutaten:**
2 Tassen Quinoa
3 große Äpfel
1 Möhre
1 Hand voll getrocknete Cranberries oder Rosinen
Saft von 2 Apfelsinen
ca. 10 etwas klein gehackte Paranüsse

**Zubereitung:**
Quinoa in der doppelten Menge leicht gesalzenen Wassers weich kochen und abkühlen lassen. Die Möhre schälen, die Äpfel vom Kerngehäuse befreien, beides grob raspeln und zu dem abgekühlten Quinoa geben. Den Apfelsinensaft, die Cranberries und die gehackten Paranüsse ebenfalls hinzufügen. Zuletzt den Zimt darunter rühren.

**Hinweis:**
Anstelle von geraspelten Äpfeln können auch klein geschnittene Birnen verwendet werden. Auch andere Variationen sind möglich.

*Für 4 Personen*

# Inhaltsverzeichnis